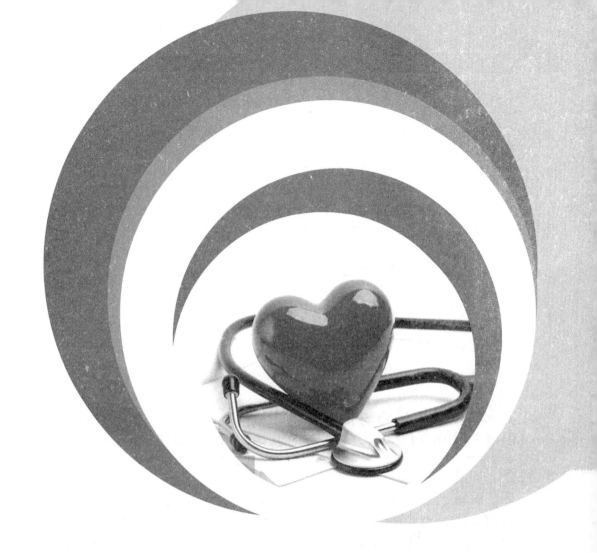

儿科疾病临床诊疗与护理技术

田晔 ◎著

黑龙江科学技术出版社

图书在版编目（CIP）数据

儿科疾病临床诊疗与护理技术 / 田晔著. -- 哈尔滨：
黑龙江科学技术出版社，2022.6（2023.1重印）
ISBN 978-7-5719-1392-2

Ⅰ.①儿… Ⅱ.①田… Ⅲ.①小儿疾病–诊疗②小儿
疾病–护理 Ⅳ.①R72②R473.72

中国版本图书馆CIP数据核字(2022)第079166号

儿科疾病临床诊疗与护理技术
ERKE JIBING LINCHUANG ZHENLIAO YU HULI JISHU

作　　者	田晔
责任编辑	陈元长
封面设计	刘彦杰
出　　版	黑龙江科学技术出版社
地　　址	哈尔滨市南岗区公安街70-2号 邮编：150001
电　　话	（0451）53642106　传真：（0451）53642143
网　　址	www.lkcbs.cn www.lkpub.cn
发　　行	全国新华书店
印　　刷	三河市元兴印务有限公司
开　　本	787mm×1092mm　1/16
印　　张	17.75
字　　数	400千字
版　　次	2022年6月第1版
印　　次	2023年1月第2次印刷
书　　号	ISBN 978-7-5719-1392-2
定　　价	55.00元

前　言

　　儿童是一个不断生长发育的机体,并非成人的缩小版。儿童的病种有特异性,各个系统疾病表现多样,各年龄组临床表现也有特殊性,加之儿科是"哑科",给儿科疾病的诊断和治疗增加了难度。对于儿科护理医务人员来说,儿科护理的专业知识是从事儿科护理工作的理论基础,具备专业的医学知识、丰富的科学知识,以及熟练的操作技巧,能更加准确判断儿童生长发育过程中的变化及生理、心理和社会的需要,从而给予全面的护理。随着医学的进步,儿科护理技术已发展为比较复杂的临床护理技术、抢救技术及先进的检查技术。儿科护士必须熟练地掌握这些相关的技术,才能减轻患儿的痛苦,从而取得最佳的护理效果。为了推广目前儿科领域的护理新技术,提升儿科护理人员的临床护理水平,笔者编写了本书。

　　本书共十八章。上篇为小儿外科疾病护理,包括头部和颈部疾病、胸部疾病、腹部疾病、泌尿生殖系统疾病、运动系统疾病等内容;下篇为小儿内科疾病护理,包括消化系统疾病的护理、呼吸系统疾病的护理、循环系统疾病的护理、造血系统疾病的护理、泌尿系统疾病的护理、神经系统疾病的护理、内分泌系统疾病的护理、风湿性疾病的护理等内容。全书注重护理学专业特色,既包括深入浅出的理论知识,又与护理临床实际相结合。更加注重儿童心理、情感发育问题的干预和护理,强调人文知识向专业知识的渗透,体现了以儿童及其家庭为中心的护理理念和整体护理观。

　　本书虽经过多次修改及审校,但限于笔者水平,书中如有疏漏和不当之处,恳请各院校师生、临床护理工作者批评指正,以期再版修订时改正。

编　者

目　录

上篇　小儿外科疾病护理

下篇　小儿内科疾病护理

上篇　小儿外科疾病护理

第一章　头部和颈部疾病

第一节　唇裂与腭裂

唇裂与腭裂是口腔颌面部外科常见的先天性畸形,其发生率约为1:1000。正常胎儿在第5周开始由一些胚胎突起逐渐融合形成面部,如未能正常发育,便可发生畸形,其中包括唇裂和腭裂。

一、病因

(一)遗传因素

亲属中有类似畸形者,发病率较高。

(二)胎儿的环境因素

1.妊娠疾病

母体怀孕期间因病毒性感染、外伤营养和维生素 A、B 族维生素、维生素 C、维生素 E 等的缺乏可导致胎儿畸形。

2.放射线的影响

接受放疗的患者生畸形儿的概率较高。

3.内分泌失调

孕妇长期紧张或因强烈的惊恐、悲伤而出现应激反应,造成内分泌失调,导致胎儿畸形。

4.药物致畸

许多药物通过胎盘进入胚胎而影响其发育,如链霉素、肾上腺皮质激素、苯巴比妥等都有致畸作用。

二、病理及发病机制

(一)胚突融合学说

胚胎期间唇、腭的正常发育过程受到某些因素的作用而阻碍了胚胎突起的正常发育及融合过程,则会产生相应的畸形。例如:两个下颌突未能如期融合,则发生下唇裂或下颌裂;上颌突与球状突未如期融合则发生唇裂,一侧未融合为单侧唇裂,两侧未融合为双侧唇裂;上颌突与下颌突未融合则为面横裂;两个球状突未融合则为上唇正中裂;上颌突与侧鼻突融合障碍则为面斜裂;中腭突与侧腭突融合障碍则发生完全腭裂,一侧未融合为单侧腭裂,两侧未融合为双侧腭裂;如第9周才出现阻碍两个侧腭突融合的因素,则发生不全腭裂;到第12周时才出现障碍,则会发生软腭裂、腭垂裂。

(二)中胚层团渗入学说

先由外胚层及内胚层组织融合成两层膜状结构,再由中胚层组织渗入其中形成肌肉、神经、血管、骨和软骨等，以强化膜状结构。如其没有渗入或渗入不足，薄弱的膜状结构不能随周围组织的迅速发育同步生长，在最薄弱的部位受牵拉而发生不同程度的断裂，即形成不完全或完全唇腭裂或隐裂。

三、临床表现

唇裂与腭裂主要表现为面部畸形。单纯唇裂除造成面部畸形外，对患儿吸吮和发音功能影响较小。同时伴有腭裂者，因口腔与鼻腔相通，吸吮时不能在口腔内形成所需要的负压，致使患儿吸吮困难，吞咽时乳汁从鼻腔溢出。由于鼻腔与口腔相通，鼻咽黏膜经常受寒冷刺激，易发生上呼吸道感染。如炎症扩散，可引起中耳炎。

根据胚胎发育过程，临床一般将唇裂和腭裂分为以下类型。

唇裂通常为上唇裂，分为单侧唇裂（完全、不完全）、双侧唇裂（完全、不完全和混合裂）和正中裂（伴或不伴鼻正中裂）。按裂隙程度分为三度：一度唇裂为唇红部裂开；二度唇裂的裂隙超过唇红，但鼻孔底部尚完整；三度唇裂是由唇红到鼻孔底部完全裂开，有时还伴有牙槽突裂及腭裂。

腭裂分为单侧腭裂和双侧腭裂。按裂隙的程度也分为三度：一度腭裂为软腭及悬雍垂裂；二度腭裂是软腭和部分硬腭裂开，但牙槽突完整；三度腭裂的裂隙自悬雍垂直抵牙槽突，有时牙槽突的两部分距离较远，并常伴有同侧唇裂。

四、诊断

根据症状、体征及检查，先天性唇腭裂的诊断是比较容易的。一个完整的诊断名称应包括部位和裂度两方面的内容，如右侧二度唇裂、双侧完全性腭裂等。

五、治疗

唇裂和腭裂均需手术治疗。唇裂手术的目的主要是恢复上唇和鼻部正常形态及正常的吸吮和语言功能。手术方法很多，如直线法、矩形瓣法、三角瓣法和旋转推进法等。而腭裂手术主要的目的则是闭合腭部裂隙，使口腔、鼻腔分开；恢复正常的解剖形态，并获得足够长度和灵活度的软腭；缩小咽腔，以达到良好的腭咽闭合，改进发音和吞咽功能。唇裂与腭裂同时存在时，应分期手术，先修复唇裂，再修复腭裂。

六、护理评估

(一)病情评估

术前详细评估唇腭裂的严重程度及伴发畸形，进一步检查有无其他面部、四肢及内脏器官的先天性畸形存在，如面裂、多指（趾）、并指（趾）、畸形足、脊柱裂、心脏畸形等。

(二)评估患儿的营养状况

唇腭裂患儿因喂养不当或营养不良，体重往往达不到标准，必须注意评估患儿营养不良的程度及其喂养方式是否正确。如患儿体重与标准体重差距太大，应先改善营养状态后再行手术。

(三)评估手术区的情况

有无皮肤湿疹、疖肿等，口鼻腔卫生状况如何等。

(四)父母心理评估

不同的父母，其心理反应差异很大。对缺陷儿的反应包括一段时间的失落与哀伤，然而震惊过后随之而来的可能是不相信和否认。父母会有强烈的罪恶感,认为自己做错了什么,尤其是父母之一本身为唇腭裂患者时,此种罪恶感更为强烈,所有负面情绪均需及早消除。

七、护理诊断

(一)患儿方面

1.潜在营养状态改变(低于机体需要)

潜在营养状态改变与畸形引起的吸吮困难有关。

2.潜在性感染——中耳炎

潜在性感染与软腭功能改变、造成中耳引流功能无效有关。

3.潜在性言辞沟通障碍

潜在性言辞沟通障碍与因腭弓形态造成的语言问题、因中耳炎反复发作导致听力受损有关。

4.有窒息的危险

窒息与全麻术后呕吐、痰多而咳嗽无力、喂养不当有关。

5.舒适的改变

不适与组织损伤、口咽部肿胀、药物的不适反应、各种注射引起的疼痛有关。

6.吞咽困难

吞咽困难与口内切口和咽部疼痛影响进食、口腔内伤口填塞敷料、术后恶心和呕吐有关。

7.语言沟通障碍

语言沟通障碍与口咽部伤口疼痛、敷料填塞、术后禁发声等,以及心理因素如自卑、害羞、不愿与人交谈等有关。

8.有潜在并发症的危险

出血、呼吸道梗阻、伤口感染和伤口裂开或穿孔。

(二)家长方面

1.潜在家庭因应能力失调

家庭因应能力失调与对新生儿颜面部缺陷的震惊反应、新生儿喂食形态的改变有关。

2.知识缺乏

家长缺乏正确喂养和照看患儿的知识,对手术及手术前后的注意事项缺乏应有的认识。

八、护理目标

(一)患儿方面

(1)患儿能摄取足够的营养,体重在正常范围。

(2)患儿感染能得到预防或中耳炎被及时发现和处理。

(3)患儿能明白医护人员讲话的内容,护患之间能建立有效的交流方式。

(4)患儿术后不发生窒息。

(5)患儿舒适感增加,能安静入睡。

(6)患儿能用恰当的语言或其他方式进行沟通。

(7)患儿不发生并发症或并发症被及时发现和处理。

（二）家长方面

（1）家长达到良好的家庭适应。

（2）家长能正确喂养和照顾患儿，能描述手术前后的注意事项并对手术效果有正确的认识。

九、护理措施

（一）患儿方面

1.术前护理

（1）建立良好的护患关系，增加患儿对手术的信心。在护理患儿时，采取各种方法关心体贴患儿，注意观察其性格特点，了解他们的需求。让患儿尽快熟悉新的环境，适应新的生活规律，减少陌生感及焦虑感。对年龄较大的患儿，可以让同病室的同类患儿现身说法，稳定其情绪。放慢说话的速度，使患儿有亲切感，尽量解答患儿提出的问题。

（2）观察患儿的营养状况，对体重低于正常范围、营养不良及贫血者，应给予高蛋白质、高热量的饮食，亦可应用静脉内营养，待全身情况改善、贫血得到纠正后再行手术。

（3）术前 1 d 予局部皮肤准备，用肥皂水清洗上下唇及鼻部，并用生理盐水棉球擦洗口腔；指导患儿入院后每餐后应刷牙，术前 2 d 用复方硼砂含漱液漱口，每天 3 次；对婴幼儿应使用棉签或棉球清洁口、鼻腔，避免擦破黏膜。

2.术后护理

（1）防止发生窒息：术后患儿取屈膝侧卧位，头偏向一侧，防止口内分泌物或呕吐物吸入呼吸道；及时吸出口鼻及呼吸道分泌物，保持气道的通畅；遵医嘱予吸氧；心电监护仪连续监测生命体征及血氧饱和度，观察患儿面色、神志等，直至平稳；喂食时汤勺不宜过大，每次少量，待患儿吞咽后再喂第二口；如发现患儿声音嘶哑，说明有喉头水肿，应及时通知医生应用激素治疗并严密观察呼吸；发现有呼吸困难应及时行气管切开手术。

（2）改善患儿的舒适程度：保持病室环境的安静舒适，尽量由父母陪伴身边，做各项操作前做好必要的解释，争取患儿的配合，并努力提高操作护理技能，减轻患儿痛苦；遵医嘱给予止痛剂或镇静剂，并观察药物疗效。

（3）饮食护理：患儿完全清醒 4 h 后，可喂少量糖水，观察 0.5 h，没有呕吐时可进流质饮食；流质饮食应维持至术后 2～3 周，半流质 1 周，1 个月后可进普食。

（4）保持伤口清洁：术后当日伤口有渗血可用棉签轻轻擦去，预防上呼吸道感染，以免流涕、咳嗽致使伤口糜烂、破溃甚至伤口裂开；伤口若有干血痂可先用 1.5 ％过氧化氢擦洗，再用 75 ％酒精消毒，再涂药膏保护；术后 3 d 内每天清洁伤口；鼻腔分泌物多者可用含抗生素的低浓度盐酸麻黄碱滴鼻液滴鼻；如有外敷料，于 24 h 后去除，安放唇弓以保护伤口；餐后食物残渣留在伤口，应及时清洗干净。

（5）保持患儿安静：术后 2 周内，避免患儿大声哭闹和不必要的口内检查，以防止术后伤口出血；对年龄较小及不合作的患儿，适当约束其双手，避免患儿手抓敷料或将手指、玩具等物放入口中，导致伤口裂开。

（6）防止伤口感染。

①手术后遵医嘱常规应用抗生素 3～5 d，预防伤口的感染。

②保持唇部伤口清洁,术后次日起每天进行口内清洁,可用复方硼砂含漱液漱口,每天4～5次;餐后用少量温开水冲洗食物残渣,以保持口腔卫生和伤口的清洁。

③观察体温的变化,若有高热,遵医嘱行物理或药物降温。

④减少探视,防止外来感染。

⑤保持病室环境的清洁整洁,空气清新,温湿度适宜,房间每天通风2～3次,空气消毒隔天1次。

(7)加强沟通:选择可以使用的有效交流方式,年龄较大的患儿,可以用书写、图片或身体语言等方式进行交流,年龄较小的幼儿可让父母陪伴,建立能相互理解的交流方式;当与患儿进行语言沟通时,应专心倾听,重要内容可复述询问患儿,与患儿说话时速度要慢且吐字清楚,语言通俗易懂。

(二)家长方面

1.促进有效的家庭适应

唇腭裂治疗过程贯穿患儿的整个生长发育期,在治疗过程中需要患儿能及时、多次复诊。因此,患儿家长与医护人员的配合是保证良好治疗效果的前提。

2.术前宣教

向家长介绍有关检查或治疗的目的及主要方法;介绍术前应注意的事项,指导家长注意患儿的保暖,衣着厚薄是否合适,防止受凉感冒影响手术;指导家长不要给患儿涂护肤霜类化学用品,以免引起过敏、面部湿疹等皮肤病而影响手术;告之手术麻醉清醒后取头高位,以减轻局部水肿。

3.术后宣教

介绍手术后的注意事项;示范并指导使用汤匙或滴管正确喂食患儿;教会家长正确抱儿姿势,注意将小儿面部朝外朝上,切忌将小儿面部支撑于家长肩上,避免将手术修复区碰伤;指导家长随时给患儿添加衣服,避免受凉。

4.出院宣教

(1)教会家长清洁唇部及牙槽骨的技术。

(2)唇裂手术后2周用拇指按摩伤口,出院后继续使用唇弓1周,以防止复裂。

(3)腭裂手术后1个月进行语音训练,3个月后进行语言训练;加强腭部肌肉功能的锻炼,3个月后用拇指按摩腭部,加强腭咽闭合。

(4)防止外伤,注意口腔卫生。

十、效果评价

(一)患儿方面

(1)患儿营养状况良好,体重达标,能耐受手术。

(2)患儿术前未发生各种感染,体温正常。

(3)患儿能与医护人员交流,对手术有一定信心。

(4)患儿呼吸平稳,心电监护仪示血氧饱和度正常,未发生窒息。

(5)患儿得到充分的休息和睡眠,自感疼痛等不适感减轻。

(6)患儿营养得到及时补充,身体状况良好。

（7）患儿与他人能进行一定的沟通。

（8）患儿术后未发生并发症。

（二）家长方面

（1）家长对疾病有正确的认识。

（2）家长能说出手术前后的注意事项,正确认识手术的效果。

（3）家长能说出出院后的注意事项。

第二节　甲状舌管囊肿或瘘

甲状舌管囊肿由甲状舌管未退化、管腔末端积聚分泌液扩大而成。囊肿位于颈中线舌与胸骨上窝之间,如囊内继发感染、囊壁破溃或切开引流而成甲状舌管瘘。甲状舌管囊肿是小儿颈部常见的疾病,占小儿颈部先天性肿块的 75 ％左右。

一、病因

在胚胎第 3 周时,颈部始基的两侧有 4～5 对鳃弓,第 1 对鳃弓相互融合成下颌。舌部由第 1 鳃弓的奇结节和第 2 鳃弓的隆起部构成,向前下方伸展,形成有表皮衬覆的甲状舌管,其尾端发育成甲状腺。甲状舌管通常在胚胎第 4 周自行闭合。如该管闭合不全,有部分或全部残留,残留的甲状舌管可在颈部正中形成甲状舌管囊肿和瘘管。

二、病理

甲状舌管位于舌骨之前,管径为 1～2 mm,与舌骨前面紧密相连,不能分离。管的两端均封闭,管内上皮分泌液积聚,下端扩大为囊肿。如囊内压力过高,压迫囊壁坏死和感染,自行破溃或切开引流,伤口经久不愈而成甲状舌管瘘。少数低位甲状舌管囊肿与甲状腺锥体叶连接,甚至深入甲状腺内常被误诊为甲状腺结节。细菌由甲状舌管侵入,引起急性甲状腺炎。

甲状舌管囊肿壁和管壁,均为结缔组织构成,囊壁和管壁内均有淋巴组织。50 ％以上的囊壁和管壁内衬柱状上皮,化生的鳞状上皮和混合性上皮各占 20 ％。15 ％的囊壁和管壁内含有甲状腺组织,偶见浆黏液腺或唾液腺组织。囊肿继发感染后,囊内和管内充满肉芽组织,其间散在覆以柱状上皮、立方状上皮和鳞状上皮。囊内和管内分泌和积聚淡黄色或清亮黏液,继发感染后则为浑浊的脓性液体。

三、临床表现

60 ％以上的囊肿或瘘位于舌骨前下方,位于舌骨以上的只占 10 ％,偶见小儿舌根部有甲状舌管囊肿,位于舌骨下部和甲状腺之间的约占 25 ％,胸骨上窝很少见。65 ％～85 ％的病变位于颈中线,病变偏离颈中线者,左侧略多于右侧。

（一）甲状舌管囊肿

甲状舌管囊肿多在 1 岁以前就被发现,常位于舌骨和甲状软骨间,偶见于舌的盲孔或胸骨上窝。囊肿呈圆形,直径为 1～3 cm,多不能推动,无继发感染时无疼痛。囊肿随吞咽或伸舌上下活动,不影响吞咽。检查时囊肿界限清楚,边缘光滑,与皮肤无粘连,穿刺可抽得黏液性分泌物,囊肿蒂部可触及。索条与舌骨紧密相连,有时索条伸向舌骨上方达舌根部,此为甲状舌管。舌根部甲状舌管囊肿,因囊内分泌物累积增大而引起咽部不适、喘鸣、吞咽困难等,在婴儿期就有明显症状。压舌板检查舌根部可见中央有肿物隆起,压迫肿物可能有液体自盲孔内流出。

(二)甲状舌管瘘

先天性甲状舌管瘘极少见,绝大多数是由囊肿继发感染破溃而成,常并发于上呼吸道感染,4 岁以后甲状舌管瘘逐渐增多。继发感染后,囊肿红肿,局部压痛明显,吞咽动作受限,感染后囊肿和皮肤黏附在一起,分泌物变成脓性液,脓液细菌培养多数为流感嗜血杆菌或金黄色葡萄球菌等。一旦囊肿穿孔,瘘管长期不愈,瘘口结成疤痂暂时闭合,但经过一段时间后,分泌物潴留过多,瘘管外口再次破溃,如此反复,愈合与溃破交替进行。若非手术切除,瘘管无法痊愈。

四、诊断依据

凡位于颈正中舌骨前下方的囊肿,随吞咽动作上下活动者,即可得出此诊断,也可配合 B 超检查。如有感染可出现白细胞计数升高。

虽然此病的诊断并不困难,但常被误诊为一般性囊肿,行单纯囊肿切除术,复发率高达50%。因此,甲状舌管囊肿需与颈部皮脂腺囊肿或皮样囊肿、下颌淋巴结炎或结核性淋巴结炎、鳃裂囊肿及异位甲状腺等疾病相鉴别;而甲状舌管瘘则需与颈部结核性瘘、鳃瘘和鳃源性颈部正中裂相鉴别。

五、治疗

甲状舌管囊肿或瘘在诊断明确之后,均需手术切除。根据病变性质和患儿年龄大小,选择手术的时间。

(一)颈部甲状舌管囊肿

若无感染,选择 1 岁以后手术比较安全;但若有感染趋势,应尽早手术切除。

(二)舌根部囊肿

虽然舌根部囊肿只占本病的 1 ‰～2 ‰,但因影响呼吸道的通畅且可能引起吞咽困难,应尽早行西斯特伦克(Sistrunk)手术,时间不受年龄限制。

(三)颈部感染

待炎症消退 2～3 个月后行西斯特伦克手术。

六、护理评估

(一)患儿方面

(1)患儿的出生史、家族遗传史及母亲妊娠史。

(2)患儿颈部肿块的性质、活动度,局部有无压痛及感染症状。

(3)患儿有无呼吸或吞咽困难的情况。

(4)患儿对手术和麻醉的耐受能力。

(5)患儿手术后生命体征的变化,特别是呼吸情况及有无发生呼吸道梗阻或窒息等。

(6)患儿手术后伤口愈合的情况,有无感染等情况发生。

(二)家长方面

(1)家长对疾病和手术的了解情况及心理反应。

(2)家长是否得到手术前后相关健康指导。

七、护理诊断

(一)患儿方面

1.感染

感染与瘘管内分泌物潴留过多有关。

2.呼吸或吞咽困难

呼吸或吞咽困难与舌根部囊肿有关。

3.疼痛

疼痛与手术伤口有关。

4.潜在并发症——急性呼吸困难和窒息、伤口出血等

并发症与手术有关。

(二)家长方面

1.紧张焦虑

紧张焦虑与患儿即将接受手术和担心手术效果有关。

2.知识缺乏

家长缺乏疾病相关知识。

八、护理目标

(一)患儿方面

(1)手术前不发生感染或感染症状得到控制。

(2)术前呼吸或吞咽困难的症状能够缓解或减轻。

(3)术后伤口疼痛感得到缓解或减轻。

(4)术后并发症得到预防,及时评估和处理。

(二)家长方面

(1)家长对治疗和手术充满信心,积极配合医护人员。

(2)家长能够讲述有关疾病手术前后的基本护理要点和注意事项。

九、护理措施

(一)患儿方面

1.术前护理

(1)心理护理:针对患儿对手术和医院陌生环境的恐惧紧张心理,应给予更多的关心和照顾,向其介绍病区的环境、作息制度、手术治疗的优点及同病室的病友,使其尽快得到心理适应。

(2)控制或预防感染:注意保暖,防止呼吸道感染,已有瘘口的应随时清洁瘘口分泌物,保持颈部皮肤清洁干燥;若瘘口周围皮肤糜烂、红肿者,应遵医嘱使用抗生素,必要时红外线烤灯照射,每天 2 次,每次 15～20 min,注意温度,避免灼伤。

(3)对有呼吸困难的患儿,卧床休息时可予头高或半卧位,必要时给予氧气吸入。

(4)若囊肿造成患儿的吞咽困难,可给予高能量、高蛋白质、高维生素的营养丰富的流质或半流质饮食,避免食生硬的食物。必要时可给予肠道外营养,提高和改善机体的营养状况,以适应手术的需要。

（5）术前准备：配合医生完善术前各项检查；术前备皮，注意勿损伤局部皮肤；禁食 6～8 h；晨起测肛温，并于手术前 30 min 肌内注射术前针。

2.术后护理

（1）一般护理：患儿回病房后，应与麻醉师交接术中情况，监测生命体征，并做好记录。必要时约束患儿四肢，去枕平卧位，头偏向一侧，保持呼吸道畅通。手术后 6 h，可取半卧位，床头抬高 45°，有利于呼吸；嘱患儿尽量少说话，使声带和喉部处于休息状态，鼓励深呼吸；有痰时应咳嗽、排痰，而不是必须常规咳嗽。

（2）床边应放置气管切开包、吸引器和吸氧装置，以备病情变化时紧急使用。

（3）颈部伤口护理：保持伤口敷料清洁干燥，如有污染或渗出，应及时更换。必要时可暴露伤口。指导患儿使用放松技术，保护颈部弯曲、过伸和快速运动，有意外情况及时报告医生。

（4）饮食：手术后 6 h，患儿若无呕吐等不适，可进温、冷流质，同时观察饮水时有无呛咳；当切口疼痛导致无法进食时，可在进食前 30 min 给予止痛剂，手术后第 2 天可进半流质食物。

（5）并发症的观察和护理。

①呼吸困难和窒息。这是术后最为严重的并发症，可造成患儿的突然死亡，多在术后 48 h内发生。临床表现为进行性呼吸困难、烦躁不安、发绀，甚至窒息。

若因切口出血压迫气管引起呼吸困难者，应立即打开敷料，检查切口，剪开切口的缝线，敞开切口予以止血；对表情烦躁、口唇发绀的患儿，应立即吸痰或协助患儿将痰咳出，无效时可做气管插管或气管切开；其他原因造成的气道堵塞，均应先做气管切开，然后再做进一步处理。

②切口出血。其多数发生在手术后 48 h 内。常由于剧烈咳嗽、过分吵闹、呕吐或活动等原因，使颈部血管内压力升高，引起血管结扎线脱落。患儿通常出现颈部肿胀、皮下淤血、呼吸窘迫或呼吸困难，严重者发生窒息。

手术后 6 h 应取半卧位，降低伤口表面张力；嘱患儿卧床休息，减少颈部活动，避免剧烈咳嗽、呕吐和过多说话，以消除出血的诱因；术后 48 h 内，应加强对颈部伤口、呼吸的观察，发现异常及时和医生取得联系。

（二）家长方面

（1）入院后在取得患儿信任的同时，亦应该通过言谈举止和熟练的操作技能取得家长的信任，在生活和心理上给予最大限度的帮助和安慰，使他们对孩子疾病的康复充满信心。

（2）介绍该疾病的基本知识、简单的手术过程，以及手术前后家长应如何配合治疗和护理，出院前告知他们出院后的保健知识。

十、效果评价

（一）患儿方面

（1）术前患儿未发生感染，体温正常，颈部皮肤无炎症表现。

（2）患儿术前原有的呼吸或吞咽困难的症状得到缓解。

（3）患儿术后伤口疼痛感得到缓解或减轻，可以正常进食。

（4）术后未发生并发症。

(二)家长方面

(1)家长对治疗和手术充满信心,积极配合医护人员,焦虑感减轻。

(2)家长能够讲述有关疾病手术前后的基本护理要点和注意事项,掌握出院后的健康指导。

十一、出院健康指导

(1)观察伤口情况,如出现红肿、有分泌物等情况,应来院复诊。

(2)合理营养配餐,增强机体抵抗力。

(3)出院后1个月复查。

第二章　胸部疾病

第一节　先天性膈疝和膈膨升

膈肌有先天性缺损,部分腹腔脏器穿过膈肌缺损进入胸腔,称为先天性膈疝(有或无疝囊),这是较常见的新生儿畸形,发生率占活产婴儿的 1/5000～1/2200。

先天性膈膨升是膈肌完整但肌纤维发育不全,致使膈的位置上移,胸腔过度抬高。

一、病因

(一)膈疝

胚胎早期,胸腔和腹腔是一个相互贯通的体腔,在胚胎的第 8～10 周才形成横膈,将胸腔与腹腔分开。由于某些因素使膈肌发育延迟或停顿,出现薄弱区或缺损,腹腔内脏就会通过这些部位进入胸腔形成膈疝。

(二)膈膨升

在胚胎发育过程中,膈肌发育障碍,膈肌不生长或部分生长,导致膈肌薄弱,出生后出现膈膨升。

二、病理

由于左侧膈肌闭合较右侧晚,故以左侧多见。疝内容物最常见为小肠,其次是肝脏、胃和脾脏,小肠进入胸腔后可发生肠旋转不良。腹腔内脏器进入胸腔后压迫肺脏,导致肺发育不良。

先天性膈膨升其膈神经发育正常。横膈如有部分横纹肌生长,其纤维是正常的,但结构菲薄;若无横纹肌生长,则横膈仅由胸膜和腹膜构成。膈肌抬高后导致肺组织受压改变,但对肺发育影响较小。

三、临床表现

(一)症状

患儿出生后 24～48 h 即出现呼吸困难或窘迫,面色苍白,四肢冰冷。随着吞咽动作,吞入空气,呼吸困难进行性加重,出现明显的"三凹征"。

(二)体征

患侧胸廓饱满,前后径增大如桶状,呼吸运动减弱,呼吸音弱或消失,叩诊呈鼓音,可闻及肠鸣音,心脏向健侧移位;腹部呈舟状腹,肠鸣音减弱;有脱水、酸中毒、营养不良等表现。

(三)X 线检查

1.膈疝

纵隔向健侧移位,胸腔内可见充气肠管,有时见肝、脾阴影,患侧肺受压明显。

2.膈膨升

胸片可见一侧横膈明显抬高,膈的弧度光滑、不中断,其下方为胃肠阴影。

四、诊断依据

新生儿有呼吸困难和面部发绀,应立即考虑膈疝或膈膨升,并做 X 线胸腹平片、B 超、钡餐进一步确诊。

五、治疗

诊断明确后,如有明显呼吸困难应立即手术治疗,如无明显呼吸症状但反复出现呼吸道感染者可择期手术。左侧膈疝多经腹切口,还纳腹部脏器较为方便;右侧膈疝因有大块肝脏入胸腔,故多做右胸切口,便于整复肝脏和修补缺损。

六、护理评估

(一)患儿方面

(1)患儿的喂养史、家族史及母亲妊娠史。

(2)观察患儿有无呼吸急促、发绀、呼吸困难、呕吐等情况。

(3)了解 X 线及钡餐检查结果。

(4)患儿的营养状况,对手术的耐受程度。

(二)家长方面

(1)家长的心理反应和对手术的心理承受能力。

(2)家长是否得到和疾病有关的健康指导。

七、护理诊断

(一)患儿方面

1.气体交换受损

气体交换受损与疝入的脏器压迫肺部有关。

2.有生命体征改变的可能

生命体征改变与疾病本身有关。

3.有体液不足的危险

体液不足与禁食、胃肠减压有关。

4.有潜在感染的危险

感染与手术伤口和机体抵抗力低下有关。

(二)家长方面

1.恐惧焦虑

恐惧焦虑与患儿即将接受手术治疗和担心手术效果等因素有关。

2.知识缺乏

家长缺乏疾病相关知识和康复期喂养护理相关知识。

八、护理目标

(一)患儿方面

(1)患儿气体交换受损状况得到改善。

(2)患儿生命体征平稳或接近正常。

（3）患儿保持体液及酸碱平衡，维持一定的营养状态。

（4）术后并发症得到预防，及时评估和处理。

（二）家长方面

（1）家长配合治疗和护理工作的进行，对手术有信心。

（2）家长掌握一定的疾病知识和康复期的健康指导。

九、护理措施

（一）患儿方面

1.术前护理

（1）抬高床头，侧卧位（患侧），使内脏易复位，减少对健侧肺的压迫。

（2）保证呼吸道畅通，随时拍背吸痰，并给予氧气吸入。测体温、脉搏、呼吸并记录。

（3）禁食、胃肠减压，以防术中呕吐窒息。观察呕吐次数、性质及减压液量，做好记录。

（4）静脉补液，给予水、电解质和能量的补充，改善机体营养状况。

（5）备皮，注意保暖，准备手术。

2.术后护理

（1）患儿回病室后，认真听取麻醉师交代术中情况。吸氧，心电监测，血氧饱和度监测，测体温。若为新生儿，需放置于暖箱中。

（2）观察患儿面色、末梢血循环、脉搏、呼吸。定时翻身、拍背、吸痰。保持呼吸道畅通。有明显呼吸困难者，持续气管插管和应用呼吸机。对烦躁不安者，遵医嘱给予适量镇静剂，减少氧气的消耗，预防复发。

（3）继续禁食、胃肠减压，每2 h冲管1次。观察呕吐、腹胀、排气、排便情况。

（4）防止感染：保持病室内温湿度适宜，定期进行空气消毒。加强营养，可给予静脉内营养，输入血浆、清蛋白等，增加患儿的抵抗力。治疗护理中严格执行无菌操作，避免交叉感染。观察切口情况，保持敷料清洁，遵医嘱使用抗生素。

（二）家长方面

（1）为家长提供机会诉说焦虑、恐惧的原因及所担心的问题，并进行解释和安慰，使他们增强对患儿手术的信心。

（2）向家长介绍有关检查或治疗的目的及主要方法、手术后康复期家庭护理的注意事项。

十、效果评价

（一）患儿方面

（1）患儿能正常进行气体交换，呼吸正常。

（2）患儿未出现体液不足、酸碱失衡情况，营养状况有改善。

（3）患儿未出现感染等并发症。

（4）患儿生命体征保持基本平稳。

（二）家长方面

（1）家长恐惧焦虑感缓解，对手术有信心。

（2）家长已掌握一定的疾病知识。

第二节 食管闭锁与气管食管瘘

先天性食管闭锁与气管食管瘘是一种严重的发育畸形,可以单独或合并发生,通常是同时发生的。国外统计其发病率占新生儿的 1/4000~1/3000。我国目前的资料统计发病率较国外低。

一、病因

食管和呼吸道器官在发生过程中均起源于胚胎原肠的前肠部分。在胚胎早期,原肠的头侧和尾侧均闭锁,胚胎发生的第 3 周末,原肠头侧的咽膜裂破,使前肠与口窝相通。随着心脏向下方移位,食管的长度迅速增加。胚胎发育第 21~26 天,前肠的两侧呈现喉气管沟,继而上皮生长形成气管食管隔,将食管与气管分隔开。如食管与气管未完全分开,两者管腔相通则形成气管食管瘘,气管食管隔向后偏位或前肠上皮向食管腔内生长过度则形成食管闭锁。

二、病理

根据病理形态,先天性食管闭锁与气管食管瘘可分成五种类型。

1. 第 I 型

食管上、下段均闭锁,两段距离甚远,无气管食管瘘,称为单纯食管闭锁。占所有患儿的 5 %~7 %。

2. 第 II 型

食管上段有瘘与气管相通,食管下段盲闭,两段距离甚远。较少见,占 0.5 %~1.0 %。

3. 第 III 型

食管上段闭锁,下段有瘘管与气管相通。最常见,占 85 %~90 %。

4. 第 IV 型

食管上、下两段皆与气管相通而成瘘,约占本病的 1 %。

5. 第 V 型

无食管闭锁,但有瘘与气管相通,即单纯气管食管瘘,占 2 %~6 %。

三、临床表现

食管闭锁的胎儿不能吞咽羊水,故母亲常有羊水过多的现象。新生儿出生后一两天即表现唾液过多,带泡沫的唾液从口腔、鼻孔溢出,有时发生咳嗽、气急和暂时性发绀。典型症状在第一次喂奶时出现,小儿吸吮 1~2 口后即开始咳嗽,随即奶汁从鼻孔和口腔溢出,同时呼吸困难、发绀。如迅速从口腔、咽部吸出液体,或小儿咳嗽将呼吸道排净后,小儿又恢复正常,以后每次试行喂奶时,均发生同样的症状。

常见的食管下段与气管之间有气管食管瘘的患儿,空气可经瘘管进入胃肠而引起腹胀。同时胃液可经气管食管瘘反流入呼吸道,导致吸入性肺炎。由于食物不能进入胃肠道,患儿出现消瘦、脱水情况。

食管无闭锁,仅有气管食管瘘的患儿,临床不出现不能进食的症状,但可以有进食后间歇性呛咳。进食流质食物时,更容易引起呛咳。瘘管较小者,可在出生后数年才出现症状。

四、诊断

(1)患儿母亲有羊水过多史,因而产前 B 超检查有羊水过多并发现小胃泡或无胃泡,应怀疑有食管闭锁的可能。

(2)临床诊断在出生后 1~2 d 作出,若第一次喂奶时发生呕吐、气哽、咳嗽、发绀等症状,应立即想到食管闭锁的可能。以胃管由鼻孔插入,若无法到达胃部,即应怀疑此病。此时打入 0.5~1.0 mL 的显影剂摄影即可明确诊断。X 线检查应包括腹部。Ⅰ型胃肠内无气体;Ⅱ型食管上段盲端有造影剂流入气管内,胃肠内无气体;Ⅲ型食管上段为盲端,胃肠充气;第Ⅳ、Ⅴ型食管上段盲端有造影剂流入气管内,同时胃肠内充气。

五、治疗

先天性食管闭锁与气管食管瘘唯一的治疗方法是手术。手术的目的是尽可能一次矫正畸形。手术方式包括气管食管瘘的分离和食管两端的一期缝合。

对有严重的呼吸窘迫的早产儿及并发严重畸形的患儿,不能一期手术,可分期手术。先行胃造瘘,近端食管持续吸引 1~2 个月。一旦肺炎消失,严重畸形得到矫治后,可行胸膜外的瘘分离和食管吻合术。

对食管两端距离甚远,不能一期吻合,特别是闭锁的患儿,可采用分期手术方法,先行胃造瘘喂养,一旦食管造影确认食管已延长,可经右胸膜外行食管端端吻合和气管瘘分离术。

六、护理评估

(一)患儿方面

(1)患儿生长发育及营养状况,是否为早产儿或低体重儿。

(2)重要脏器功能检查,尤其是患儿肺部的检查,有无吸入性肺炎,以及评估患儿对手术的耐受力。

(3)患儿临床症状的表现,畸形的严重程度,是否存在其他部位及脏器的畸形。

(4)患儿手术后生命体征的变化,呼吸形态及呼吸道的通畅情况。

(5)患儿手术后水、电解质及酸碱平衡的情况。

(6)手术后引流管及引流液的情况。

(7)患儿有无吻合口瘘等术后并发症,并对可能出现的症状和体征加以观察。

(二)家长方面

(1)家长对现实的接受能力和对疾病与手术治疗的心理反应。

(2)家长是否得到有关疾病的基本知识和家庭护理方面的健康指导。

七、护理诊断

(一)患儿方面

1.潜在性肺吸入

潜在性肺吸入与奶液、唾液等逆流入气管内有关。

2.营养不足——低于机体需要

营养不足与畸形造成的不能正常摄食有关。

3.清理呼吸道无效

清理呼吸道无效与手术造成的呼吸道分泌物增加、麻醉后的咳嗽反射减弱及术后虚弱致使咳痰无力有关。

4.感染的危险

感染与机体抵抗力下降及手术的伤口有关。

5.舒适的改变

不适与伤口疼痛、引流管的放置等有关。

6.潜在并发症——吻合口瘘

并发症与术中食管下段压力变化和术后营养不良导致的吻合口愈合不良有关。

(二)家长方面

1.恐惧焦虑

恐惧焦虑与患儿的疾病和必需的手术治疗有关。

2.知识缺乏

家长缺乏疾病的治疗知识和术后康复知识。

八、预期目标

(一)患儿方面

(1)患儿的肺误吸被有效制止,不发生吸入性肺炎。

(2)患儿的营养状况得到维持,无明显脱水或电解质紊乱表现。

(3)患儿能够维持正常的呼吸形态,呼吸道通畅,未发生窒息。

(4)患儿不发生肺部、胸腔和伤口的感染。

(5)患儿安静,无明显躁动和哭闹。

(6)患儿不发生吻合口瘘等术后并发症。

(二)家长方面

(1)家长能够接受现实,并积极配合医护人员。

(2)家长能自述疾病及手术的有关知识和家庭护理方面知识。

九、护理措施

(一)患儿方面

1.术前护理

(1)防止吸入性肺炎:患儿头部抬高 45°～60°,防止食管内积聚的分泌物被吸入肺内。

(2)观察患儿皮肤黏膜有无干燥、脱水;监测生命体征的变化和四肢末梢情况;记录 24 h 出入量。对存在脱水和血容量不足的患儿,应及时遵医嘱补充所需的能量和水、电解质等。必要时给予静脉内高营养治疗。

(3)施行保护性隔离,减少继发感染,早产儿及新生儿置暖箱,病室每天紫外线照射消毒 30 min。

(4)每 2～4 h 翻身拍背吸痰 1 次,咽部有"呼噜"的痰声,应随时吸净,必要时将吸痰管插入食管近端盲端进行持续吸引。

(5)术前准备。

①协助完成各项常规检查。

②对肺部存在感染者,应先给予必要的治疗。

③术前 1 d 遵医嘱进行配血,以准备术中和术后输血。

④术前 1 d 给予青霉素等的抗生素皮试。

⑤皮肤准备：保证术区清洁，防止术后伤口感染。

2.术后护理

(1)术后患儿应置重症监护室，严密监测生命体征和神志、面色等状况。术后第 1 天测量生命体征，每 1 h 1 次。根据需要给予超声雾化吸入，每天 3～6 次，每次 20～30 min。

(2)经常吸痰，清除喉头部位的分泌物。吸痰管长度事先由手术医生测量好，并在吸引管上做一记号，以免吸痰管插入过深，对食管缝合处造成伤害；吸痰动作轻柔而迅速，以免造成食管手术缝线处的损害和水肿，同时动作迅速可避免将肺内氧气抽吸出来。

(3)加强巡视，密切观察患儿有无呼吸道梗阻的情况。如出现焦虑的表情、呼吸频率加快及肋骨缘回缩等，应立即报告医生，进行相应处理；如患儿呼吸情况很差，或为早产儿，应根据血气分析结果和其他呼吸监测指标来决定是否进行气管内插管来辅助呼吸，或以人工呼吸器协助通气来治疗呼吸窘迫。

(4)对早产儿、低体重儿或体温不升等患儿，应置暖箱，抬高头部，避免颈部向后伸展的动作。

(5)每 2 h 更换体位，左侧卧位或右侧卧位，但不可俯卧，以防坠积性肺炎。术后最初的 3～4 d 可用震颤法排除痰液，有助食管吻合口的愈合。

(6)术后第 10 d 可由口喂食，若过早则可能影响食管接合处的愈合，此期间给予静脉高营养治疗来维持机体营养与能量的需要。如患儿有留置胃造瘘管，在开放减压 2～3 d 后，可由胃造瘘管喂食。

(7)妥善固定各种引流管，防止滑脱，保持通畅。密切观察胃造瘘口处皮肤的完整性，若有发红、糜烂或脓性分泌物时，则可能为局部感染，应及时报告医生，给予相应处理。

(8)禁食期间按医嘱静脉输液，保证能量的供给，维持水、电解质和酸碱的平衡。每天总液体量在 10～12 h 均匀输入，亦可用输液泵控制滴速。合理使用抗生素，预防感染的发生。

(二)家长方面

(1)倾听家长所担心和害怕的问题，鼓励他们说出对治疗和护理的要求，尽可能地安慰和解释，以减轻家长的焦虑和恐惧。

(2)向家长解释患儿的病情、治疗的程序和手术方式及术后护理要点和喂养方法等。

十、效果评价

(一)患儿方面

(1)患儿未发生吸入性肺炎。

(2)患儿的营养状况得到维持，无明显脱水或电解质紊乱表现，皮肤黏膜弹性良好。

(3)患儿能够维持正常的呼吸形态，未发生窒息。

(4)患儿未发生肺部、胸腔和伤口感染等。

(5)患儿无明显躁动和哭闹，安静休息。

(6)患儿未发生吻合口瘘等术后并发症。

(二)家长方面

(1)家长能够接受现实，并积极配合医护人员，恐惧紧张情绪得到控制。

(2)家长能自述患儿疾病及手术的有关知识和家庭护理喂养方面知识。

第三章　腹部疾病

第一节　先天性肥厚性幽门狭窄

先天性肥厚性幽门狭窄是由于幽门环肌肥厚增生、幽门管腔狭窄而引起的机械性梗阻,为新生儿常见消化道畸形的第三位,仅次于直肠肛门畸形和先天性巨结肠。发病率约为33/10万,男性多于女性,约为5:1。多为足月产正常婴儿,早产儿较少见,有家族史的报告。

一、病因

本病的病因至今尚无定论,各家看法不一,有以下几个观点。

(1)多数人认为,幽门环肌肥厚是先天性的,胚胎第1月末、第2月初,幽门部肌肉发育过度,致使幽门肌尤其是环肌肥厚而致梗阻。

(2)西班牙学者研究认为,胃生长抑素浓度降低,引发肥厚性幽门狭窄患儿高胃泌素血症反应,实验结果显示两者对本病的发生有一定作用。

(3)法国学者研究结果显示,肥厚性幽门狭窄者,c-kit受体免疫活性下降,间质细胞仅在肌肉内层、黏膜下边缘及胃窦部,而幽门处缺乏间质细胞,并导致肌肉动力紊乱。

(4)英国学者在研究人类胎儿组织和动物模型中发现,幽门肌间神经节中血管活性肠道多聚肽的增加,是引发幽门狭窄的内在原因。

二、病理

先天性肥厚性幽门狭窄主要病理改变是幽门壁各层组织均肥厚增大,以环肌为主。幽门呈棘核状或橄榄状,肿块表面光滑、色白、质硬有弹性,一般长为2.0~3.5 cm,直径为1.0~1.5 cm,肌层厚为0.4~0.6 cm。但4个月后,肿块可逐渐消失而痊愈。幽门部明显增大,使幽门管狭窄和增长,致使幽门梗阻,胃扩张、排空时间延长,胃壁增厚,蠕动增强。将幽门做横断切开后,可见肥厚部分向幽门管腔推进,幽门黏膜有相当深的皱襞,充满狭窄的幽门腔,使其更为狭窄。肥厚的肌肉逐渐向正常胃壁移行,在十二指肠侧肥厚的肌肉可突然终止在十二指肠的起端,界限明显。

组织学检查可见幽门壁各层组织均肥厚增生,以环肌最为显著。同时可见肌间神经丛全部缺如或显著减少。幽门黏膜有不同程度的水肿和充血。

三、临床表现

(一)呕吐

早期症状即是呕吐,多于出生后2~3周出现,少数病例出生后即出现呕吐。这是由于新生儿期幽门狭窄虽已存在,但梗阻却是不完全的,出生后短期内婴儿食量很小,强有力的胃蠕动能将稀薄的奶汁挤过狭窄的幽门腔进入十二指肠,以后随着食量的增大,同时幽门黏膜出现水肿,而出现呕吐。开始为食后溢奶,以后逐渐加重,几乎每次吃奶后立即出现呕吐或数分钟后吐出,最后发展成喷射状呕吐,可喷至 1 m 以外。吐出物为白色奶液及奶块,量多,不含胆汁。少数患儿因呕吐频繁、胃黏膜出血,可吐出咖啡样物。患儿呕吐后即有强烈的饥饿感,再次吃奶仍用力吸吮。

(二)消瘦

患儿因呕吐奶与水摄入不足,体重不增或逐渐消瘦,营养不良和脱水,小便减少,大便量少。患儿皮肤松弛有皱纹,皮下脂肪减少,两眼眶凹陷,饥饿消瘦的面容呈老年貌。

(三)黄疸

少数患儿有黄疸,胆红素间接上升,手术后可以恢复。

(四)电解质紊乱、酸碱失衡

剧烈呕吐后大量胃酸丧失,表现为低氯低钾性碱中毒,血中游离的钙离子降低。临床表现为呼吸浅而慢,严重者出现喉痉挛及手足搐搦;晚期患儿因脱水严重,肾功能低下,酸性代谢物潴留体内,部分碱性物质被中和而呈代谢性酸中毒。

(五)腹部体征

腹部检查可见上腹部膨隆,而下腹部平坦柔软。多数患儿于上腹部可见胃蠕动波,从左肋下向右上腹推移。右上腹可触及橄榄状可活动的肿块,此为临床的重要依据。

四、诊断

根据典型呕吐病史,进行性加重,呕吐呈喷射状,吐出物为奶块不含胆汁,见到胃蠕动波,右上腹部摸到橄榄状肿块,诊断即可确定。

如肿块扪及不清,可进行上消化道钡餐检查以帮助明确诊断。患儿口服钡剂以后,在 X 射线透视下可见胃有不同程度的扩张,胃排空时间延长。幽门管细长,仅为 1.0～3.5 cm,内径为 0.5 cm。幽门前区呈"鸟嘴征",十二指肠球部压迹呈"蕈征""双肩征"等。

B 超检查中发现幽门处变异的解剖关系,即拉长的幽门挤压十二指肠与胆囊紧邻并位于其下,有助于诊断,并可免去患儿接受放射线。

五、治疗

先天性肥厚性幽门狭窄诊断确定后,应尽早手术治疗。极少数患儿因发病晚,如 3 个月才开始呕吐,且不严重,可保守治疗或择期手术。

(一)非手术疗法

症状不典型,发病较晚,一般情况较好,尚不能和胃痉挛完全鉴别者。

1.饮食疗法

细心喂养,每隔 2～3 h 喂奶 1 次。

2.定时温盐水洗胃

洗胃可清除凝乳,减轻胃黏膜水肿和消除胃炎。

3.解痉剂的应用

用 1 %阿托品液,于喂奶前 15 min 服用。

(二)手术治疗

多数患儿应尽早行幽门环肌切开术,该手术由弗雷德(Frede)和拉姆斯泰特(Ramstedt)首创,操作容易,效果良好,病死率仅为 0.4 %。目前,国外有逐渐普及经腹腔镜手术的趋势,一般做两个腹壁小切口,一个放置腹腔镜,另一个放置特别肠镜或切开刀,实施黏膜外幽门切开术。此方法术后恢复快,不留瘢痕,与传统手术比较,手术时间和安全性方面并无差异。

六、护理评估

(一)患儿方面

(1)患儿的喂养史及家族史。

(2)患儿呕吐的性质及呕吐物的性状。

(3)患儿营养状况及其动态变化。

(4)患儿水、电解质及酸碱失衡的症状和体征及其改变。

(5)患儿是否出现胃蠕动波及右上腹部扪及橄榄状肿块,钡餐X线摄片结果。

(6)患儿手术或非手术疗法的效果,术后恢复情况,有无术后并发症,并对可能出现的相应症状进行观察与评估。

(二)家长方面

(1)家长对疾病和手术的心理反应和对知识的理解能力。

(2)家长是否得到和疾病有关的护理知识和家庭喂养的健康指导。

七、护理诊断

(一)患儿方面

1.体液不足、酸碱失衡

体液不足、酸碱失衡与反复呕吐、禁食和胃肠减压有关。

2.营养不良

营养不良与呕吐、禁食有关。

3.潜在并发症——窒息

窒息与全麻后咳嗽反射减弱有关。

4.感染的危险

感染与机体抵抗力下降、营养不良等有关。

(二)家长方面

1.恐惧或焦虑

恐惧、焦虑与患儿即将接受手术和担心手术效果有关。

2.知识缺乏

家长缺乏疾病有关知识和喂养知识。

八、护理目标

(一)患儿方面

(1)患儿保持体液及酸碱平衡,维持一定的营养状态。

(2)患儿营养不足得到改善,皮肤黏膜弹性良好,保持湿润。

(3)患儿术后并发症得到预防,及时评估和处理,呼吸平稳,未发生窒息。

(4)患儿未发生感染,生命体征基本平稳。

(二)家长方面

(1)家长恐惧和焦虑情绪减弱或消失,对手术和治疗有一定信心。

（2）家长掌握和了解有关疾病的治疗、护理及手术后喂养的基本知识。

九、护理措施

(一)患儿方面

1.术前护理

（1）患儿如有体重下降的病史，失水的临床症状，尿比重升高，血压较低，术前需补液2～3 d，纠正水、电解质失衡。对有严重碱中毒者，应补充氯化铵。患儿哭吵有力，皮肤黏膜湿润有弹性，每小时尿量为1 mL/kg，血生化检查结果正常，即可手术。

（2）患儿术前如有营养不良、贫血或低蛋白血症，术前应给予支持疗法，如输血、血浆或清蛋白，以改善贫血与低蛋白血症。严重消瘦者可提供肠外营养支持，注意保护和合理使用静脉。

（3）术前患儿可有喷射性呕吐，喂奶时要少量多次，并抱起头高位，喂奶后给患儿拍背至胃中气体溢出，并给予抬高床头、右侧卧位，减少呕吐，防止窒息。

（4）喂奶前注意按时应用解痉剂，如阿托品，可起到松弛幽门括约肌，使食物顺利进入胃内的作用。

（5）术前4 h停止喂奶和喂水，留置胃管并抽出胃内容物。

（6）其他有关护理措施，如加强皮肤护理，口周垫以毛巾承接呕吐物，以免颈部被呕吐物浸渍；一旦浸渍，及时清洁、更换衣服；观察记录呕吐物及胃肠减压的量、颜色和性质；记录24 h出入量。

2.术后护理

（1）体位：术后予以去枕平卧位，头偏向一侧，肩下垫一小枕以使呼吸道保持通畅，防止呕吐物误入气管引起窒息。吸氧，观察有无舌后坠及呼吸困难等情况，加强巡视，及时清除口、鼻内分泌物。

（2）饮食护理：一般术后禁食6～12 h或次日晨开始进食。先喂以15 mL糖水，以后每隔3～4 h喂奶1次，如无呕吐可逐渐增加量，直至正常奶量；如术后有时仍有少量呕吐，为黏膜水肿所致，应控制饮食，采用少量多次喂奶法，一般几天后即可停止呕吐；术后多数患儿还会发生程度不同的非喷射性呕吐，原因是术前存在胃炎、黏膜水肿及反射性因素。呕吐时间开始于术后3～4 d，呕吐频率及呕吐量逐渐减少直至消失，持续时间通常在1周以内，3周以上者很少见。此期间同样要注意营养摄入，喂奶、喂水时要特别小心，防止呕吐、误吸。

（3）保持胃肠减压通畅，观察并记录引流液的色、量和性质。

（4）防止感染：保持病室内温湿度适宜，减少探视，每天通风换气两次，定期予以紫外线照射消毒空气；加强营养，增强患儿抵抗力，必要时给予静脉内高营养或输注血浆、清蛋白等；进行各项治疗护理操作时，严格执行无菌操作原则，避免交叉感染；观察切口情况，保持敷料清洁、干燥；遵医嘱合理使用抗生素。

(二)家长方面

（1）认真倾听家长诉说所担心的问题，介绍有关疾病的知识和手术、麻醉的简单方法及手术效果，增强他们对手术和治疗效果的信心。

（2）告诉家长手术后护理基本要点及家庭护理和喂养的方法。

十、效果评价

(一)患儿方面

(1)患儿体液不足及酸碱失衡得到及时纠正。

(2)患儿皮肤黏膜弹性好,保持湿润,营养状况逐渐改善。

(3)患儿术后未出现窒息等并发症。

(4)患儿住院期间未发生感染迹象,体温维持在正常范围内。

(二)家长方面

(1)家长恐惧、焦虑感得到缓解。

(2)家长已掌握一定的疾病有关知识和喂养知识。

十一、出院健康指导

(1)指导患儿家长正确喂奶方法,减轻呕吐,防止窒息。

(2)患儿皮肤柔嫩,指导家长注意加强皮肤护理。

(3)如非手术疗法,一般需住院2~3个月,很容易感染,应注意消毒隔离,防止交叉感染。

(4)出院后要定期门诊随访。

(5)先天性肥厚性幽门狭窄手术后近期远期效果良好,指导家长注意合理喂养,患儿的营养不良状况很快可得到改善。

第二节　急性阑尾炎

急性阑尾炎是外科常见病,居各类急腹症的首位。小儿急性阑尾炎约占小儿外科急腹症总数的1/4。

小儿急性阑尾炎可发生于各年龄组,最常见的是6~10岁的学龄儿童,年龄越小发病率越低,5岁以下明显减少,小于1岁者仅占1%,新生儿罕见。

一、病因

阑尾腔梗阻是引起阑尾炎发生的重要原因。阑尾的解剖学特点,如管腔细窄、开口狭小、壁内有丰富淋巴组织等,使阑尾腔易被阻塞,食物残渣、粪石、异物、蛔虫等也常使管腔阻塞。另外,急性肠炎可直接蔓延至阑尾,引起阑尾发炎。

二、病理类型及转归

根据其病理解剖学变化和临床表现,急性阑尾炎可分为单纯性、化脓性、坏疽性及穿孔性、阑尾周围脓肿性四种临床类型。

(一)单纯性急性阑尾炎

此类型多见于学龄期儿童。炎症局限于阑尾黏膜层和黏膜下层。阑尾轻度肿胀、充血,周围稍有浆液性渗出,黏膜可发生小溃疡。

(二)化脓性急性阑尾炎

此类型发病率较高,可发生于任何年龄。病变侵犯阑尾各层,炎症加重,阑尾肿胀明显,浆膜高度充血,有脓性渗出物附着。阑尾黏膜的溃疡面加大,呈蜂窝样炎性改变,腔内有积脓。

（三）坏疽性及穿孔性阑尾炎

病变主要为阑尾系膜血管栓塞和阑尾壁全层坏死。阑尾本身渗出不多,而周围组织粘连形成较早,局限而形成脓肿者较多。病变处呈暗紫色或黑色,常并发穿孔。

（四）阑尾周围脓肿性阑尾炎

急性阑尾炎化脓坏疽时,大网膜可移至右下腹将阑尾包裹并形成粘连,出现炎性肿块或形成阑尾周围脓肿。

急性阑尾炎的不同病理类型是一个连续的过程,随机体抵抗力强弱的不同,可有以下三种形式的转归。

（1）炎症消退。

（2）炎症局限化。

（3）炎症扩散,发展为弥漫性腹膜炎、化脓性门静脉炎和感染性休克等。

三、临床表现

（一）症状

1.腹痛

几乎所有病例均有腹痛。腹痛多起于上腹或脐周部,开始疼痛严重,位置不固定,呈阵发性。数小时后,腹痛转移并固定在右下腹部,疼痛呈持续性加重。70 %～80 %的急性阑尾炎患儿具有这种典型的转移性腹痛的特点;但也有少数病例发病开始即出现右下腹痛。

2.胃肠道症状

病初患儿常有恶心、呕吐、厌食、发热。并发腹膜炎、肠麻痹时,则出现腹胀和持续性呕吐。

3.全身症状

早期可有乏力、头痛、发热等。若阑尾穿孔,体温可明显升高。

（二）体征

1.右下腹压痛

右下腹压痛是急性阑尾炎常见的重要体征,尽管阑尾的位置可有变异,但压痛始终在一个固定的位置上。病变早期,腹痛症状尚未转移至右下腹时,压痛已固定于右下腹部。当炎症扩散到阑尾以外时,压痛范围也随之扩大,但仍以阑尾部位压痛最为明显。

2.腹膜刺激征象

征象有腹肌紧张、反跳痛和肠鸣音减弱或消失等。

（三）实验室检查

多数患儿血常规中周围血白细胞计数及中性粒细胞计数增高。

四、诊断

如果阑尾在正常解剖位置,依据转移性腹痛和右下腹部固定性压痛的特点即可诊断。但是如果阑尾的解剖位置异常,同时受到镇痛剂或缓泻剂的影响,或延误了病情等,诊断就变得困难。这时应仔细询问病史,反复进行腹部触诊。再加上白细胞计数和体温的升高,临床诊断才能明确。

五、治疗

（一）手术治疗

发病不足 48 h,阑尾尚未穿孔时,手术切除效果好。阑尾已穿孔,但病程不足 3 d者,如有弥漫性腹性腹膜炎,全身中毒症状严重,也应考虑手术治疗。

(二)非手术治疗

非手术治疗适用于早期单纯性阑尾炎又伴有其他严重器质性疾病而有手术禁忌证的患儿。若病程较长已形成脓肿,一般可先采取保守治疗。如保守治疗2~5 d无效,应手术引流脓肿,待症状消失8~12周再做阑尾切除术。

六、非手术治疗

(一)患儿方面

(1)监测患儿症状、体征的变化,腹膜刺激征有无出现或加重。

(2)观察患儿生命体征,有无水、电解质失衡,体温有无升高。

(3)了解辅助检查结果,白细胞计数是否升高。

(4)患儿术后伤口恢复情况,有无并发症。

(二)家长方面

(1)家长心理评估,希望早日明确诊断并解除孩子的病痛。

(2)家长是否得到有关疾病的健康指导。

七、护理诊断

(一)患儿方面

1.恐惧紧张

恐惧紧张与急性腹痛、手术有关。

2.疼痛

疼痛与疾病有关。

3.体液不足

体液不足与呕吐、禁食和发热有关。

4.体温过高

体温过高与急性炎症有关。

5.感染的危险

感染与阑尾炎、手术有关。

6.潜在并发症——急性腹膜炎、肠瘘、粘连性肠梗阻

并发症与阑尾炎化脓和破裂等因素有关。

(二)家长方面

1.焦虑

焦虑与担心孩子的身体状况和疾病预后有关。

2.知识缺乏

家长缺乏与疾病相关的知识。

八、护理目标

(一)患儿方面

(1)患儿紧张情绪缓解,接受并配合治疗。

(2)患儿疼痛感缓解或减轻。

(3)患儿保持体液及酸碱平衡,维持一定的营养状态。

(4)患儿体温基本维持正常。

(5)患儿手术后未发生感染。

(6)患儿术后并发症得到预防,及时评估和处理。

(二)家长方面

(1)家长焦虑感缓解,情绪稳定,对治疗有信心。

(2)家长掌握一定的疾病知识。

九、护理措施

(一)患儿方面

1.术前护理

(1)饮食护理:问清最后一次进食时间,术前禁食、禁饮4～6 h。

(2)密切观察病情变化,如生命体征、腹部症状、体征,腹部检查见腹膜刺激征或加重示病情严重,可能阑尾穿孔发展为腹膜炎。高热予以物理或药物降温,体温降至38.5 ℃以下方可肌内注射术前用药。

(3)迅速建立静脉通道,根据医嘱使用甲硝唑及抗生素,补充水、电解质等。

(4)心理护理:关心、理解患儿的痛苦,医护人员态度要和蔼、亲切,并适时解释手术备皮的必要性。

(5)必要的术前准备,做青霉素皮试,备皮,协助医生做好各种术前检查。

2.术后护理

(1)一般护理:患儿回病房后,按麻醉方式给予适当的体位;与麻醉师交流术中情况,观察并记录患儿神志、血压、脉搏、呼吸、体温和腹部体征;术后24～48 h,观察并记录腹胀情况,有无排气排便;根据病情鼓励及协助患儿早期下床活动,防止腹胀和肠粘连的发生。

(2)体温监测:术后3 d每4 h测体温1次。正常情况下,术后2～3 d内可有低热,为38.5 ℃以下,称为手术热,不用处理。若高于38.5 ℃或3 d内体温正常之后又升高,则表示有伤口感染的可能,应及时汇报医生。

(3)饮食护理:手术当天禁食,每天进行口腔护理2次;术后1～2 d肛门排气、胃肠功能恢复后可进流食,如无不适再予半流食;术后4～6 d可进软质普食,但1周内忌食牛奶或豆制品等会引起腹胀的食物。

(4)鼓励并帮助患儿早期活动,术后24 h后,轻症患儿可在护士的帮助下起床活动,重症患儿则应在床上多翻身,活动四肢。病情稳定后及早起床活动,促进肠蠕动的增加,增进食欲,并可防止肠粘连的发生。

(二)家长方面

(1)安慰家长并解释阑尾炎手术的可靠性及疾病的预后,稳定他们的情绪。

(2)针对疾病,向家长叙述有关治疗、护理,以及康复期的知识,鼓励他们提出问题,并给予解释和说明。

十、效果评价

(一)患儿方面

(1)患儿情绪稳定,紧张感减轻,配合治疗。

(2)患儿体温在正常范围。

(3)患儿未出现体液不足、酸碱失衡的情况。

(4)手术后未发生各种感染。

(5)未出现并发症。

（二）家长方面

(1)家长焦虑感减轻。

(2)家长已掌握一定的疾病知识。

十一、出院健康指导

(1)按医嘱口服药物3～7 d。

(2)避免剧烈活动,免上体育课1～2个月,少去公共场所,避免感染。

(3)注意饮食,禁食生冷、油炸食品,包括水果、饮料等,忌暴饮暴食。如有呕吐、腹泻等症状,及时来院就诊。

第三节　急性腹膜炎

急性腹膜炎是腹膜受到细菌感染、化学性刺激或损伤所引起的急性炎症。当炎症涉及整个腹腔时,称为急性弥漫性腹膜炎,表现为腹膜刺激征和全身中毒症状,是外科常见的急腹症之一。

一、病因与分类

（一）继发性腹膜炎

腹腔脏器发炎引起穿孔、破裂或手术污染等,是继发性腹膜炎的病因。它是急性腹膜炎中最常见的一类。

（二）原发性腹膜炎

病原菌通过血液或淋巴进入腹腔是原发性腹膜炎的病因,而腹腔内并无原发性病灶。临床较少见。致病菌多为溶血性链球菌、肺炎双球菌等。

二、病理及临床类型

当腹腔受到细菌感染和胃肠内容物的刺激后,很快产生炎症,导致腹膜充血、水肿、通透性增强等一系列病理改变。腹膜炎发生后,根据患儿的抵抗力、感染的严重程度和治疗效果,可有不同的转归。

（一）炎症消散

当细菌致病力较弱、病变轻、治疗及时和机体的抵抗力强时,感染趋于局限,渗液减少,吸收完全,炎症逐渐消退而痊愈。

（二）局限性脓肿

渗液未能完全吸收,积聚于膈下、肠襻间、髂窝和骨盆处等,可形成局限性脓肿。

（三）炎症扩散

患儿抵抗力弱,病变严重或因治疗不当,感染可迅速扩散。炎性渗出液不断增加,形成大量脓液,最终影响局部和全身,导致麻痹性肠梗阻、感染性休克等。

根据病理分析及临床表现,急性腹膜炎可分为局限性腹膜炎和急性弥漫性腹膜炎两种临床类型。

三、临床表现

(一)症状

1.腹痛

持续性腹痛为主要特征,触诊疼痛以原发性病灶最为明显。

2.胃肠道症状

恶心、呕吐是最早出现的症状,是反射性呕吐。早期呕吐轻,呕吐物为上消化道内容物。晚期呕吐频繁,呕吐物常含有胆汁,甚至含有肠内粪样内容物。

3.全身症状

突然发病时体温正常,后逐渐升高,出现高热、脉搏加快、大汗等全身中毒症状。后期出现血压下降、脱水、四肢冷、呼吸急促、代谢性酸中毒等一系列感染性休克症状。

(二)体征

1.腹膜刺激征

急性腹膜炎的体征是全腹压痛、反跳痛、腹肌紧张。腹部触诊:原发病外腹膜刺激征显著。

2.腹胀

腹式呼吸减弱或消失。叩诊呈明显鼓音,听诊肠鸣音弱或消失。

(三)实验室检查

(1)白细胞计数和中性粒细胞计数增高。

(2)腹部 X 线检查可见肠腔胀气,有液平面。

(3)已形成腹腔脓肿的患儿,B 超和 CT 检查可诊断。

四、诊断

根据患儿腹胀、全腹压痛、反跳痛、肌紧张等主要体征及实验室检查结果,有患儿全身中毒症状的临床表现等,即可诊断。若患儿无腹膜刺激征,只是一般的腹胀、呕吐、发热而全身情况较好,则不能立即确诊。需仔细询问病史,反复进行腹部触诊,密切观察病情变化,才能明确诊断。

五、治疗

治疗的原则:原发性腹膜炎或炎症将要形成局限性脓肿的腹膜炎,采取非手术治疗,如腹腔脓肿穿刺抽脓等;对继发性腹膜炎进行手术治疗,消除感染灶,清理腹腔,必要时放置腹腔引流。

(一)非手术治疗

炎症比较局限或症状较轻、全身症状良好的原发性和继发性腹膜炎采用非手术治疗,包括取半卧位、禁食、胃肠减压、静脉输液、输血或血制品、抗生素应用、吸氧、镇静、止痛等。

(二)手术治疗

手术治疗用于病因难以明确,病情严重而复杂的弥漫性腹膜炎,以及经非手术治疗病情不见好转或加重者。

六、护理评估

(一)患儿方面

(1)患儿的心理反应。

(2)了解患儿既往史、现病史,以明确病因。

(3)观察患儿症状、体征变化,辅助检查结果,有无水、电解质紊乱和休克。

(4)治疗方案及其效果,恢复情况。

(二)家长方面

(1)家长的心理反应,以及对治疗的想法和要求。

(2)家长是否得到相关的健康指导。

七、护理诊断

(一)患儿方面

1.恐惧紧张

恐惧紧张与急性腹痛、手术及治疗有关。

2.生命体征改变

生命体征改变与腹膜急性炎症、全身中毒有关。

3.体液不足的危险

体液不足与腹腔内大量渗出、禁食及胃肠减压有关。

4.营养失调

营养失调与呕吐及进食量不足有关。

5.引流管有效性降低的危险

引流管有效性降低与引流管护理不当导致扭曲、堵塞有关。

6.潜在并发症

腹腔脓肿,感染性休克。

(二)家长方面

1.焦虑

焦虑与对孩子身体健康状况和疾病预后的担心有关。

2.知识缺乏

缺乏疾病有关知识和治疗护理知识。

八、护理目标

(一)患儿方面

(1)患儿恐惧紧张情绪减轻,能够配合诊疗工作。

(2)患儿生命休征及病情的变化得到及时的评估和处理。

(3)患儿保持体液及酸碱平衡,维持一定的营养状态。

(4)患儿的腹腔引流管保持通畅。

(5)患儿术后并发症得到预防,及时评估和处理。

(二)家长方面

(1)家长的焦虑感减轻,信任医护人员,配合治疗护理。

(2)家长掌握与疾病有关的知识和康复期的健康指导。

九、护理措施

(一)患儿方面

1.术前护理

(1)饮食管理:急性腹膜炎患儿必须禁食、禁水,以减轻腹胀及病情恶化,为急诊手术做好准备(手术前禁食4~6 h)。

(2)胃肠减压:立即放置胃管,并妥善固定,给予胃肠减压。

(3)迅速建立静脉通道:根据病情建立1~2条静脉通道,及时给予水、电解质或输血,纠正酸碱失衡、低蛋白血症和补充血容量,防止发生休克。遵医嘱给予抗生素。

(4)观察病情:立即进行心电监测,吸氧,密切观察患儿生命体征、腹部和体征的变化。若腹部触诊腹膜刺激征加重,出现全身中毒症状和病情恶化,应立即报告医生,及时给予相应的抢救措施。

(5)心理护理:医护人员要关心理解患儿,给予其适当的安慰和鼓励。护理治疗时动作要轻,并给予适当的解释,以消除患儿的恐惧心理。

(6)术前准备:腹部常规备皮,做青霉素皮试,测肛温。如体温在38.5 ℃以上,应给予药物及物理降温。要求患儿术前排尿1次,按医嘱肌内注射术前用药。

2.术后护理

(1)体位:麻醉清醒后给予半卧位,有利于渗出液的积聚、充分引流和炎症局限,并且减轻内脏对横膈的压迫,有利于呼吸,避免下肢静脉血栓和褥疮的形成。

(2)严密观察病情及生命体征变化。定时测量体温、血压、脉搏和呼吸,如出现异常立即通知医生,及时处理。

(3)密切观察伤口敷料有无渗血、渗液,及时更换敷料。

(4)引流管的护理。

①随时观察引流管是否通畅,防止引流管扭曲、折叠和受压,定时挤压引流管,以避免管腔被脓块堵塞。

②妥善固定引流管,对不合作及年龄较小的患儿,可适当约束双手,以免引起意外。每天更换引流袋或瓶。

③观察并记录引流液的量和性状。

④对伤口处放置烟卷引流管者,及时更换敷料,保持外层敷料的干燥,每天换药时及时转动烟卷引流管,并拔出少许,别针固定尾端,以防止滑入腹腔。

⑤根据病情和引流量的多少拔除引流管。

(5)予以患儿禁食、胃肠减压,直至肠功能恢复。

(6)满足患儿基本的营养需要,以静脉补充每天所需的水、电解质、能量、氨基酸及多种维生素,必要时补充血浆和全血。

(7)患儿开始进食后,应鼓励其从流质开始,根据耐受程度,逐步恢复饮食,并指导患儿进食高热量、高蛋白质、含多种维生素的饮食。

(8)术后合理使用抗生素,预防术后并发症。

(二)家长方面

(1)鼓励家长说出所担心的问题,给予心理支持,举例说明疾病的预后,缓解家长的焦虑心理。

(2)针对疾病向家长叙述有关治疗和护理及康复期的知识,鼓励他们提出问题,并给予解释和说明。

十、效果评价

(一)患儿方面

(1)患儿配合治疗,紧张恐惧情绪缓解。

(2)患儿的病情被及时观察并已得到有效处理,病情好转。

(3)患儿未出现体液不足、酸碱失衡的情况。

(4)患儿引流管通畅,保持有效引流。

(5)患儿未出现并发症。

(二)家长方面

(1)家长焦虑感减轻,对疾病和手术有一定的思想准备。

(2)家长已掌握一定的疾病知识和康复期相关护理常识。

十一、出院健康指导

(1)多进高蛋白质、高热量、含多种维生素、易消化的饮食,增加营养,增强机体抗病能力。

(2)逐步增加活动量,防止肠粘连。

(3)若发生急性腹痛、体温升高现象,应立即去医院就诊。

第四节 胆管闭锁

胆管闭锁是指在妊娠末期、出生时或出生后肝外胆管的一部分或全部发生闭塞,胆汁不能向肠道排泄的一种疾病,是新生儿胆管疾病中常见而难治的外科疾病。本病女性的发病率高于男性,男女之比为1:1.5。

一、病因

胆管闭锁的病因尚不完全清楚。以往临床多称之为先天性胆管闭塞,但近来发现尽管极少数病例合并有十二指肠前门静脉、多脾、内脏转位、染色体异常等畸形,但多数病例都不合并其他畸形,并且大多数患儿出生后1周内大便均为黄色,1~2周之后才渐渐变白。说明胆管的闭锁应发生在胎儿胆汁分泌之后。另外,在死胎及早产儿中未发现过胆管闭锁。这些证据都不支持先天性畸形的学说。

目前,对其病因多倾向于炎症学说。很多报道认为,胆管闭锁与新生儿肝炎病理改变相似,均呈炎症改变,有相同的病理过程,也可能是两者同时存在,胆管闭锁是这种炎症病变的结果。原发病可能为乙型肝炎,若母亲为乙型肝炎病毒携带者,可经胎盘传给胎儿,或在分娩过程中吸入母血而被感染。病毒感染后肝可发生巨细胞变性,胆管上皮细胞受损,最终导致管腔闭塞,炎症也可使胆管周围纤维变性,使胆管进行性闭塞。除乙肝病毒外,风疹病毒、甲肝病毒、疱疹病毒都可能为本病的致病原因。

另一些学者认为,胰胆管异常合流是导致胆管闭锁的致病原因之一。胰胆管在十二指肠壁外异常汇合,胰管内压高于胆管,致使胰液进入胆管,被激活的胰酶可损害胆管,其后果与胆管闭锁的发生密切相关。

二、病理与临床分型

胆管闭锁基本分为肝外和肝内两型。肝内型可见肝小管排列不整齐、狭窄或闭锁。肝外型的肝外胆管任何部位均可发生狭窄、闭锁或缺如。胆囊纤维化,呈皱缩的条状物,其中含有少量无色黏液,有的胆囊完全缺如,也有的发育良好,接近正常胆囊。

胆管闭锁患儿肝脏病理变化严重程度与病期长短成正比,晚期病例有显著的胆汁性肝硬化。肝体积增大1～2倍,质硬,表面有结节,呈暗绿色。镜下表现为肝内胆小管增生,管内多见胆栓,肝门静脉区纤维化,肝细胞及毛细胆管内胆汁淤积,可见到一些巨细胞性变。

根据肝外胆管闭锁部位分为胆总管闭锁、肝管闭锁、肝门区胆管闭锁三型。

(一)Ⅰ型

胆总管闭锁分为两种亚型。①Ⅰ$_a$型:胆总管下端闭锁伴上端胆总管的囊性扩张。②Ⅰ$_b$型:在胆囊管、胆总管及肝总管,即所谓的"三管汇合"部位以上的高位胆总管闭锁。

Ⅰ型病例胆囊内含胆汁,高位的胆总管与肝内胆管相通,可行肝外胆管与肠管吻合。但此型所占比例甚少,仅约占5 %。该型有时与先天性胆管扩张症囊肿型相类似,所不同的是后者胆总管远端不完全闭锁。

(二)Ⅱ型

肝管闭锁分为三种亚型。①Ⅱ$_a$型:胆总管包括胆囊管开放,但肝管完全缺损或呈纤维条索状改变。②Ⅱ$_b$型:肝外胆管完全闭锁。③Ⅱ$_c$型:肝管闭锁,胆总管缺如。Ⅱ型的纤维组织条索中部分可有小囊泡样内腔,充满透明样液体而非胆汁。

(三)Ⅲ型

Ⅲ型指肝门区胆管闭锁。肝门区的胆管形态有各种表现:有时可见左右肝管的分支,且常有小于1 mm的管径;有时则可见纤维结缔组织的胆管条索痕迹。这些肝门部组织检查证明,几乎全部病例都有微细开放的胆管,这成为肝门空肠吻合术的病理解剖学基础,使部分患儿获得挽救。

三、临床表现

患儿多为足月产,主要症状为持续存在、渐进性加重的高度黄疸,排陶土色大便,尿色深黄。有些患儿出生后粪便即为陶土色,但也有不少患儿出生后胎便多为正常墨绿色,1周内表现正常。在1～2周后正常的生理性黄疸应该逐渐消退时,该症患儿反而逐渐加重。由于直接胆红素明显升高,皮肤常呈暗黄色,甚至褐色,黏膜、巩膜也显著发黄。至晚期泪液、唾液也呈明显黄色。大便在黄疸初现之时变为淡黄色,后逐渐变为黄白色、灰白色至陶土样大便。但后期有时粪便又由白陶土色变为淡黄色,这是由于血液中胆红素浓度过高,胆红素通过肠壁渗入肠腔,使粪便着色。而尿色则随着黄疸的加重而变深,犹如红茶色。

体格检查可见腹部膨胀,可在右季肋下扪及肝脏肿大,表面光滑,质地坚硬。随病程进展,肝脏逐渐增大可达脐下,超越腹中线。几乎所有病例均有脾脏肿大现象,大者可达左季肋下数厘米。晚期腹壁静脉怒张,亦可出现腹水,多伴有门静脉高压症。

最初3个月,患儿营养发育状态无明显变化,身长、体重与正常婴儿基本一致。部分患儿精神倦怠,动作反应较迟钝。3个月后体格发育明显缓慢,营养差、精神萎靡、贫血。因胆管梗阻、脂肪吸收障碍,出现脂溶性维生素缺乏的表现。如维生素A缺乏导致的眼干、皮肤瘙痒、干燥、指甲凹陷等。当维生素 D 缺乏时可能发生佝偻病,急性低钙发生时可出现抽搐。因维生素 K 吸收差,肝功受损,凝血因子的合成受到障碍,而易引致出血倾向,可有鼻出血、皮肤黏膜出血等。未获得治疗的胆管闭锁患儿多数在 1 岁左右时,因肝硬化、门静脉高压症、肝昏迷而最终死于相关的并发症。

四、诊断

1.临床表现

持续黄疸、陶土色粪便和黄疸尿。

2.体检

腹部隆起,肝脾肿大。

3.实验室检查

血胆红素升高,特别是直接胆红素升高明显。肝功能不正常,黄疸指数在 50～200 U。

4.肝胆 B 超检查

作为肝胆疾病的常规诊断方法,此检查对胆管闭锁的诊断和鉴别有一定价值。

5.肝穿刺活体组织检查

胆管闭锁的肝活检病理组织检查可见到肝细胞胆汁淤滞,汇管区小胆管增生,胆管出现不同程度的纤维化和管内胆栓,有的可见到多核巨细胞。经皮肝穿刺活检不仅可用于胆管闭锁的早期诊断,还可用于手术后随访观察。

五、治疗

胆管闭锁的治疗原则为早期诊断、早期手术治疗。对应用各种检查仍不能确诊者,应在患儿出生后 2～3 个月内行剖腹探查术,若超过 3 个月,可能会发生不可逆的胆汁性肝硬化。

根据不同病理类型,选择不同的手术方法,包括胆管肠吻合术、肝门空肠 Y 形吻合术、肝门胆囊吻合术或预防术后上升性胆管炎的改良肝门肠吻合术。术中应做胆管造影以了解胆管情况,肝组织应做活检,冷冻切片可了解其形态学改变。仅有 5 %～10 % 的患儿能成功地行胆管再吻合术,而其余的患儿肝门肠吻合术常能重建胆汁通道。然而,许多患儿术后仍存在明显的慢性病患,包括胆汁淤积、反复胆管炎症和发育迟缓,从而导致晚期病死率升高。

对肝衰竭的患儿,可行肝移植以挽救肝脏的功能。在此,胆管闭锁是儿科领域最多见的肝移植指征,但由于手术难度大、供体来源困难及费用巨大,普遍开展肝移植术尚有一定困难。

六、护理评估

(一)患儿方面

(1)患儿的出生史和母亲的妊娠史及母亲有无乙肝病毒感染史等。

(2)患儿营养状况,对手术的耐受能力。

(3)患儿皮肤黏膜情况,黄疸的程度;腹部膨隆和肝脾肿大的程度及排泄物的颜色和性质等。

(4)术后患儿生命体征的变化情况。

(5)术后患儿是否有导致并发症发生的不利因素。

(二)家长方面

(1)家长的心理承受能力和面对现实的能力及家庭经济状况等。

(2)家长对知识的理解能力和对疾病的认知程度。

(3)家长是否得到和疾病有关的健康指导和家庭护理方面的知识。

七、护理诊断

(一)患儿方面

1.营养失调——低于机体需要量

营养失调与营养物质的吸收障碍、胃肠功能紊乱和缺乏正确的喂养知识等因素有关。

2.有皮肤完整性受损的危险

皮肤完整性受损与胆色素沉着刺激皮肤和凝血机制障碍等因素有关。

3.清理呼吸道低效

清理呼吸道低效与全麻后痰液黏稠和体质虚弱、咳痰无力有关。

4.潜在并发症——胆瘘

胆瘘与胆管感染、胆管梗阻引流不畅或 T 形引流管脱出有关。

(二)家长方面

1.恐惧紧张

恐惧紧张与疾病和不能预知治疗效果有关。

2.知识缺乏

缺少和疾病有关知识及健康指导的来源。

八、预期效果

(一)患儿方面

(1)患儿能摄入足够的营养物质,体重稳定或增加。

(2)患儿皮肤不发生任何损伤。

(3)患儿术后呼吸道保持通畅,未发生呼吸系统的并发症。

(4)患儿引流管固定良好,引流通畅,未发生胆瘘等并发症或并发症得到及时评估和处理。

(二)家长方面

(1)家长配合治疗,面对现实。

(2)家长得到和疾病有关的知识和健康指导。

九、护理措施

(一)患儿方面

1.术前护理

(1)合理喂养,增加营养,必要时给予静脉内高营养。对已有腹水者,应限制钠盐摄入。

(2)对有腹胀或腹水的患儿可给予半卧位,可减轻因横膈抬高而影响呼吸运动的症状,必要时给予吸氧。

(3)观察皮肤、巩膜黄染的程度及排泄物的性质,观察有无出血倾向,及时通知医生。

(4)皮肤护理:每天温水清洗皮肤,外用止痒药物,大小便后及时清洗会阴部,保持皮肤的清洁;为患儿剪去手足指甲,以免因搔抓皮肤引起局部破溃而继发感染。

(5)术前准备:常规检查、药物过敏试验、备皮、配血及灌肠和放置胃管等。

2.术后护理

(1)一般护理:患儿术后应置于重症监护病房,给予去枕平卧位,头偏向一侧。及时清除口腔和呼吸道的分泌物和呕吐物,防止因误吸而引起窒息。

(2)术后常规给予吸氧,减少肝细胞的缺氧情况,严密观察患儿的生命体征及神志、面色的变化,注意有无肝昏迷的早期症状。

(3)妥善固定胃管和 T 形引流管,保持引流通畅。胃肠蠕动恢复后可拔除胃管。T 形引流管须接无菌引流袋,每天在无菌操作下更换引流袋,引流袋的位置不可高于 T 形引流管,以免引流液倒流引起逆行感染。观察引流胆汁的颜色、量和混浊度,每天做好记录。

(4)如胆汁从伤口漏出,腹壁肌紧张,可能为胆汁性腹膜炎或远端胆总管有狭窄阻塞;如发热、患儿哭闹不止,排除其他原因后,应考虑为上行性胆管感染,应及时通知医生给予处理。

(5)T 形引流管拔除前先夹管观察 1～2 d,如患儿无腹痛,体温正常,无胆汁漏出,可取出引流管,必要时拔管前先从管内注入碘剂做胆管造影,确定胆管下端通畅后再拔管。

(二)家长方面

(1)给予家长心理支持,使其树立战胜疾病的信心,并给予力所能及的帮助。

(2)向家长介绍疾病发生的可能因素、治疗的方法和简单的手术过程,使其对疾病有一定的了解。

(3)告知家长目前治疗的进展和手术后的护理要点,以及出院后的家庭喂养方法。

十、效果评价

(一)患儿方面

(1)患儿维持较良好的营养状况,身体各方面评估能耐受手术。

(2)患儿皮肤完整,未发生破损。

(3)患儿术后呼吸道保持通畅,未发生呼吸道感染或窒息等。

(4)T 形引流管有效引流,固定妥当,未发生胆瘘等并发症。

(二)家长方面

(1)家长自述有战胜疾病的信心,积极配合医护人员。

(2)家长能说出有关疾病的知识和家庭喂养护理知识。

第五节 小儿门静脉高压症

门静脉高压症是指有某些疾病导致门静脉血流受阻,血液淤滞,门静脉压力增高而产生的一系列手术综合征。本病主要特点为脾肿大、脾功能亢进、食管及胃底静脉曲张并发破裂、上消化道出血,发生呕血、黑便和腹水等症状。

一、门静脉解剖生理概要

(一)门静脉的组成

门静脉系统是介于腹腔脏器和肝脏两个毛细血管网之间的静脉系统。门静脉主干由肠系膜上静脉和脾静脉汇合而成,脾静脉血流占门静脉血流的 20 %。门静脉主干在肝十二指肠韧带内至肝门处分成左右两支,分别进入左右半肝,并逐渐分支,最终与肝动脉小分支会合于肝小叶内的肝窦,再进入肝小叶的中央静脉,经肝静脉而入下腔静脉。

(二)门静脉系统的解剖特点

(1)门静脉位于两个毛细血管网中间,一端连接胃、肠、脾、胰的血管网,另一端是肝小叶内的肝窦。

(2)门静脉系统内无瓣膜控制血流方向,门静脉血流可顺流入肝,也可以逆流离肝。

(3)门静脉系统与腔静脉系统之间有四个交通支:①胃底、食管下段交通支;②直肠下端、肛管交通支;③前腹壁交通支;④腹膜后交通支。

小儿门静脉高压症占发病率的 7 ％～8.8 ％。正常小儿安静时的门静脉压力为 0.49～$1.47\ kPa(50～150\ mmH_2O)$,最高不超过 $1.96\ kPa(200\ mmH_2O)$。当门体静脉系统压力梯度差在 $1.47\ kPa$ 以上时,门静脉压力升高为 1.96～$2.45\ kPa$,即构成门静脉高压症。

二、病因

首先,引起门静脉高压症的病因有 20 余种,国内以肝硬化的病因为最常见,几乎占 90 ％;其次,血管本身病变,如静脉炎和静脉周围炎、静脉血栓形成、癌的侵蚀或压迫等;最后,先天性血管异常、心脏或心包病变等。根据肝门静脉血流阻塞的部位,以上病因大体可做如下分类。

(一)肝内型门静脉高压症

1.窦前型

窦前型对肝细胞损害较轻,肝功能相对较好。如血吸虫病性肝硬化:虫卵栓塞肝小叶汇管区的门静脉小分支,引起其内膜炎及其周围发生肉芽肿性反应,门静脉腔隙变窄,血流受阻,导致门静脉压力升高。

2.窦后型

窦后型如肝炎肝硬化、酒精性肝硬化。肝小叶内发生纤维组织增生和肝细胞再生,增生的纤维素和再生的肝细胞结节挤压肝小叶内的肝窦,使其变窄或闭塞,此时位于肝小叶间汇管区的肝动脉小分支和门静脉小分支之间较多的动静脉交通支大量开放,以致比门静脉压力高8～10倍的肝动脉血流直接反注入压力较低的门静脉小分支,使静脉压力更增高。

3.胆汁性肝硬化

在胆管梗阻性病变的基础上导致胆汁淤滞,继而引起门静脉高压症。多发生于先天性胆管畸形的患儿,如先天性胆管扩张症、胆管闭锁、胆管发育不全等。

(二)肝外型门静脉高压症

1.肝前型

新生儿脐静脉炎、先天性门静脉系统发育畸形、小儿严重脱水及少数脾切除术后。

2.肝后型

巴德-基亚里综合征(Budd-Chiari syndrome)(肝静脉开口及下腔静脉阻塞)、缩窄性心包炎、慢性右心衰竭等。

小儿肝外型门静脉高压症,70 ％发生于学龄期前,最早发生在出生后 2 个月的婴儿,而肝内型门静脉高压症发病一般较晚,多在学龄期后出现症状。

三、病理生理

门静脉系统内无静脉瓣存在,当门静脉系统压力升高时,门静脉内淤血,门静脉系统发生普遍扩张。主要发生的病理变化为脾肿大、交通支开放扩张和腹水形成。

(一)脾肿大、脾功能亢进

首先发生脾脏充血肿大,脾窦的长期充血,脾内纤维组织增生和脾髓细胞增生则发生不同程度的脾功能亢进,血液中红细胞、白细胞和血小板计数均减少。

(二)交通支开放扩张

特别重要的是胃底、食管交通支显著扩张,于食管胃底黏膜下形成曲张静脉丛,使黏膜变薄,血管弹性差易于胃液反流的侵蚀和粗糙食物的损伤。当患儿咳嗽、恶心、呕吐、用力排便时,腹内压骤增,容易发生破裂引起急性大出血。其他交通支亦可发生扩张,如出现脐旁及腹壁上下浅静脉怒张,直肠上下静脉丛扩张可引起继发性痔疮。

(三)腹水形成

当门静脉高压肝功能受损代偿不全时,由于低蛋白症致血浆胶体渗透压降低;门静脉压升高,使血管床滤过压升高,淋巴液容量增加,大量漏出及醛固酮抗利尿素在体内升高,致水钠潴留,产生腹水。

四、临床表现

(一)脾肿大和脾功能亢进

由于肝门静脉血流排出不畅,脾脏发生充血性肿大。轻度肿大者可触其边缘,不超越腹中线;巨脾见于晚期血吸虫病肝硬化患儿,其下缘可达脐下到达盆腔。侧支循环明显时脾脏反不太大;上消化道出血时,肿大的脾脏会很快缩小,出血停止后脾脏又肿大。门静脉高压症患儿常出现脾功能亢进,表现为外周血红细胞、白细胞、血小板计数减少。

(二)呕血和黑便

食管胃底曲张的静脉在咳嗽、恶心、呕吐或用力排便等腹压增高的情况下及食用粗糙食物后可突然破裂发生出血。一般呕血量多在 50 mL 以上,急性大出血者一次出血量可在300 mL以上,色鲜红,甚至呈喷射状,可导致出血性休克。由于脾功能亢进,血小板减少,肝功能损害引起凝血功能障碍,因此出血不易自止。出血经胃酸及其他消化液的作用,患儿有柏油样黑便。

(三)腹水

患儿常出现腹部膨隆、腹胀,并伴有呼吸急促和食欲减退等症状。门静脉高压症尤其伴有肝炎后肝硬化者常出现腹水,而肝硬化晚期必然出现腹水。但单纯门静脉高压症不一定出现腹水。

(四)腹壁静脉曲张

腹壁的曲张静脉位于腹壁浅层,很易查到,表现为以脐为中心,向上和向下呈放射状分布。向上走行的稍多,较明显,主要在前腹壁。

由下腔静脉阻塞引起的门静脉高压症的腹壁静脉与肝硬化门静脉高压症的有所不同,其特点是前腹壁、侧腹壁、背部均有,脐下方血流方向均向上。

(五)肝性脑病

肝性脑病是肝炎肝硬化伴门静脉高压症的严重表现,由肝衰竭和门腔分流(经侧支循环或手术后)引起。

五、诊断

对于门静脉高压症的诊断可按以下步骤进行。

1.确定门静脉高压症的存在

详细询问病史以了解有无引起门静脉高压症的病因。体检时注意有无肝掌、蜘蛛痣、腹壁静脉曲张、脾肿大和腹水。实验室检查注意血常规和肝功能改变。钡餐造影和内镜检查可以确定有无食管胃底静脉曲张存在,尤其是急性上消化道出血患儿不能明确是否因门静脉高压而使食管胃底静脉曲张破裂时,应行急诊内镜检查。

2.确定门静脉高压症的类型

鉴别门静脉高压症是肝内型还是肝外型,是窦前型还是窦后型,这对选择治疗方法和判断预后很有帮助。必要时可行脾、门静脉造影。近年来开展的数字减影血管造影(digital subtraction angiography, DSA),对鉴别门静脉高压症的类型,明确出血部位等很有帮助。

六、治疗

小儿门静脉高压症外科治疗的主要目的是制止急性食管胃底静脉曲张破裂出血,消除或改善脾肿大、脾功能亢进和腹水的产生。

(一)非手术治疗

非手术治疗主要用于肝硬化或肝功能明显受损并伴有黄疸、腹水和出血的患儿,亦用于没有黄疸、腹水,肝功能在 Child A、B 级的患儿伴有大出血时的手术前准备。

1.一般处理

绝对卧床休息,禁食,吸氧,保持呼吸道通畅,防止呕血误入呼吸道引起窒息和吸入性肺炎。

2.输血,及时补充血容量

如患儿收缩压低于 10.67 kPa(80 mmHg),估计失血量已达全身血量的 1/6,应快速输血或血浆代用品。

3.止血或保肝药物的应用

神经垂体血管升压素具有降低门静脉系统压力,减少曲张静脉血流的作用。一般用法是将神经垂体后叶激素 20 IU 加入 5 %葡萄糖溶液 100～200 mL 静脉点滴,20～30 min 完成,必要时 4 h 后重复。此外,应同时选择应用维生素 K_1、氨基己酸、酚磺乙胺、氨甲苯酸等止血药物及大量维生素 B、维生素 C,以改善肝功能和凝血机制。

4.三腔管压迫止血

利用充气的气囊分别压迫胃底和食管下段的曲张静脉,以达到止血的目的。该管有三腔:一通圆形气囊,充气后压迫胃底;一通椭圆形气囊,充气后压迫食管下段;一通胃腔,经此腔可行吸引、冲洗和注入止血药物。选择一根患儿适用的三腔管,插入端涂以液状石蜡润滑后,从患儿鼻腔缓慢插入,将圆形气囊送入胃内后充气 100～150 mL,用钳夹住其管口,以免空气逸出。然后将管向外拉提,感到管子不能再被拉出并有轻度弹力时,即利用滑车装置,在管端悬以重量为 0.25～0.50 kg 的物品,做牵引压迫。接着观察止血效果,如仍有出血,再向食管气囊注气

50~100 mL。放置三腔管后,应抽除胃内容,并用生理盐水反复灌洗,观察胃内有无鲜血吸出。如无鲜血,同时血压、脉搏渐趋稳定,说明出血已基本得到控制。

5.经内镜硬化剂注射治疗

用1％的乙氧硬化醇溶液在内镜下直接注射到曲张静脉内以达到止血目的。

(二)手术治疗

1.减流术

单纯脾切除可减少门静脉血流的20％～40％,从而不同程度地降低门静脉压力及纠正脾功能亢进,但由于减流术降压效果有限,而且婴幼儿脾切除术后免疫功能降低,有发生暴发性感染的可能,因此目前只作为分流术和断流术的辅助手术。

2.门体静脉分流术

将门静脉与腔静脉吻合,使门静脉血液分流到压力较低的腔静脉内,以降低门静脉压力,制止出血。手术方式甚多,临床常用脾肾静脉分流术、脾腔静脉分流术、选择性远端脾肾静脉分流术、肠系膜上静脉与下腔静脉分流术和门腔静脉分流术。

小儿门体静脉分流术的适应证如下。

(1)年龄在6岁以上,有食管静脉曲张,经保守治疗门静脉压力无下降。

(2)有过大量呕血史,脾功能明显亢进。

(3)反复多次呕血,一般状态良好,肝功能分级在Ⅰ或Ⅱ级。

3.门奇静脉断流术

门奇静脉断流术包括腔内食管胃底静脉结扎术、贲门周围血管离断术、冠状静脉结扎术。贲门周围血管离断术即脾切除,同时彻底结扎、切断胃冠状静脉,包括高位食管支、胃后支及贲门周围的血管。此手术对防止大出血较有效,操作较简便,又不影响门静脉的血流灌注,对患儿负担较小,预后较好。而且脾切除可减少门静脉系统来自脾静脉的血量20％～40％,尚可同时纠正脾功能亢进所致的症状。

4.放射介入治疗

1989年,德国医生里克特(Richter)首次采用经颈静脉肝内门腔内支架分流术(transjugular intrahepatic portosystemic stentshunt,TIPSS)治疗肝硬化门静脉高压症后,该法得到迅速开展并推广。但该法对操作技术要求较高,应慎重选用。

5.肝移植

肝移植适用于伴有门静脉高压症的晚期肝硬化患儿。

七、护理评估

(一)患儿方面

(1)详细了解患儿的既往史和生长史,包括有无血吸虫病、慢性肝炎、黄疸、腹水和肝昏迷史;有无呕血和黑便史,出血的次数、量和接受过何种治疗,以及疾病的诱发因素。

(2)患儿的体力情况和营养状况。

(3)患儿有出血现象时应注意监测生命体征、尿量,有无出血性休克的先兆表现;了解三腔管压迫止血的效果;实验室监测红细胞、血红蛋白、凝血酶原时间、凝血时间、电解质和肝肾功能的动态变化。

(4)患儿有无感知的异常改变,观察并记录患儿精神状况,定期检测血氨浓度,及时发现肝昏迷的先兆症状。

(二)家长方面

(1)家长心理反应和心理承受能力,对疾病的态度。

(2)家长对疾病和对治疗进展的了解程度,以及是否得到有关门静脉高压症的健康指导。

八、护理诊断

(一)患儿方面

1.恐惧

恐惧与突然大量呕血、黑便和接受治疗有关。

2.组织灌注量改变

组织灌注量改变与食管胃底静脉破裂并发上消化道出血有关。

3.营养失调低于机体需要量

营养失调与腹水、食欲减退、肝脏代谢功能减退、胆汁分泌不足致消化障碍等因素有关。

4.有窒息的可能

窒息与呕血和放置三腔管有关。

5.潜在并发症——肝昏迷

肝昏迷与肝衰竭有关。

(二)家长方面

1.恐惧焦虑

恐惧焦虑与患儿疾病的症状和不能预知治疗结果有关。

2.知识缺乏

缺乏疾病、康复和预防再出血的有关知识。

九、预期目标

(一)患儿方面

(1)患儿情绪稳定,接受治疗。

(2)患儿恢复有效循环血量。

(3)患儿获得足够营养,体重增加。

(4)患儿呼吸道通畅,不发生窒息或呼吸困难被及时发现和处理。

(5)手术后患儿肝昏迷得到预防、及时评估和处理。

(二)家长方面

(1)家长面对现实,对疾病的治愈有信心。

(2)家长得到疾病知识、康复指导和如何预防再出血的知识。

十、护理措施

(一)患儿方面

1.稳定患儿情绪,减轻恐惧感

除了给予患儿安慰和心理支持,应向年长患儿简单说明和疾病有关的各种症状的原因和目前的治疗措施;在治疗护理过程中,动作轻柔,操作熟练,尽量减轻患儿的痛苦,以取得患儿的配合;必要时可让家长陪伴在患儿身边,让其感觉有所依靠,可以缓解恐惧心理。

2.如出现急性大出血,应将患儿安置于重症监护病房

(1)卧床休息,禁食,吸入氧气,保持环境安静。

(2)迅速开放周围大静脉或建立中心静脉插管,按出血量补充液体和输血,肝硬化的患儿应输新鲜血,因其含氨量低,且保存了凝血因子,有利止血和防止诱发肝昏迷。

(3)止血:放置三腔管;遵医嘱使用止血药物,注意药物的不良反应,如垂体后叶激素的抗利尿作用引起的低钠血症;给予冰盐水胃内灌洗或冰盐水加血管收缩剂,灌洗至回流液清澈,因低温可使胃黏膜血管收缩,减少血流,降低胃酸分泌及运动。

(4)及时清理血迹和处理呕吐物:呕血时,协助患儿取侧卧位,并助其吐出分泌物,或助其吸出呕吐物,以保持呼吸道通畅;一旦出现窒息,应配合医师行气管切开,清除血块。

(5)严密监测患儿生命体征和中心静脉压、尿量、神志等,密切观察有无再出血的可能。准确观察和记录出血的特点,如出血前患儿有何不适主诉;呕血的颜色和量,是否混有食物残渣;黑便的性状、严重程度,以及两者出现的先后次序;等等。

3.三腔管的护理

(1)患儿应侧卧或头部侧转,便于吐出口腔内分泌物,以免发生吸入性肺炎。

(2)维持呼吸道通畅,经常吸尽患儿咽喉部分泌物,慎防气囊上滑堵塞咽喉,甚至引起窒息。

(3)小儿食管壁弹性大,耐压性弱。在压迫止血时应严密观察,防止出现压迫性窒息和食管压迫性糜烂、溃疡和坏死。必要时可行气管插管以保证呼吸道通畅。

(4)三腔管一般放置 24 h。如出血停止,可先排空食管气囊,后排空胃气囊,再观察 12～24 h;如确已止血,才将管慢慢拉出。

(5)放置三腔管的时间不宜持续超过 5 d,每隔 12 h 应将气囊放空 10～20 min;如有出血即重新充气压迫。

(6)预防肝昏迷的发生,在采用双气囊三腔管压迫的同时,从三腔管胃管内抽吸胃内积血。肥皂水洗肠,排出结肠内积血是防止血氨增高的重要措施。

(7)床边应备剪刀,若胃气囊破裂,食管气囊可上升到鼻咽腔堵塞呼吸道,如患儿发生严重呼吸困难,可立即用剪刀剪断三腔气囊管并将之拉出。

4.改善营养状况,增强机体抵抗力

嘱患儿增加卧床休息时间,减少机体能量消耗;保持病室清洁,空气清新,创造良好的进食环境;鼓励患儿进食高热量、适量蛋白质、高维生素、低脂、少渣及无刺激性的营养丰富的饮食,并注意烹饪方法。如有腹水,宜低盐饮食,以免加重水钠潴留;按医嘱给予肠内或肠外营养支持,给予助消化药及护肝制剂,以刺激食欲和提高消化能力。定期给患儿测体重、量腹围;定时监测红细胞、血浆清蛋白、球蛋白等生化检验值,为评估患儿营养状况提供资料。

5.手术后预防和及时发现肝昏迷的护理措施

(1)术后平卧 24～48 h,避免体位变动。

(2)观察患儿的感知程度,定期复查肝功能和各项生化指标,如血氨升高,应给予谷氨酸钾、钠等治疗。

(3)禁食高蛋白质饮食,每天蛋白质的摄入量小于 30 g,给予碳水化合物为主的食物,保证

水、电解质和其他营养的平衡。

（4）为减少肠道细菌量，应用非肠道吸收的抗生素，用缓泻剂刺激排泄或生理盐水灌肠，保持大便通畅，促进氨由肠内排出。

（二）家长方面

（1）鼓励家长说出所担心和感到恐惧的问题，给予最大限度的安慰和鼓励，帮助其树立战胜疾病的信心，并尽量满足其要求。

（2）护士应主动进行有关疾病、康复指导和预防再出血的宣教。

十一、效果评价

（一）患儿方面

（1）患儿能配合治疗，情绪相对稳定。

（2）患儿生命体征平稳，重要脏器功能正常。

（3）患儿体重增加，面色逐渐红润；血清总蛋白上升，红细胞计数恢复正常值。

（4）患儿呼吸道通畅，未发生窒息。

（5）手术后患儿循环血量得到及时补充。未发生肝昏迷。

（二）家长方面

（1）家长对疾病的治愈有信心。

（2）家长能说出疾病有关知识、康复指导和如何预防再出血的知识。

第六节　小儿肠套叠

小儿肠套叠是指某一段肠管及其系膜套入邻近肠管内引起的一种肠梗阻。本病是婴儿时期常见的急腹症，发病年龄以 4～10 个月的婴儿为最多见，其中男孩比女孩多 2～3 倍。在春夏季发病较多，与上呼吸道感染的流行和婴儿腹泻的发病情况有关。

一、病因和发病机制

肠套叠的病因及发病机制尚未完全明了。一般将肠套叠分为原发性与继发性两种，约95 ％的婴儿肠套叠是原发病，手术中在腹腔内发生肠套叠的肠段及其附近找不出显著的器质性病变。5 ％左右的病例为继发性，多数是儿童，由于肠管有一种明显的机械原因，如梅克尔憩室（Meckel diverticulum）翻入回肠腔内，牵带肠壁而成为肠套叠的起点，又如肠息肉、肿瘤、腹部紫癜之肠壁血肿等也可牵引肠壁而发生肠套叠。

一般认为促发因素多与肠蠕动的正常节律发生紊乱有关。常发生在饮食习惯改变、添加辅食、食物过敏、肠炎、高热，或合并上呼吸道感染、病毒性肠膜淋巴结炎、回肠末端肠壁淋巴滤泡增生刺激自主神经引起蠕动紊乱。

二、病理

肠套叠是肠管的一部进入另一部肠腔中，一般套叠为顺行下行，与肠蠕动方向一致，近端肠管套入远端肠管内。套叠的外管部分为鞘部，进入里面的部分为套入部，肠管从外而卷入处称为颈部，而肠套叠进入部最远点称为头部或顶端。在通常情况下，套叠一旦形成，很少自动复位。套入部可随肠蠕动继续向前推进，可达左侧结肠，甚至乙状结肠、直肠而自肛门脱出。

在发生肠套叠时,肠系膜也随之嵌入套层中,由于鞘部收缩,尤其是颈部压迫套入部而堵塞肠腔,肠壁血供受到严重影响,受阻时间越长,发生肠缺血、缺氧越严重,当静脉回流受阻时,可出现水肿,动脉也因受压而痉挛。肠血管明显扩张,套叠的肠黏液细胞被挤出黏膜外,与血液相混,组成特征性的"果酱样"大便。若静脉压不断增高,最终必然影响动脉血供或发生血管栓塞性改变,造成套叠肠管完全坏死。

肠套叠可以发生于大肠或小肠的任何部位,根据套入部位的不同通常分为以下几类。

1.小肠型

小肠型即小肠套入小肠,占 2 %～3 %。根据近端发生在小肠的部位,又可分为空空型、空回型和回回型。

2.结肠型

病变涉及结肠,分为盲结型、结结型和盲肠袋套叠,占 2 %～3 %。

3.回结型

此型最为常见,约占肠套叠的 85 %,其起始部可以是回肠或回盲瓣,套入结肠,有时阑尾亦被一起卷入。

4.复杂型(复套)

复杂型是整个简单的肠套叠再套入远端肠腔内。最常见的是回回结型,即回肠先套入远端回肠,然后整个再套入结肠。

5.多发性肠套叠

此型极为罕见,在肠道不同区域有分开的两个以上的肠套叠。

三、临床表现

小儿肠套叠的临床症状根据年龄有所不同,分为婴儿肠套叠和儿童肠套叠。

(一)婴儿肠套叠

1.阵发性腹痛或哭闹

患儿突然出现阵发性哭闹不安,发出异样的高声哭叫,伴四肢乱动,此为婴儿腹痛的表现。持续数分钟后松弛便安静入睡或玩耍,间隔 10～30 min 又重新发作。多次发作使患儿精神萎靡、嗜睡、面色苍白、脱水、高热,甚至进入休克状态。

2.呕吐

腹痛不久患儿即发生呕吐。婴儿发生呕吐较早,早期为肠系膜牵拉所产生的反射性呕吐,吐出物如奶块及食物残渣,以后因肠道梗阻,吐出物为黄绿色胆汁,晚期呕吐物为粪汁样。

3.血便

血便是婴儿肠套叠的特征,95 %的患儿可出现便血。便血最多发生在疾病开始的 6～12 h,患儿排出稀薄黏液血便,称果酱样便。发病早期尚未出现血便,肛门指检时可见手套上沾有果酱样血便。

4.排便情况

多数粪便积聚在肠套叠末端,不能排出,形成完全性肠梗阻。也可以大便继续排出,提示不完全性肠梗阻。约 7 %的肠套叠发作后有腹泻,往往容易被误诊为细菌性痢疾或胃肠炎。

5.腹部肿块

早期腹部平坦,柔软而无压痛,无明显肠形可见,多数在右上腹或上腹可触及腊肠样肿块,表面光滑,质中等硬,略能活动。晚期,肿块常沿结肠而移至腹部左侧,严重者可达到直肠内。

6.全身情况

患儿发病最初时全身情况尚好,无发热或其他异常,仅有食欲缺乏或拒奶。随着发病时间延长,病情加重,表现为精神萎靡、淡漠或嗜睡、面色苍白,晚期全身状况恶化,出现高热、脉细速、白细胞计数增加等中毒性休克表现,随之出现明显腹膜炎体征,患儿濒于衰竭,为肠梗阻坏死表现。

(二)儿童肠套叠

儿童肠套叠与婴儿肠套叠的临床症状区别并非很大,但年龄越大,发病的过程越缓慢,呈亚急性肠梗阻的表现。因肠腔较广阔,肠梗阻是不完全的,所以肠坏死发生得比较迟。患儿以阵发性的腹绞痛为主要症状,腹部肿块一般能触及,但便血症状往往不如婴儿,或者要在发病后好几天才发生,呕吐也没有婴儿那样多见。在全身情况方面,儿童肠套叠发生严重脱水和休克者较少见。

四、诊断

如果肠套叠的四个典型症状(阵发性哭闹腹痛、呕吐、便血和腹部肿块)均具备时,诊断往往比较容易,尤其是出现果酱样大便及腹部腊肠样肿块最具有特征性。但有 10 %～15 %的病例缺乏典型表现,诊断则需进一步辅助检查。

1.空气结肠灌肠 X 射线检查

在做空气灌肠前,先在 X 射线透视下观察腹部正侧位,了解肠管充气情况,以防止原已有肠坏死、穿孔情况,不宜再做进一步检查,应早期手术探查。以 8.00 kPa(60 mmHg)的压力注气,套叠顶端致密之软组织肿块呈半圆形,向充气之结肠内突出,气柱前端形成杯口影。当气体到达回盲部,往往见到巨大的充盈缺损。

2.钡剂灌肠 X 射线透视

若疑有肠套叠可做钡剂灌肠,X 射线透视下看到杯状阴影、钳状阴影、筒状薄膜与一系列平行之环,细长的条状阴影其中之一,即可明确诊断。

3.B 超诊断

B 超诊断可避免 X 射线照射。B 超对肠套叠的肠管横断扫描时可显示"同心圆"或"靶环"块影,其影像特征是一个较宽的环状低回声区包绕着一个呈高低相间混合回声或呈一致性高回声的圆形中心区。

五、治疗

(一)非手术治疗

空气灌肠整复肠套叠现已成为我国相当普及的非手术治疗方法,而钡剂灌肠亦很少采用。病程在 48 h 以内,全身情况良好者均可用空气灌肠整复。

具体方法如下。灌肠前须给解痉剂阿托品,用气囊管堵塞直肠内。将气囊管连接到肠套叠复位仪。然后往结肠逐渐加压注气,压力从 8.00 kPa(60 mmHg)开始,在 X 射线荧屏下观察气体前进,此时见到典型肠套叠的 X 射线征象如杯口状阴影等。继续加压注气,必要时加到 13.33 kPa(100 mmHg),可同时在腹壁对准肿块轻揉抚摩。多数病例在透视下见到软组织肿块阴影逐渐缩小,直至完全消失,而气体大量进入右下腹部小肠并向腹中左部扩展,说明肠套叠已复位。在操作中尽量减少 X 射线照射。间歇性追踪透视,患儿骨盆处加以铅橡皮遮盖。

禁忌证:①病程超过 48 h,而全身情况差;②腹部异常膨隆,X 射线透视可见小肠严重积气、扩张、有张力性液平面;③使用空气灌肠逐渐加压为 8.00～13.33 kPa(60～100 mmHg),而套叠阴影仍不移动、形态不变者应改手术治疗;④有腹膜刺激征及腹胀明显者应放弃灌肠,改为手术治疗。

(二)手术治疗

对空气灌肠失败、全身情况较差及晚期肠套叠的患儿,应即刻行剖腹手法复位。术前需静脉补液纠正电解质失衡、输血、胃肠减压及其他对症治疗。晚期肠管已坏死、有高度水肿者,往往不能复位,或复位后发现肠管已坏死,应该争取做肠切除一期吻合术。若患儿情况极端危急,可考虑先做肠切除、肠外置术,待情况改善后再做吻合术。

六、护理评估

(一)患儿方面

(1)患儿的出生史、喂养史及母亲的妊娠史。

(2)患儿的饮食习惯、食物过敏史及有无合并上呼吸道感染及其他病毒感染。

(3)患儿呕吐、便血、腹痛的动态变化。

(4)患儿有无腹膜刺激征和其他中毒症状。

(二)家长方面

(1)家长的心理状况和对疾病的应对能力,对知识的理解能力。

(2)家长是否得到和疾病、治疗护理等相关的健康指导。

七、护理诊断

(一)患儿方面

1.疼痛

疼痛与疾病有关。

2.生命体征改变

生命体征改变与脱水、酸中毒有关。

3.有体液不足的危险

体液不足与呕吐、禁食、胃肠减压等因素有关。

4.潜在并发症

伤口感染、盆腔感染、伤口裂开、肠粘连。

(二)家长方面

1.焦虑

焦虑与对疾病的不了解和对手术治疗效果缺乏信心有关。

2.知识缺乏

缺乏疾病治疗护理有关知识。

八、护理目标

(一)患儿方面

(1)患儿腹痛得到缓解。

(2)患儿生命体征稳定在正常范围。

(3)患儿保持体液及酸碱平衡,维持一定的营养状态。

(4)患儿术后并发症得到预防,及时评估和处理。

(二)家长方面

(1)家长情绪稳定,焦虑感基本消除或缓解,对治疗有信心。

(2)家长掌握一定的疾病知识和相关护理知识。

九、护理措施

(一)患儿方面

1.空气灌肠复位患儿的护理

(1)复位前肌内注射巴比妥类药或异丙嗪、阿托品,可使患儿安静合作,减少肠管痉挛,便于复位。

(2)复位后需输液,继续纠正脱水、酸中毒,并注意治疗效果。

(3)严密观察整复后的表现:

①患儿安静入睡,不再有阵发性哭闹,呕吐不再出现。

②腹部扪诊原有肿块不再触及。

③肛门排气并排黄色粪便。

④炭剂试验:口服活性炭,6~8 h后观察排出黑色炭末大便,即证明肠道已经畅通,梗阻解除。

2.手术患儿护理

(1)术前护理。

①术前常准备3~4 h,静脉输入水、电解质,纠正脱水和酸中毒,必要时输血。

②留置胃管,给予胃肠减压。

③对高热患儿,应予物理或药物降温,降为38.5 ℃以下方可手术。

④遵医嘱应用抗生素控制感染。

⑤必要时行氧气吸入。

⑥术前准备:常规检查、备皮、普青皮试、术前用药等。

(2)术后护理。

①禁食、胃肠减压,观察引流液的色、量及性状,记录24 h出入量。

②继续应用抗生素,静脉输液,保证禁食期间水、电解质和酸碱的平衡,防止感染。

③术后肠道蠕动功能恢复后,拔除胃管给予少量流质;2~3 d之内常有腹泻,排出肠内积存物,故开始应减少进食量,减轻胃肠负担,待腹泻等症状消失后,逐步恢复原来饮食。

④术后并发症的观察和处理:伤口感染,术后3~5 d,体温下降后重新上升,伤口疼痛,切口红肿,若局部有波动,应及时引流脓液,全身应用抗生素。伤口开裂是肠套叠术后比较危险的并发症,这是由营养不良、切口感染、术后腹胀、哭闹腹压增加等原因造成,应立即用消毒巾包扎,送手术室重新缝合。盆腔感染多见于肠切除吻合术后患儿,表现为大便次数增多,为黏

液性,伴有发热、腹痛。肛门指检直肠前壁膨隆变软,为脓腔形成的表现,可经直肠前壁做盆腔引流。吻合口裂开、腹膜炎,术后 3~5 d,患儿精神萎靡、呕吐、腹胀、全腹有肌紧张、压痛、反跳痛、肠鸣音恢复后重又消失,应立即再手术。肠套叠复位术后肠壁浆膜炎性反应,容易发生肠粘连。出院时应嘱家长给患儿进容易消化的食物,勿暴饮暴食,注意饮食卫生;腹部不要受凉,以免发生肠功能紊乱,诱发粘连性肠梗阻。

(二)家长方面

(1)心理护理,耐心倾听焦虑的原因,给予最大限度的安慰,举例说明疾病的预后。

(2)告知家长目前治疗的方案,手术的简单过程和术后护理基本知识,包括饮食和活动的注意事项等。

十、效果评价

(一)患儿方面

(1)患儿腹痛好转,能安静入睡。

(2)患儿生命体征基本正常,未出现中毒症状。

(3)患儿未出现体液不足、酸碱失衡。

(4)患儿未出现并发症。

(二)家长方面

(1)家长积极配合治疗和护理工作。

(2)家长已掌握一定的疾病知识和术后饮食、活动的注意事项。

第四章 泌尿生殖系统疾病

第一节 隐睾

隐睾是指睾丸未能按正常发育过程自腰部腹膜后下降至阴囊,亦称"睾丸下降不全"。隐睾是小儿泌尿生殖系统最常见的一种畸形,早产儿、低体重儿发生率达 30 ％,正常新生儿发生率为 3 ％左右,3 个月后为 1 ％左右,说明出生后 3 个月睾丸下降仍在进行。绝大多数隐睾为单侧,约 15 ％为双侧。有研究表明,下降不全的睾丸不仅自身发育障碍,而且导致健侧睾丸的继发性病变。

一、病因

睾丸正常下降的机制还不完全清楚,因此仍无一种能够说明所有隐睾的病因,目前认为可能与下列因素有关。

1.内分泌失衡

下丘脑-垂体-睾丸轴失衡,使睾酮减少,延缓了胚胎的睾丸下降。

2.解剖因素

睾丸下降过程无腹膜紧随其后,或下降过程中有机械性梗阻均能阻碍睾丸下降。

3.睾丸自身缺陷

睾丸在胚胎发育过程中已受损,也不能正常下降。

二、病理

(一)肉眼观察

睾丸常有不同程度的发育不全,体积明显小于健侧且质地松软,有时可见睾丸与附睾分离,个别见睾丸萎缩,失去睾丸形态。

(二)组织学检查

检查以曲精小管变细、精原细胞减少及曲精小管周围胶原组织增生为主,睾丸停留位置越高,时间越长,其病理变化越趋明显。在 5～6 岁前隐睾并无显著组织学改变,至 6～11 岁就显示出明显组织学改变,如曲细精管较小、精管周围胶原组织增生、精原细胞减少。成年人的双侧隐睾,其曲细精管有退行性变性,几乎看不见正常精子。

睾丸受温度的影响较大。动物实验中对阴囊加热或造成人工隐睾,都可使曲细精管发生退行性变性。

隐睾的间质细胞受累较轻。即使双侧隐睾,间质细胞仍能分泌足量雄酮以维持正常男性特征和性生活能力。

对侧降至阴囊内的睾丸也可能有某种程度发育畸形或交感性病变。

三、临床表现

单侧和双侧都可发生,但单侧多于双侧,而右侧的发生率高于左侧。

单侧隐睾阴囊发育不对称,患侧阴囊扁平空虚;双侧者表现为阴囊发育差,甚至无明显阴囊,触诊阴囊内无睾丸。仔细检查,80%隐睾可在体表扪及,最多位于腹股沟部。睾丸体积较小,一般不能推入阴囊,即使能逐渐推入,松手后,睾丸又缩回腹股沟部,此称为滑动睾丸,但仍属于隐睾;如松手后睾丸能在阴囊内停留,称为睾丸上缩性,此非隐睾。另有20%的隐睾在触诊时未能扪及,其中的80%在手术探查中可以在腹股沟管或内环附近被发现,其余20%仍然不能被找到。如一侧找不到睾丸,称为单睾或单侧睾丸缺如,如双侧都未发现睾丸,称为无睾畸形,发生率约为1/20 000。

四、诊断

阴囊内空虚,不能扪及睾丸,可能为隐睾。但应注意与睾丸上缩性和滑动性睾丸的鉴别。

在进行检查时,应有温暖的环境,消除患儿的恐惧心理,力求安静与合作,因为小儿提睾肌反射比较活跃,受到寒冷或惊吓的刺激后,容易引起收缩,将本来位于阴囊内的睾丸提至阴囊近端,甚至进入腹股沟,造成隐睾假象。患儿取坐位,两腿分开,呈外展位,此为隐睾检查的标准体位,亦可蹲位检查,有利于上缩睾丸的自行下降。

经反复仔细检查后,如患侧仍不能扪及睾丸,还应检查股部、耻骨部和会阴部,以确定有无睾丸异位。同时可以通过B超、CT和磁共振成像检查,明确诊断。

五、治疗

隐睾诊断明确应尽早治疗。

(一)激素治疗

1.人绒毛膜促性腺激素(human chorionic gonadotropin,HCG)

每次1000~1500 IU肌内注射,每周2次共9次;或者每次1000 IU肌内注射,隔天1次共10次,总量控制在1000~15 000 IU,激素治疗适合于1岁以内患儿,6个月后即可开始使用;在术前未使用术后仍可使用,能改善睾丸血循环,促进睾丸发育。

2.促黄体素释放激素(luteinizing hormone releasing hormone,LHRH)+人绒毛膜促性腺激素

有报道,在LHRH治疗后再加用HCG,每周1次,每次1500 IU,连续3周,睾丸下降率会有明显增加。

(二)手术治疗

激素治疗无效和就诊年龄已超过1岁者应进行手术治疗,但隐睾手术治疗在2岁以前完成最为适宜。手术方式:①睾丸下降固定术;②自体睾丸移植术;③萎缩睾丸切除术,此术式不宜用于双侧隐睾患儿。

六、护理评估

(一)患儿方面

(1)患儿出生史和母亲妊娠史。

(2)患儿外生殖器外观表现,阴囊发育程度。

(3)患儿的性格表现和心理反应。

(4)手术后患儿是否存在并发症的潜在因素。

(二)家长方面

(1)家长对疾病和治疗的心理反应,对医护人员的信任度。

(2)家长是否得到和疾病有关的健康指导。

七、护理诊断

(一)护理诊断

1.恐惧

恐惧与医院陌生环境和接受治疗有关。

2.有伤口感染的危险

感染与大小便污染伤口有关。

3.潜在并发症——伤口出血、伤口裂开

并发症与腹压增高和手术有关。

(二)家长方面

1.紧张担心

紧张担心与对患儿即将接受手术和对治疗过程的不了解有关。

2.知识缺乏

不能及时得到和疾病有关的知识和健康指导。

八、护理目标

(一)患儿方面

(1)患儿对环境和人能够适应,能够接受治疗。

(2)术后患儿伤口处清洁干燥,无感染迹象。

(3)不发生并发症或并发症被及时评估并处理。

(二)家长方面

(1)家长基本了解治疗过程,并对医护人员充分信任。

(2)家长得到和疾病有关的知识和健康指导。

九、护理措施

(一)患儿方面

1.术前护理

(1)消除患儿恐惧感。接受隐睾手术的患儿年龄基本为1~2岁,对陌生环境特别是医院环境及医护人员常因恐惧而表现为啼哭不止或默不作声。除了在病室环境方面应尽量迎合小儿特点,更要经常与患儿多接触,消除患儿的陌生感,并且熟练掌握护理操作技能,把因治疗工作对患儿造成的痛苦减轻至最低程度。

(2)术前准备。

①注意保暖,防止呼吸道感染。

②配合医生完善各项常规检查。

③术前1 d备皮,阴囊、腹股沟处彻底清洁,范围与腹部手术相同。

④药物过敏试验,并记录。

⑤术前禁食、禁水 6～8 h,术后更换清洁衣裤。

2.术后护理

(1)一般术后护理:术中多数采用全身麻醉,术后回病房应给予去枕平卧位,头偏向一侧,以避免呕吐物误吸入气管引起窒息;认真听取麻醉师交代术中患儿情况;密切观察生命体征的变化,每小时测 1 次脉搏、呼吸和血压,至少持续 3 h,并随时观察患儿面色和神志情况。

(2)伤口观察和护理。观察伤口有无渗血、渗液。为防止尿湿敷料,可将小尿袋粘接在患儿阴茎根部上套牢。经常保持会阴部清洁,及时处理大小便,若有污染伤口敷料的情况,及时通知医生更换敷料。术后遵医嘱给予抗生素口服,防止感染。

(3)饮食:麻醉清醒后 6 h,即可给予易消化的普食,应增加营养物质的摄入,促进伤口的愈合。

(4)防止伤口裂开,避免腹压增高:术后保持大便通畅,必要时可给予开塞露通便;避免患儿连续性哭闹不止,可遵医嘱适当给予镇静药物。

(二)家长方面

(1)说明治疗的过程和预后,给予一定的心理安慰,使家长树立对治疗的信心。

(2)告之和疾病有关的知识及健康指导,特别是激素治疗的药物不良反应,取得家长的理解。

十、效果评价

(一)患儿方面

(1)患儿能够适应医院环境和人,神态自如。

(2)患儿伤口处清洁干燥,愈合良好,未发生感染。

(3)患儿未发生任何并发症。

(二)家长方面

(1)家长了解治疗过程,积极配合治疗。

(2)家长能说出和疾病有关的知识和健康指导,对激素药物的不良反应能够理解。

第二节　包茎和嵌顿包茎

包茎是指包皮口狭窄,包皮不能向上翻转显露龟头。嵌顿包茎是包茎的一种并发症,即包皮被强力翻至阴茎头上方后未及时复位,包皮环将阻止静脉和淋巴回流引起水肿,致使包皮嵌顿无法复位。包皮过长指包皮覆盖阴茎头,但能上翻使阴茎头外露,在小儿也是正常现象。

一、病因及发病机制

胚胎第12周,阴茎头处形成皮肤反褶,称为包皮。当其向前生长,完全包裹阴茎头时,包皮的内层上皮很快与阴茎头粘连。在妊娠晚期,由于脱屑和空泡的形成,包皮与阴茎头逐渐分离。至出生时,这种分离过程在大多数新生儿仍未完成。

包茎分为先天性包茎和后天性包茎两种。

1.先天性包茎

阴茎和包皮间有生理性粘连,在新生儿及婴儿期属正常现象,出生后2～3年间粘连能自行分离,绝大多数包皮可向上退缩露出阴茎头,但并不都能自愈。有时包皮口小若针孔,妨碍阴茎头甚至整个阴茎发育,可导致排尿困难,产生逆行压力,造成上尿路损害。

2.后天性包茎

后天性包茎大多继发于阴茎头和包皮损伤或炎症,包皮口形成瘢痕性挛缩,包皮不能向上退缩,且常伴尿道口狭窄,通常不会自愈。

当包皮被翻至阴茎头上方后,未能及时复位,而导致嵌顿包茎。包皮环阻塞静脉及淋巴循环,引起水肿,致使包皮狭窄环越来越紧,阴茎头及包皮水肿越发严重,包皮复位更加困难,形成恶性循环,最终将导致局部缺血,包皮及阴茎头发生坏死。若同时并发感染,将引起局部蜂窝织炎、腹股沟淋巴结肿大,感染扩散甚至可引起盆腔静脉的血栓性静脉炎。

二、临床表现

(一)病因及发病机制

包皮口狭窄的患儿有排尿困难、尿线细、排尿时间延长、包皮膨起等。包皮口周围皮肤变厚,颜色苍白。长期排尿困难可引起直肠脱垂及腹股沟斜疝等并发症。尿积留于包皮囊内,经常刺激包皮和阴茎头,产生分泌物及表皮脱落,形成过多的包皮垢。积聚的包皮垢呈乳白色豆渣样,从细小的包皮口排出。包皮垢积留于包皮下,可诱发阴茎头包皮炎。急性感染时,阴茎头及包皮黏膜潮湿红肿,可产生脓性分泌物。患儿常会疼痛不安,包皮水肿,排尿困难,有时可有急性尿潴留。

(二)包茎嵌顿

水肿的包皮翻在阴茎头的冠状沟上,在水肿的包皮上缘可有狭窄环。阴茎头呈暗紫色肿大。患儿常疼痛剧烈,哭闹不止,可有排尿困难。若时间过长,嵌顿包皮及阴茎头可发生坏死、脱落。

三、诊断

(1)包皮口细小,有时仅针尖大小,用手握住阴茎上推包皮不能显露阴茎头。

(2)包皮炎:包皮口红肿,可见脓性分泌物排出,阴茎瘙痒疼痛。

(3)排尿困难:因包皮口狭小,尿流不畅,包皮呈球状膨起并且排尿费力。

(4)包皮垢:分泌物与脱落表皮形成包皮垢,乳白色的包皮垢积聚在阴茎头的冠状沟处,包皮外呈白色肿块。

(5)包茎嵌顿后见包皮肿胀发亮,冠状沟处包皮口呈环状狭窄。患儿疼痛难忍,排尿困难。部分病例包皮发生点片状坏死,局部有脓性分泌物及溃烂。

四、治疗

(一)非手术治疗

经常上翻包皮清洁龟头及包皮,除去包皮垢。注意清洁后包皮一定要复位,防止包皮嵌顿。婴幼儿包茎为生理性,无异常表现可暂不处理。

(二)手术治疗

包皮环切术,其适应证:①包皮口狭小导致排尿困难者;②反复发生包皮炎者,甚至包皮口瘢痕性狭窄;③4～5岁龟头仍不能显露者。

(三)嵌顿性包茎

1.手法复位

用0.5％的活力碘消毒包皮和龟头并涂液状石蜡,双手食指和中指夹在包皮狭窄环近端,两拇指将龟头稍用力推向包皮内即可复位。水肿明显可用无菌针头刺破包皮,轻柔挤压包皮,待水肿好转后再行复位。

2.手术复位

对手法复位失败者,应行包皮背侧切开术,手术主要是解决环状狭窄问题,使包皮复位,待以后再行包皮环切术。

(四)包皮过长

若包皮口宽大,易于上翻,要经常上翻清洗,保持局部清洁,无须做手术。

五、护理评估

(一)患儿方面

(1)患儿外生殖器发育情况,包皮口狭窄的程度,有无嵌顿发生。

(2)有无包皮口红肿,有无脓性分泌物等感染症状。

(3)是否能够利用手法复位或必须要手术治疗。

(4)患儿的心理状态,对疾病和手术的心理反应。

(5)术后伤口愈合情况,有无出血感染等并发症发生。

(二)家长方面

(1)家长对治疗或手术是否持积极乐观的态度。

(2)家长是否得到和疾病有关的健康指导。

六、护理诊断

(一)患儿方面

1.恐惧

恐惧与来到陌生环境或包茎嵌顿及即将接受手术有关。

2.有感染的危险

感染与包皮内污垢过多积聚有关。

3.疼痛

疼痛与包茎嵌顿有关。

4.潜在并发症——出血

出血与手术有关。

5.潜在并发症——伤口感染

伤口感染与排尿后局部未及时清洁和机体抵抗力下降有关。

(二)家长方面

1.焦虑

焦虑与对治疗效果不能预知和患儿即将接受手术有关。

2.知识缺乏

缺乏疾病相关知识和健康指导。

七、护理目标

(一)患儿方面

(1)患儿恐惧感减轻,熟悉病区环境,配合治疗。

(2)术前不发生包皮炎等感染症状。

(3)经复位后,包茎嵌顿消除,疼痛缓解。

(4)术后并发症不发生或被及时发现和处理。

(二)家长方面

(1)家长对治疗和手术持乐观积极态度,对医护人员充分信任。

(2)家长掌握和疾病有关的健康指导。

八、护理措施

(一)患儿方面

1.术前护理

(1)心理护理:特别是对年长儿应重视其心理变化,加强沟通,鼓励其说出担心和害怕的问题,共同寻求解决的方法。对因嵌顿包茎而急诊入院的患儿,更要安慰和耐心解释,鼓励患儿积极面对疾病。

(2)手术前保持尿道口清洁,可用 1:5000 高锰酸钾液洗尿道口,每天 2 次,防止发生包皮炎而延误手术。

(3)对包茎嵌顿急诊入院的患儿,积极配合医生进行手法复位。如复位失败需立即急诊手术,应迅速做好各项术前准备。患儿取平卧位,减轻疼痛,亦可遵医嘱应用镇静解痉药物,缓解患儿痛苦。

(4)术前准备:完善常规检查,备皮,皮试,术前晚禁食、禁水,术后更换清洁衣裤并再次清洗尿道口。

2.术后护理

(1)一般护理:根据麻醉的方式给予去枕平卧 6 h,以后可给予患儿半卧位,为防止龟头水肿,应避免过早下床活动。

(2)观察伤口情况,保持干燥,防止感染,每次排尿后,应用生理盐水棉球及时清洁尿道口。一旦发现伤口出血,可用无菌纱布加压包扎但不能过紧,以免影响局部血液循环。

(3)术后 3 d 内可适当使用镇静止痛药物,年龄较大的患儿为防止阴茎勃起产生疼痛与出血,睡前可口服己烯雌酚。

(4)术后可用 1:5000 高锰酸钾浸泡阴茎,每天 2 次,保持尿道口清洁。

(二)家长方面

(1)解释手术的过程,说明手术的可靠性,树立家长对手术成功的信心。

(2)告知家长和疾病相关的知识和健康指导。

九、效果评价

(一)患儿方面

(1)熟悉病区环境,减轻思想负担,配合治疗。

（2）术前未发生包皮炎。

（3）经复位后，包茎嵌顿消除，疼痛缓解。

（4）术后未发生出血、感染等并发症。

（二）家长方面

（1）家长对治疗和手术持乐观积极态度，对医护人员充分信任。

（2）家长能说出和疾病有关的健康指导。

第三节 尿道下裂

尿道下裂是小儿泌尿生殖系统中比较常见的先天性畸形。发病率仅次于隐睾，排于第二位，占出生活产男婴的 0.8‰～8.2‰。尿道下裂是指由于胚胎发育过程障碍，尿道沟不能完全融合到龟头的远端，尿道口位于冠状沟至会阴之间的任何部位，伴有阴茎下弯畸形同时影响排尿和生殖功能。

一、病因及发病机制

其病因至今仍不十分清楚，可能与遗传、内分泌缺陷、雄激素受体有关。胚胎期，尿道沟的发育受垂体和睾丸激素的影响，在腹侧从后向前闭合。如在发育过程中受到障碍，尿道沟未能完全闭合到阴茎头的尖端舟状窝而形成尿道下裂。而在没有形成正常尿道部分的海绵体变成纤维带，牵扯阴茎头引起不同程度的阴茎下弯。常与隐睾、腹股沟疝、睾丸鞘膜积液等泌尿生殖系统的畸形共存。据遗传学研究，未发现有特殊的染色体缺陷，但临床发现不少病例有家族史。

二、临床表现及分型

尿道下裂因其分型不同而临床表现各异。一般根据尿道开口的位置将其分为四种类型。

（一）阴茎头或冠状沟型

此型又称阴茎头型，最常见。尿道开口位于冠状沟腹侧，系带缺如，包皮位于龟头背侧呈头巾样。阴茎发育正常，龟头有轻度下弯，偶有尿道外口狭窄而排尿困难。

（二）阴茎体型

尿道开口位于腹侧冠状沟至阴茎根部之间，阴茎向腹侧弯曲。若尿道开口位于阴茎体近端，阴茎下弯明显，多数患儿直立排尿会溅湿衣裤，成年后不能性交。

（三）阴囊阴茎型

尿道开口位于阴茎与阴囊交界处。阴茎发育不良，严重弯曲，不能站立排尿。典型的阴囊阴茎型可见分裂的阴囊似女性阴唇，阴茎似阴蒂，常伴睾丸发育不良或下降不全。

（四）会阴型

尿道开口位于会阴部，阴茎发育不良，严重弯曲，阴囊对称，同时伴有阴茎、阴囊转位，外生殖器酷似女性。

三、诊断

先天性尿道下裂为常见的体表显露性疾病，一般一望可知，诊断容易。但严重会阴型尿道下裂合并双侧隐睾时需鉴别有无性别异常。

1.体检

仔细观察和检查外生殖器,注意有无阴道、睾丸,直肠指检了解有无子宫。

2.性染色体测定

目前认为性染色体是判断性别的决定因素,正常性染色体男性为 46,XY;女性为 46,XX。

3.B 超检查、CT 或腹腔镜检查

了解有无子宫、卵巢或睾丸等组织。

4.17-酮类固醇排泄量测定

如排泄量显著增高时,可能是女性先天性肾上腺皮质增生症。

5.尿生殖窦造影或尿道镜检查

了解有无阴道。

6.剖腹探查

在不能决定性别时,剖腹探查和性腺活检明确性别诊断。

四、治疗

尿道下裂手术方法据文献记载有 200 余种,但至今仍没有一种十全十美的方法。尿道下裂治疗以手术整形为主,使患儿有接近生理的外形,恢复男性排尿姿势,成年后能有正常的性生活。手术年龄一般在 3～4 岁。有条件的也可在婴幼儿期施行。最迟不宜超过 6 岁,以免影响患儿的心理发育。

尿道下裂手术方法繁多,可一期手术,也可分期手术,但应根据尿道下裂的类型、阴茎发育情况、帽状包皮是否丰富、是否已接受过手术治疗,以及术者的经验选择不同的手术方法。不管采用何种手术方法,最终应达到以下目的:①阴茎下曲完全矫正,术后痛性阴茎勃起;②尿道外口位于龟头正常位;③无尿瘘和排尿困难;④阴茎外观满意,外形接近正常,能站立排尿,成年后能进行正常性生活。

(1)1～3 岁接受手术为宜,目前有人主张在 1.5 岁前完成手术,以免成年后遗留心灵上的创伤。

(2)若阴茎短小发育不良,术前可试用 1～2 个疗程人绒毛膜促性腺激素治疗,待阴茎增大后再手术。

(3)龟头型尿道下裂,若无排尿困难,龟头无明显下曲,一般不需手术治疗。

(4)目前一般均可采用显微外科技术,正位尿道口一期尿道成形术。

(5)阴茎阴囊型可选择一次成形术(Duckett 方法)或游离膀胱黏膜管尿道成形术,也可分期手术(Nesbit＋Denis Browne 方法)。

(6)会阴型一期手术可采用 Duckett＋Duplay 方法。对阴茎发育不良,严重阴茎弯曲者宜分期手术,第一期先行阴茎下弯矫正术(Nesbit 手术),间隔 6～12 个月再行游离膀胱黏膜管尿道成形术或 Denis Browne 手术。

(7)尿道扩张与尿道瘘修补术。尿道成形术后可发生尿道狭窄或尿瘘形成,尿道狭窄可视狭窄程度行术后定期扩张。瘘口较小的尿瘘可自行闭合,3 个月再不闭合者可行尿瘘修补术。

(8)严重会阴型尿道下裂,不强求同期完成阴茎下弯矫正和尿道成形。有时先行阴茎下弯矫正,半年后再行尿道成形术,可获得更满意的治疗效果。

五、护理评估

(一)患儿方面

(1)患儿的家族史、出生史和母亲妊娠史。

(2)患儿的心理活动情况,有无自卑害羞心理。

(3)外生殖器发育情况、排尿情况。

(4)术后引流管是否通畅,是否有效引流。

(5)伤口愈合情况,有无发生感染。

(6)有无发生并发症的潜在因素,并发症是否得到及时的预防和处理。

(二)家长方面

(1)家长对疾病的心理反应和认知情况。

(2)家长对疾病相关知识的理解能力。

(3)家长是否及时得到有关疾病治疗和护理的信息及出院后的健康指导。

六、护理诊断

(一)患儿方面

1.社交障碍

社交障碍与排尿方式和外生殖器畸形有关。

2.有发生褥疮的可能

褥疮与术后需卧床休息有关。

3.潜在并发症

伤口感染、尿道狭窄、尿漏。

(二)家长方面

1.紧张担心

紧张担心与不能预知手术和治疗的效果有关。

2.知识缺乏

缺乏疾病相关知识和术后护理知识。

七、护理目标

(一)患儿方面

(1)患儿能够自我调节,面对现实,与他人进行沟通。

(2)术后住院期间不发生褥疮。

(3)不发生任何并发症或并发症被及时预防、发现和处理。

(二)家长方面

(1)家长对战胜疾病充满信心,积极配合治疗工作。

(2)家长得到和疾病相关的各种知识。

八、护理措施

(一)患儿方面

1.术前护理

(1)对年长患儿做好心理护理:介绍主管医师、护士和病室环境、同病室的小病友,使患儿消除陌生感,增强安全感;鼓励患儿多与室友谈心、交往,以减轻社会压力、心理压力;各项治疗护理操作和检查前,同患儿做好沟通,尽量减轻其痛苦,以取得患儿的信任;向患儿简单讲述手术的过程及手术前后如何配合,使其对整个治疗的过程有基本了解;经常鼓励和适当赞扬患儿,使其树立起战胜疾病的信心和勇气。

(2)入院后每天给予患儿1:5000高锰酸钾浸阴茎或坐浴,清除阴茎包皮污垢,保持尿道口清洁,有效降低术后伤口感染的概率。

(3)注意保暖,预防感冒,防止发生术前肺部感染影响手术。

(4)术前2～3 d指导年长儿练习床上大便,以免术后不适应床上解便引起便秘;鼓励患儿练习咳嗽和深呼吸,预防术后肺部感染。

(5)术前晚及术晨给予温盐水普通灌肠或开塞露通便,清除肠道内的粪便,有效缓解术后1～2 d的解便困难。

2.术后护理

(1)体位:根据麻醉方式去枕平卧6～24 h,以后应卧床休息,适当床上活动,直至膀胱造瘘管拔除后才可下地活动。过早下床易引起龟头水肿、充血及引流管滑脱,影响伤口愈合。

(2)病情观察:观察生命体征包括神志、面色等,评估呼吸状况、皮肤颜色,是否有缺氧、发绀现象。观察阴茎敷料打包处有无渗血、渗液,阴茎头若有水肿、发紫可能为打包过紧。

(3)引流管的护理:妥善固定,防止扭曲受压,对年龄较小及不合作的患儿可适当约束双手,以免手抓敷料或引流管而引起意外;膀胱造瘘管必须保持通畅,嘱患儿每天大量饮水,以起到冲洗膀胱及造瘘管的作用,必要时可用0.9%氯化钠经造瘘管冲洗膀胱,但要严格执行无菌操作原则,以免引起逆行感染。保持引流管的无菌,每天无菌操作下更换引流袋。观察引流液的色、泽、量并做好记录,若有血性引流液或其他异常情况及时与医生取得联系,给予止血等相应的处理。

(4)伤口的护理:术后第2天起可每天数次在患儿阴茎头处用碘伏棉球轻按擦拭,以清除分泌物,防止局部感染。术后3～5 d拆开阴茎加压敷料检查1次,并清除尿道口结痂及分泌物,随之更换敷料重新包扎。保持伤口处清洁干燥,可每天予以红外线照射阴茎,每天2次。

(5)防止腹压增高,以免尿液过早从新的尿道流出而污染伤口:术后第2天起每天给予患儿开塞露通便或口服缓泻剂,以保持大便通畅;鼓励患儿适当床上活动,促进肠蠕动的增加;饮食方面除给予高蛋白质、含多种维生素、营养丰富的饮食以提高机体抵抗力,促进伤口愈合外,更应鼓励患儿多食富含纤维素的蔬菜瓜果,忌辛辣刺激性的食物。

(6)预防褥疮的发生:术后卧床期间,帮助或指导患儿适当床上活动,背部、臀部和足跟等长时间受压部位需经常按摩,促进血液循环;保持床单的平整,防止异物擦破皮肤。

(7)用药及观察:术后除常规使用抗生素预防感染外,目前对10岁以上、阴茎发育正常的患儿在住院期间均予口服雌激素——乙蔗酚,可有效避免因阴茎勃起造成伤口及缝线的开裂。注意观察药物的疗效。听取患儿的主诉,及时发现药物对患儿产生的副作用及患儿的不良反应。

(8)夹管、拔管及尿道扩张的护理:术后2周可拔除尿道支撑管,夹膀胱造瘘管,嘱患儿排尿,观察排尿情况,如尿线粗细、有无排尿困难、有无尿瘘等。成功者于次日拔去造瘘管。尿道支撑管拔除后,在无菌操作下用尿道扩张器蘸灭菌液状石蜡进行尿道扩张,动作轻柔,每天2次。

(二)家长方面

(1)向家长说明手术的可靠性和手术可达到的效果,亦可让同类疾病已治愈患儿的家长现身说法,以消除其紧张担忧,和患儿共同树立战胜疾病的信心。

(2)对家长进行本病的健康教育指导,教会他们掌握尿道扩张的方法和注意点,告知患儿出院后仍需坚持尿道扩张至少半年的原因。使用药物的重要性和可能产生不良反应需事先讲明,以取得家长的理解。

九、效果评价

(一)患儿方面

(1)患儿能与他人进行沟通,饮食、睡眠基本正常。

(2)术后住院期间未发生褥疮,身体各部位皮肤黏膜完整性良好。

(3)并发症被及时预防、发现和处理。

(二)家长方面

(1)家长对疾病的预后有正确的认识,积极配合治疗工作。

(2)家长知道和疾病相关的各种知识,正确掌握尿道扩张的方法。

第四节　先天性肾积水

先天性肾积水指肾盂输尿管连接部梗阻致尿液从肾脏排出受阻,引起肾盂内压力升高,肾盂、肾盏逐渐扩张,肾实质受压萎缩,肾分泌功能减退。病变最终导致肾功能严重损害。先天性肾积水是小儿泌尿生殖系统畸形中最常见的一种疾病,其发生率仅次于隐睾和尿道下裂,在泌尿系统梗阻中居首位。男女患儿发生率大致相等,左右侧也无显著差别,单双侧均可见。本病应早期进行手术治疗。

一、病因

先天性肾积水通常仅指肾盂输尿管连接部梗阻。常见原因如下。

(一)肾盂输尿管连接部狭窄

此原因为最常见的原因,约占临床的 85 %。狭窄多由于肾盂输尿管连接处及输尿管起始段肌层的增厚和纤维组织的增生,但局部无明显的炎性变化。

(二)迷走血管压迫

正常情况下肾动脉由主动脉分出,在肾门附近或进入肾门后再行分支到肾上、中、下部。如肾动脉过早分支,有的从腹主动脉直接分支供应肾下极,则血管可压迫肾盂和输尿管连接部造成梗阻。临床较少,一般不超过 3 %。

(三)肾盂输尿管连接处瓣膜

形成内在性活瓣样的结构而引起梗阻。临床发生率低,不超过 1 %。

二、病理及临床类型

由于肾盂内尿液排出受阻,尿液潴留,可继发肾内感染,严重者可形成脓肾;梗阻、感染可继发结石,而结石又可加重梗阻、感染和肾功能损害。肾盂压力升高,肾盂、肾盏扩大,致肾实质内血管牵拉断裂而引起肾内出血,临床上出现血尿;肾实质受压、缺血,致肾素分泌增加而引起高血压;另外,肾实质缺血可致实质萎缩,分泌减少,最后导致肾功能受损,两侧病变则产生肾衰竭。小儿肾盂正常容量随年龄增长而增加,1 岁为 1~1.5 mL,5 岁以内每岁增加 1 mL,以后逐渐增加至成人肾盂容量,为 5~7 mL,在肾积水时,容量可为数百毫升至数千毫升,超过患儿 24 h 尿量称为巨大肾积水。肾盂扩大,肾盂壁变薄,肾内压增高,肾实质血管受压,发生缺血萎缩。根据临床表现,可分为双侧肾盂积水和单侧肾积水。

三、临床表现

(一)腹部包块

腹部包块为最常见的体征,肿块位于一侧腰腹部,呈囊性,光滑,界限清楚(张力不高的肾积水界限不清楚),稍活动,无压痛,偶有一次大量排尿后腹块明显缩小。B 超早期发现的病例可摸不到腹块。婴幼儿透光实验阳性。

(二)腰腹部疼痛

学龄儿童可诉说疼痛的部位和性质,有时大量饮水后可诱发腹痛。

(三)消化道功能紊乱

消化道功能紊乱表现为原因不明的食欲缺乏、厌食、恶心、呕吐。

(四)尿路感染

继发感染时出现尿路感染症状及高热、寒战等中毒败血症样表现。肾区可有明显触痛及叩击痛。

(五)血尿

20 %~30 %的病例可伴有血尿,一般为镜下血尿,发生于腰部轻微损伤以后或肾盂压力增高,由于肾盂内压力增高,髓质血管断裂,继发结石,感染也可产生血尿。

(六)肾破裂

轻微的外力可致肾破裂而出现内出血,尿外渗性腹膜炎症状,也可能发生自发性破裂。

(七)肾性高血压

用血管紧张素转换酶抑制剂才能控制的高血压。

四、诊断

对有上述症状和体征的患儿,应想到此病,但需做进一步检查。

(一)B 超检查

疑有肾积水时应首选 B 超。肾轮廓增大,实质变薄,集合系统出现液性暗区。

(二)静脉肾盂造影(intravenous pyelography, IVP)

做双倍剂量延迟摄片,可了解患肾功能、形态及肾盂、肾盏扩张程度,同时可了解对侧肾功能。60 %泛影葡胺每次 2.0~2.2 mL/kg(加等量 5 %葡萄糖液)静脉注射,静脉注射毕即刻摄片显示肾实质及其功能情况,然后分别在 5 min、15 min、30 min、60 min 摄片以了解肾脏形态及功能情况。必要时延迟摄片 120 min、240 min、360 min 观察有无造影剂浓集现象,常能显示狭窄梗阻部位而部分地替代逆行肾盂造影。造影术中不必禁水及腹部加压。必须充分注意双侧肾脏的显影情况。

(三)肾穿刺造影

对巨大肾积水且 IVP 检查不显影者,经皮肾穿刺造影可清楚地显示肾盂、肾盏的扩张情况,并可明确梗阻部位。

(四)排尿性膀胱尿道造影

造影可排除膀胱、输尿管反流所致肾积水。

(五)逆行造影

逆行造影适用于 IVP 检查不显影者,可了解梗阻部位、程度和梗阻远端输尿管的情况。但此项检查受条件限制,且可能造成损伤和继发感染,应慎用。

必要时还可以选用核素肾图和利尿核素肾图、肾盂测压、磁共振成像等检查协助诊断。并应与肾母细胞瘤、腹膜后畸胎瘤、胆总管囊肿、肾囊肿、腹膜后含尿假性囊肿等疾病区别。

五、治疗

诊断明确后应及时手术治疗,解除梗阻,控制感染,尽可能保留肾脏,保护肾功能。因小儿代偿和修复能力较强,尤其是 5 岁以下儿童,一般梗阻解除后 3～6 个月肾功能逐步改善。

(一)手术方法

①进行肾盂离断性成形术、肾盂输尿管吻合术;②肾功能极度损害,肾实质菲薄如纸,厚度在 5 mm 以下,对侧肾正常者可考虑肾切除术。

(二)双侧肾积水的处理

①原则上先治疗积水程度较轻的一侧;②如一侧积水严重,同时伴有感染,可进行该侧肾造瘘,同时对积水轻的一侧做肾盂成形术;③在患儿情况和技术条件允许的情况下,目前主张双侧肾盂成形术同期完成;④原则上不做肾切除术。

(三)肾切除术

严格掌握适应证,尤其在双肾积水及孤立肾肾积水病例切勿轻易做肾切除。适用于以下几种情况:①肾皮质菲薄如纸并呈灰白色,血供应极差;②脓肾并有多个溃疡,已无功能;③经肾盂造瘘后观察无功能并仍有不易控制的感染,而另一侧肾功能良好者。

单侧肾积水预后良好,即使肾切除,也不影响患儿的生长、发育和成年后的学习和工作。肾或双侧肾积水,如在 1 岁前接受了成功的手术治疗,多数病例肾功能可望恢复正常,1～2 岁手术仅能保存或稳定原有的肾功能,2 岁以后手术者到成年后可能造成肾功能不良或肾衰竭。

六、护理评估

(一)患儿方面

(1)患儿的出生史、喂养史和母亲的妊娠史。

(2)询问患儿的排尿情况,是否有膀胱刺激症状存在,有无肉眼血尿。

(3)对患儿进行全面的体检及特殊检查,有无反复的尿路感染。

(4)对患儿的营养状况进行评估,以明确接受手术的耐受力。

(5)患儿的心理反应。

(6)手术后评估手术对小儿生活质量的影响,包括体位、饮食、引流管的放置等对舒适的影响等。

(7)评估术后有无出现并发症。

(二)家长方面

(1)家长对孩子疾病的心理反应。

(2)家长对疾病知识的了解程度。

七、护理评估

(一)患儿方面

1.恐惧

恐惧与手术和陌生环境有关。

2.有感染的危险

术前与尿液排出受阻继发肾内感染有关;术后与机体抵抗力下降和手术伤口及引流管有关。

3.清理呼吸道低效

清理呼吸道低效与全麻后痰量增多、体质虚弱、咳痰无力等有关。

4.潜在并发症——肾盂输尿管吻合口梗阻

并发症与手术所致的吻合口内外积血、吻合口处输尿管扭曲和输尿管狭窄段切除不彻底有关。

(二)家长方面

1.焦虑

焦虑与孩子的疾病和对手术的担心有关。

2.知识缺乏

对疾病不了解和缺乏术后基本护理知识。

八、护理目标

(一)患儿方面

(1)患儿对手术的恐惧心理得到缓解。

(2)患儿手术前不发生尿路感染,术后不发生伤口和肺部的感染。

(3)术后卧床期间痰液能自行咳出,呼吸形态正常。

(4)术后不发生并发症或并发症被及时发现及处理。

(二)家长方面

(1)家长焦虑心理得到缓解。

(2)家长对疾病和术后护理的有关知识有一定了解和掌握。

九、护理措施

(一)患儿方面

1.术前护理

(1)心理护理,消除患儿的恐惧心理:入院后面对陌生环境,患儿在身心两方面都超出其适应能力,产生紧张和恐惧感。护士应予心理疏导,向其介绍环境和其他病友,注意语言上的温柔,多关心和帮助患儿,使其尽快在心理上适应,积极配合治疗和护理。

(2)观察患儿的排尿情况:注意有无排尿困难和膀胱刺激征,观察尿色,有无肉眼血尿等。

(3)加强营养,增强机体对手术的耐受力:不少患儿可有厌食、恶心、呕吐等胃肠道紊乱的症状,可给予高热量、多种维生素的易消化饮食,注意食物的色香味,尽量能引起患儿的食欲。若效果不明显,可给予患儿输注人体血浆或静脉高营养治疗,以提高机体的抵抗力。

(4)术前准备。

①完善各项术前检查。

②术前1 d备皮,范围与腹部手术相同,检查患儿全身皮肤情况,有无皮疹或过敏,及时通知医生。

③术前1 d做青霉素或其他抗生素皮试,并做好记录。

④术前22:00起禁食、禁水。

⑤术后测量肛温,更换手术衣裤。

⑥遵医嘱予术前用药。

2.术后护理

(1)一般护理:根据麻醉决定卧位,一般为去枕平卧位,尤其腰麻及硬膜外麻醉患儿需平卧6 h,以避免术后引起头痛,并观察记录患儿体温、脉搏、呼吸、血压等情况。

(2)保持呼吸道的通畅:呼吸道分泌物多的患儿应鼓励其自行咳嗽,教会其深呼吸的方法,咳嗽时注意伤口的保护。必要时采取一定的护理措施积极清除呼吸道的分泌物。

(3)饮食护理:手术当日禁食及术后第1天禁食,禁食期间每天进行口腔护理2次,第2天患儿排气后,可饮水或进流质食物。

(4)引流管护理:随时观察各种引流管和支撑管是否通畅或移位、脱位,有无打折或扭曲,观察并记录引流液的色、质、量。若为持续的血性引流液需立即通知医生。

(5)对年龄较小及不配合的患儿必要时约束四肢,以免手抓敷料或引流管造成意外。

(6)手术伤口的观察:观察伤口有无渗血渗液,每天协助医生进行换药,注意伤口的愈合情况,有无感染的迹象等。

(7)夹管和拔管的护理。

①夹管后7 d拔除支撑管,2 d后用亚甲蓝做通畅试验,若证明已通畅,夹管24~48 h,观察患儿有无发热和疼痛等不良反应,若无即可拔除造瘘管并做好拔管周围皮肤的护理。

②拔管后嘱患儿健侧卧位,防止尿液自造瘘口流出,影响瘘口的愈合,拔管3~4 d内,督促患儿每2~4 h排尿1次,以免膀胱过度膨胀。

(8)定期复查肾功能以了解恢复情况,肾功能损害未恢复者,注意休息,低蛋白质、低盐饮食,禁用损害肾脏的药物。

(二)家长方面

(1)为家长提供诉说焦虑感原因的机会,了解他们所担心的问题。

（2）向家长介绍有关疾病的知识和护理的特点,说明手术的目的、麻醉的方式和简单的手术过程,增强他们对手术和治疗的信心。

十、效果评价

(一)患儿方面

(1)患儿的恐惧和陌生感消失,能与医护人员或病友进行沟通和交流。

(2)患儿术前未发生尿路感染,无膀胱刺激症状。

(3)术后呼吸道畅通,痰液自行咳出,未发生窒息和肺部感染。

(4)术后引流管周围皮肤正常,伤口愈合良好,体温基本正常。

(5)未发生肾盂输尿管吻合口梗阻等并发症。

(二)家长方面

(1)家长焦虑心理缓解,积极配合治疗。

(2)家长能讲述疾病和术后护理的有关知识及康复期健康指导。

第五章　运动系统疾病

第一节　小儿骨折总论

小儿骨折是较常见的一种损伤。小儿处于生长发育期，各种器官包括骨骼系统在内，均处于一种持续性结构改变状态，因此小儿的骨折损伤不同于成人，而损伤后的处理也有很多与成人不同之处。

一、小儿骨骼的解剖与生理特点

小儿的骨组织虽然较柔软，但有一定的韧性和弹性。在折断以前，能吸收较大的能量，这种韧性和弹性随年龄的增长而逐渐消失。小儿的骨膜较成人厚，内层有成骨细胞，外层为较坚固的纤维组织，通常在骨折后一侧骨膜仍保持相连，有助于稳定复位，减少移位的机会。小儿长骨的两端主要由软骨组成，在软骨区内有骨化中心称为骨骺，骨骺与骨干之间为骨骺软骨。骨骺软骨的厚度随年龄的增长而变薄，至成人时软骨区与骨干骨质融合，骨的生长也就停止。小儿骨骺因有骨骺软骨存在，骨折后可产生一些特殊类型的骨折，如骨骺分离、骨骺骨折等。

因此，小儿骨骼的生理功能除了造血、无机盐代谢和免疫功能，还有生长的功能，无论软骨化骨或骨膜化骨均十分旺盛，使之不断增加骨的长度和周径。

二、小儿骨折类型

由于小儿骨骼的解剖生理特点，骨折后除了可以发生与成人同样类型的骨折，另有一些特殊类型。

(一)青枝骨折

青枝骨折是小儿最常见的骨折类型，为不完全性骨折，可分为三种。

1.典型青枝骨折

小儿骨骼韧性强、骨膜厚，折断时骨皮质在凸面有破裂，但凹面仍保持完整，形似未完全断裂的新鲜嫩枝。临床可见畸形、局部压痛及疼痛，但无反常活动和骨摩擦音。

2.压缩骨折

骨皮质仅压缩呈折叠状，犹如竹节。多见于骨松质处，如干骺端部，又称"竹节状骨折"。临床仅有局部疼痛和压痛。

3.骨皮质线状破裂

一般由骨皮质受到扭力损伤引起，局部表现为轻度疼痛及压痛。

(二)骨膜下骨折

骨膜下骨折为完全性骨折，骨皮质完全断裂，但骨膜仍完整无移位，属于稳定性骨折。

（三）骨骺损伤

根据受伤的机制、骨折线与骨骺板的关系，以及是否影响以后的生长发育等，将骨骺损伤分为五型。

1. Ⅰ型

骨骺分离。此型常见于骨骺板较厚的婴儿，约占 16 %。一般不影响生长发育。

2. Ⅱ型

骨骺分离骨折。此型为最常见的骨骺损伤，约占 46 %。好发于儿童的桡骨远端和肱骨上端，一般不发生生长紊乱。

3. Ⅲ型

骨骺部骨折。此型属关节内骨折，比较少见，约占 5 %。多发生在胫骨上、下端骨骺。因不影响骨骺的生长区域和血供，日后生长正常，但多需手术复位。

4. Ⅳ型

骨骺和干骺端骨折。此型约占 30 %。由于骨折线经骺板的增殖细胞层，个别患儿可产生局部骺板的早期融合而导致畸形，骨折部移位者需手术复位，要求达到精确的解剖复位，以恢复关节面的平整性。

5. Ⅴ型

骨骺板挤压伤。此型极为罕见，仅占骨骺损伤的 1 %，常易被误诊为软组织损伤，以后发生骨骺板的早期融合而导致生长紊乱。

三、小儿骨折的临床特点

（一）局部表现

1. 畸形

常见畸形有成角畸形、短缩畸形和旋转畸形三种。

2. 反常活动

在无关节的部位，骨折后有不正常的活动。

3. 其他表现

疼痛和压痛，局部肿胀和功能障碍等。

（二）全身表现

1. 体温升高

体温升高是血肿吸收，变性蛋白进入循环所致。小儿骨折后体温升高较成人明显，可在 38 ℃以上，尤其是婴幼儿，常持续 3～5 d。

2. 休克

休克见于严重的开放性和多发性骨折，如股骨骨折或骨盆骨折等。

（三）X 射线检查

X 射线检查对了解骨折的具体情况有重要价值。X 射线摄片包括正位、侧位或斜位，并包括邻近关节，有时还需加摄特定部位、取特殊姿势或与健侧相应部位对比的 X 射线片。

四、小儿骨折修复特点

（1）年龄越小，愈合越快。

(2)年龄越小,矫正能力越强。

(3)骨骺端和骨干部的骨折,缩短 8～20 mm,可因充血刺激骨骺板过度增生及生长加速而得到弥补,但与年龄、骨折部位、成角的方向和程度有关,也有一定的限度,应认真处理,避免并发症的出现。

五、治疗原则

小儿骨折的处理应以不再损伤骨骺及骨骺板,造成生长发育障碍或骨断端再次出血及增加软组织的挫伤肿胀,导致血管神经损伤等并发症为原则。

常以手法复位、牵引治疗和保守治疗为主,应尽量避免手术整复。小儿骨折手术整复较成人更易产生并发症,因此切开复位仅适于肘部少数骨折,如有旋转移位的肱骨外髁骨折、嵌入关节内的肱骨内上髁骨折、有血管神经障碍的肱骨髁上骨折及完全骨折移位的桡骨颈骨折等。

小儿骨折愈合较快,骨痂出现早,因此应争取尽早一次正确整复及局部固定。对长管状骨折,应早期获得理想的对线复位,即骨折端不可有严重的成角或旋转移位;骨骺损伤的处理要根据损伤的类型、小儿的年龄、骨骺血液供应情况来选择,无论采用闭合或切开复位,均应采取轻柔的手法和技巧;对骨骺分离应立即复位,一旦延迟将会增加复位的难度;关节内的骨骺骨折要求解剖复位,恢复理想的关节面,防止创伤性关节炎的产生。

六、护理评估

(一)患儿方面

(1)详细了解患儿受伤史,如受伤的时间、地点、原因和方式,以进一步分析骨折的性质和程度。

(2)病情评估:疼痛或压痛的性质、部位,骨折部位肿胀、畸形的程度及活动障碍的情况,有无发热或合并其他症状。

(3)患儿的年龄和心理状况、恐惧害怕的程度等。

(4)接受治疗过程中患儿自理和活动的情况,有无因牵引或石膏引起的不适或并发症等。

(二)家长方面

(1)家长的心理状况、焦急程度。

(2)家长对骨折的了解程度,以及是否得到相关健康指导。

七、护理诊断

(一)患儿方面

1.恐惧

恐惧与受伤过程、患肢疼痛、医院陌生环境和接受治疗有关。

2.自理缺陷

自理缺陷与卧床休息和石膏或牵引有关。

3.疼痛

疼痛与骨折创伤有关。

4.体温升高

体温升高与血肿吸收有关。

5.有废用综合征的危险

废用综合征与神经损伤、活动受限和缺乏功能锻炼有关。

6.有皮肤完整性受损的危险

皮肤受损与小儿皮肤柔嫩、体液刺激和石膏、牵引不当引起压疮有关。

7.有肢体血液循环障碍的可能

血液循环障碍与骨折和局部受压等有关。

(二)家长方面

1.焦虑

焦虑与患儿受伤骨折和对治疗效果的担心有关。

2.知识缺乏

缺乏与骨折有关的知识和石膏、夹板或牵引的相关注意事项。

八、护理目标

(一)患儿方面

(1)患儿能说出恐惧的原因及自我感受,恐惧有所减轻,恐惧的行为表现和体征减少或消失。

(2)患儿卧床期间生活需要能得到满足。

(3)患儿疼痛的刺激因素被消除或减弱,痛感消失或减轻。

(4)发热的相关因素消除,体温正常。

(5)不出现或少出现废用综合征,患儿能主动或配合进行功能锻炼。

(6)患儿知道发生皮肤损伤的原因,皮肤保持完整。

(7)肢体血液循环能得到重点观察,一旦出现能得到及时处理。

(二)家长方面

(1)家长焦虑感减轻或消除。

(2)家长得到和疾病有关的知识和康复期的健康指导。

九、护理措施

(一)患儿方面

1.心理护理,消除恐惧感

耐心听取患儿倾诉,理解、同情患儿的感受,并共同分析恐惧产生的原因,尽可能消除其相关因素。尽量减少、消除引起恐惧的医源性因素:如耐心地向年长患儿详细介绍特殊检查、治疗(如牵引、石膏固定)、手术等环境、程序及配合要点;对疾病的预后多给予明确、有效和积极的信息,可让治愈效果较满意的患儿与其交流配合治疗的经验。向患儿介绍有关的医护人员及病友的情况,给患儿以慈爱、亲切的关怀与照顾,使其消除陌生感;根据患儿病情和兴趣,鼓励参加一些可增进舒适和松弛的活动,如练习深呼吸、读书报、听音乐、看电视及下棋等;对患儿的合作与进步及时给予肯定。

2.尽可能地满足患儿的生活所需

将常用物品置患儿床旁易取到的地方;协助洗漱、更衣、床上擦浴、洗头等;提供合适的就餐体位与床上餐桌板;保证食物温度在38℃左右,软硬适中,适合吞咽和咀嚼;协助患儿使用拐杖、助行器、轮椅等,使其能进行力所能及的活动;及时鼓励患儿逐步完成病情允许下的部分或全部自理活动。

3.减轻或消除疼痛刺激

观察记录疼痛性质、部位、程度、起始和持续时间、发作规律、伴随症状及诱发因素,减轻或消除疼痛刺激。

(1)心理方法:催眠与暗示,以分散注意力,减轻焦虑与不适。

(2)生理方法:必要时使用镇痛药,注意观察其疗效和不良反应。

4.观察生命体征,特别是体温情况

若有发热,及时做好降温处理。配合医师积极查明发热的原因,观察热型的变化,有针对性地给予物理或药物降温,保证水分的补充,给予清淡且易消化的高能量、富含维生素的流质或半流质饮食,保证营养的摄入。

5.防止发生废用综合征的护理措施

(1)向患儿讲述废用综合征的不良后果,使之积极锻炼。

(2)计划并实施功能锻炼。

(3)经常翻身并检查皮肤受压情况,以防褥疮发生。

(4)预防长期卧床患儿易发生的几种畸形。

用支被架、预防垂足板、沙袋等防止足部受压,以保持踝关节功能位,每天数次按摩踝关节和足背、足趾,以预防足下垂畸形;每天数次将腘窝下垫枕拿开,进行膝关节伸屈活动,以防止膝关节屈曲、挛缩畸形;睡硬板床并进行伸髋锻炼,以预防屈髋畸形;仰卧时,两臂离开躯干位置,以防肩关节内收;全臂用枕垫起,以防肩关节后伸;在病情允许下,指导和协助患儿自行梳头、扣后背纽扣、拉住床头栏杆向床头方面移动身体,以使膀臂外旋外展,从而避免肩内收畸形。

6.皮肤护理

(1)预防压疮与褥疮。改善营养、血循环状况;重视局部护理;加强观察,不但要查看受压皮肤的颜色,而且要触摸皮肤的质地。保持床单的平整、清洁、干燥、无皱褶、无碎屑;对长期卧床或坐轮椅的患儿,骨隆突使用衬垫、气垫、气圈、棉垫、棉圈等,以减轻局部组织长期受压,卧床患儿每2~3 h翻身1次;对使用夹板患儿,需经常调整夹板位置、松紧度、衬垫等;对使用石膏和牵引的患儿,要经常听取患儿主诉,及时发现引起压疮的可能因素。

(2)保持皮肤的清洁和完整:每天用温水清洁皮肤两次,以保持皮肤清洁及凉爽;对皮肤易出汗部位(腋窝、腘窝、腹股沟部)随时擦拭;及时用温水擦拭被大小便污染的皮肤。

(3)正确实施按摩:患儿变换体位后,对受压部位辅以按摩,尤其是骶尾部、肩胛区、髂嵴、股骨大转子、内外踝、足跟及肘部;对因受压而出现反应性充血(局部皮肤变红)、皮肤变硬时则不主张按摩,以免加重损伤,而应使其局部悬空,避免受压。

(4)预防抓伤和擦伤:勤剪指甲;及时配合医生处理皮疹;向患儿解释正常愈合之中的切口皮肤可有痒感,应避免搔抓,也不能自制工具搔抓石膏固定内的皮肤;擦拭皮肤时手法应轻柔,水温应适中(45 ℃左右);保持床单整洁、无碎屑;正确使用便器,切忌用破损搪瓷类便器;下肢牵引患儿使用牵引架时,需在架的近心端隔一棉垫,以防擦破大腿根部皮肤;对使用石膏床、石膏背心的患儿,在躯体上下缘衬垫好棉垫,以防活动时擦破皮肤。

7.防止患肢血液循环障碍的措施

(1)对四肢损伤,密切观察肢端颜色、温度、毛细血管充盈度、脉搏、疼痛性质及有无被动牵拉指(趾)痛,异常时及时报告医生。

(2)采用预防性措施,以避免血液循环障碍。抬高患肢30°～35°,以利静脉血、淋巴液回流减轻疼痛和肿胀;听取患儿对患肢疼痛、麻木等的倾诉,查找婴幼患儿哭闹不止的原因,及时调整外固定物的松紧度。

(3)一旦出现血液循环障碍及时处理。对缺血肢体,禁止做按摩、热敷,防止增加局部代谢,加重组织缺血;迅速解除外固定;必要时协助医师做好紧急手术探查准备。

(二)家长方面

倾听家长的诉说,理解和同情他们的感受,分析焦虑的原因,向他们解释病情和预后,耐心回答家长提出的问题。

解释治疗的主要方法,详细讲述石膏、夹板或牵引的目的和注意事项及相应的康复指导。

十、效果评价

(一)患儿方面

(1)患儿安全感增加,恐惧心理减轻。

(2)患儿的生活需要(卫生、进食、排泄等)得以满足,自理能力逐步恢复。

(3)患儿在应用护理措施后疼痛减轻,感觉舒服,能入睡及安静休息。

(4)患儿体温趋于正常。

(5)患儿无明显肢体畸形。

(6)患儿未出现皮肤损伤。

(7)患儿肢体的血液循环情况得到了及时观察。

(二)家长方面

(1)家长心理稳定,焦虑感减轻。

(2)家长掌握和疾病相关的知识和康复期健康指导。

第二节 锁骨骨折

锁骨骨折是儿童常见的骨折,从刚出生的新生儿至14岁均可发生,占上肢骨折中第三位。

一、病因和发病机制

锁骨是全身骨骼中最早骨化的,原发性骨化中心出现时间在胚胎期第7周,属膜性化骨。锁骨呈"S"形,内侧2/3凸向前方,外侧1/3凹向后方,内侧1/3横断面呈三角形,外侧1/3呈扁平形。锁骨存在上述弯曲及各部位横断面形态不同,导致其应力上的弱点,容易发生骨折。轻者发生青枝骨折,重者为横形或斜形骨折,并有错位。骨折部位以锁骨中外1/3处为最多,约占锁骨骨折的90%。其近端因胸锁乳突肌牵拉可向上、向后移位,远端因肩的重力和胸大肌的作用可向下、向前移位。

跌倒所致的间接暴力是造成锁骨骨折的主要原因。跌倒时患侧上肢撑地或肩部触地,暴力向上传导可使锁骨发生骨折。偶有难产过程中挤压肩部或直接压迫造成的锁骨骨折。

二、临床表现

受伤后,患儿常表现为不敢活动上肢,患肢常垂于胸前,似上肢麻痹,称为"假性麻痹"。婴幼儿锁骨骨折多为青枝骨折,局部肿胀不明显,锁骨仅有轻度向前成角;年龄较大的患儿骨折多有移位,局部肿胀明显,有隆起和压痛,并可见皮下瘀斑。

三、诊断

锁骨骨折确诊并无困难,但个别患儿由于病史不清,临床表现不明显而被家长忽视,直到骨折畸形愈合,才被发现而前来诊治。X射线摄片可协助确诊及了解骨折移位的情况。

四、治疗

锁骨骨折一般不需解剖复位,而是采用患肢制动的方式,缓解疼痛,并使骨折在较满意的位置上愈合。婴幼儿青枝骨折,用三角巾或胶布固定患肢即可,也可将患肢屈肘后绑在躯干上固定,防止抱起时造成进一步损伤和疼痛;较大患儿用"8"字形绷带固定,移位的骨折应予以整复。方法:患儿坐于凳上,术者以膝顶住患儿背部,将双上肢外展平举,两肩向上、向后牵拉,两腋下放棉垫,避免压迫腋窝处的神经和血管,用绷带做"8"字固定,一般固定3周拆除;对体格强健的年长儿童,可用"8"字形石膏绷带固定治疗。

五、护理要点

(1)在用"8"字形绷带固定期间,要注意保持两肩部外展位置,避免其内收,以免发生骨折断端重叠移位而影响愈合。

(2)患儿应平卧木板床,肩胛部垫以小枕头,使肩部后伸。

(3)在绷带固定期间,鼓励患儿练习握拳、伸屈肘部和双手叉腰后伸动作。

(4)在拆除绷带后,指导并鼓励患儿逐渐进行肩部的外展、内收和内旋、外旋的功能练习。

第三节　肱骨髁上骨折

肱骨髁上区扁而宽,前有冠状窝,后有鹰嘴窝,之间仅一薄层骨质,易致骨折。骨折常发生于3~10岁的儿童,约占小儿肘部骨折50%。骨折多为间接暴力引起,分伸直型和屈曲型两种,前者约占95%。

一、病因

小儿在日常生活或运动中不慎跌倒时,上肢伸直或屈曲手掌撑地,外力经前臂传到髁上部而发生骨折,外力若继续作用则发生骨折段不同方向和程度的移位。

二、类型

(一)伸直型

此型多见,约占95%。因跌倒时上肢肘关节呈伸直姿势,手撑地间接暴力而致。骨折线从前下方斜向后上方,远端骨折段向后上方移位。根据骨折线所偏桡、尺侧的方向,分为尺偏型和桡偏型。因肱动脉、静脉及正中神经从肘窝部经二头肌腱膜下进入前臂,骨折严重移位时,近端尖锐的骨端不但可刺断肱肌和肱桡肌,还可使血管神经被刺伤或被挤压在腱膜与骨折端之间,而引起前臂缺血性肌挛缩或正中神经挫伤。

(二)屈曲型

此型较少见,只占 5 %。受伤时肘关节屈曲位,肘部着地,骨折线斜向前上方,下折端向前上方移位,骨折后侧骨膜破裂。此型骨折血管神经损伤的并发症较少见。

三、临床表现

(1)肘部肿胀疼痛、压痛及功能障碍。肿胀的程度与骨折端移位程度有关:无移位或轻度移位,骨折肿胀较轻;严重移位时,肿胀严重,并可发生肘前皮下瘀斑。

(2)肘前窝饱满并向前突出,肘部向后突出,肘前可触及骨折断端,局部有异常活动、骨擦音。

(3)肱动脉挫伤或压迫可发生血管痉挛、疼痛或桡动脉搏动消失,手部皮肤苍白,发凉麻木;正中神经受损可引起拇指对掌功能障碍及桡侧三个半手指感觉减退或消失;尺神经损伤则表现为小指内收无力及尺侧一个半手指掌侧感觉改变。

四、诊断

除根据外伤史、临床表现及血管神经检查,X 射线检查可帮助确诊。摄片时,应使肘关节处于正确的前后位和侧位,分别拍摄正、侧位片以明确骨折类型及移位的情况。

五、治疗

根据患儿的年龄、骨折移位的情况、肿胀的轻重和有无血管神经的损伤,选择不同的治疗方法。

(一)单纯石膏夹板固定

此方法适用于无移位的肱骨髁上骨折。固定 3 周后拆除,进行功能锻炼,一般治疗后 2～3 周肘关节功能即可恢复正常,无后遗症。

(二)手法复位石膏夹板固定

此方法适用于诊治较早、轻或中度移位,肿胀不重,无神经血管损伤的肱骨髁上骨折。复位应在完全无痛和肌肉充分松弛的状态下进行。对婴幼儿及不合作的患儿,应采用全身麻醉;对年长儿及能合作的患儿,可在臂丛神经阻滞麻醉下进行。整复后用石膏夹板固定,注意石膏夹板不可过窄,应包括肱骨内外髁在内,以防骨折端重新发生移位。

(三)牵引治疗

对骨折时间较长,肿胀和错位严重或桡动脉搏动不清,伴有神经损伤需要观察及手法复位失败者,可采用牵引疗法。常用伸直位皮肤牵引或尺骨鹰嘴牵引法。

1.伸直位皮肤牵引

此方法是由沙拉德(Sharrard)推荐使用的一种较简易的牵引方法:上臂外展,肘关节伸直,前臂旋转中立位,向外上方牵引,悬重为 2 kg 左右,持续牵引至骨折愈合,一般约需 3 周。牵引的第 3 天应予床边 X 射线摄片,了解骨折复位情况。因小儿骨痂形成较早,时间过长,移位就不能再矫正了。

2.尺骨鹰嘴牵引法

在尺骨鹰嘴部插入一螺丝钉做骨牵引,患儿仰卧,患肢外展抬高,肘部屈曲 65°,前臂加皮牵引,近折端用重量向下牵引,一般也维持3周,牵引期间同样需像皮肤牵引那样做床边X射线摄片。此种牵引不但可使患儿感到舒适,而且不会因皮肤牵引的胶布牵拉而发生皮肤张力性水疱。

(四)闭合复位及经皮穿针内固定

闭合复位的同时穿入2枚克氏针,可维持骨折复位的稳定。特别是当肘部肿胀严重屈曲不能超过90°时,经皮穿针的内固定法,可获得较好的临床效果和X射线摄片结果。

(五)手术探查血管神经加切开复位内固定

对肘部严重肿胀、桡动脉搏动消失,患肢剧痛、苍白、麻木、发凉,被动伸直时有剧烈疼痛,经臂丛阻滞或肌内注射血管扩张剂后,仍不能改善者,应立即手术探查血管神经,做相应处理,并行骨折切开复位内固定,避免缺血性肌挛缩的发生。

六、护理要点

(1)体检时仔细检查患肢情况,特别对婴幼儿的哭闹,要及时查明原因,动作轻柔,切忌使用暴力。

(2)对石膏夹板固定者,应注意石膏松紧是否合适、夹板有无移位等。按石膏夹板常规护理。

(3)对牵引治疗的患儿,应随时观察牵引的有效性,注意保暖。按牵引常规护理。

(4)密切观察有无血管痉挛、肌肉供血不足的症状,桡动脉搏动减弱或消失,患肢被动伸指有疼痛,手指苍白、发凉、麻木,应考虑有血管损伤及时通知医生,以便采取减压措施。

(5)教会患儿及家长如何进行功能锻炼,如1周内可做手指和腕关节的伸屈活动和肩关节的主动活动,当达到临床愈合后拆除石膏夹板,应做肘关节伸屈锻炼。

第四节 股骨干骨折

小儿股骨干骨折占下肢骨折的第一位,可发生于包括新生儿在内的任何年龄,年长儿和男孩更为多见。

一、病因

交通意外或跌伤是最常见的病因。

(1)直接暴力,如汽车撞击、重物砸压、碾压或火器伤等。骨折多为粉碎、碟形或近似横形,故骨折断端移位明显,软组织损伤也较严重。这类骨折多为年龄较大的儿童,发病率比其他类型高。

(2)因间接外力致伤者,如高处坠落、跌伤所发生的骨折多为斜形、螺旋形骨折。骨折端因受暴力作用的方向,肌群的收缩,下肢本身重力的牵拉和不适当的搬运与手法整复,可能发生不同的移位。受伤者多为正在学走路或刚会走路的婴幼儿。

(3)新生儿股骨干骨折多因产伤引起,臀位分娩者更多见。

二、病理生理

骨折移位受三种力量制约,除了肌肉的牵拉力,还与致伤力的强度、方向、性质及肢体的重力直接相关。强暴力可使骨折发生移位、重叠、成角和旋转畸形。股骨远端骨折肢体外旋与重力作用有关。

骨折端移位方向随骨折平面而异：股骨上 1/3 骨折后，近折段受髂腰肌、臀中肌、臀小肌和髋关节外旋诸肌的牵拉而屈曲、外旋和外展，而远折段则受内收肌的牵拉而向上、向后、向内移位，导致向外成角和缩短畸形；股骨中 1/3 骨折后，其畸形主要是按暴力的撞击方向成角，远折段又因受内收肌的牵拉而向外成角；股骨下 1/3 骨折段受腓肠肌的牵拉而向后倾倒，远侧骨折端可压迫或刺激腘动脉、腘静脉和坐骨神经。

三、临床表现

(1)小儿股部软组织疏松，伤后疼痛和压痛剧烈，局部肿胀严重，并有髋膝关节运动障碍。

(2)畸形：肢体缩短，成角畸形。

(3)有骨擦音和异常活动。

(4)尤其是下股骨干 1/3 骨折，易压迫腘动脉，引起足背动脉和胫后动脉搏动的减弱或消失。

四、诊断

根据外伤史、临床表现和 X 射线摄片所见，一般可以确定诊断。但股骨干骨折可能产生其他的并发症，如骨折断端失血过多导致的失血性休克或局部神经血管性损伤，因此必须进行全面仔细的检查，发现问题立即根据病情轻重缓急进行相应处理。

五、治疗

对单纯性股骨骨折，非手术治疗是首选的治疗方案，而牵引复位是最主要、最常用的措施。牵引方法的选择则根据患儿的年龄、骨折的类型、移位程度等的不同而不同。

1.悬吊牵引法

对于 3 岁以下的患儿，无论何种类型及部位的股骨干骨折，均采用此法。将双下肢垂直悬吊于牵引架上，保持髋关节屈曲 90°，臀部稍离开床面，一般经 3～4 周可获得良好的愈合。治疗期间需做床边 X 射线摄片，了解骨折整复是否符合要求。

2.固定牵引法

固定牵引法适用于 3～7 岁的小儿。将患肢用托马斯架托起，远端支架抬高固定于床尾架上，再行患肢皮肤牵引，牵拉远端的反作用力正对坐骨结节。

3.罗索氏平衡牵引法

罗索氏平衡牵引法用于较大儿童，牵引效果好，护理方便，舒适安全，但要求使用骨科牵引床。牵引期间在床边反复做 X 射线摄片，通常 3～4 周可改行单侧髋"人"字形石膏固定。

小儿股骨干骨折通常并无手术治疗的必要，切开复位内固定仅适用于以下几种情况：①严重开放骨折；②同一肢体多发骨折；③骨折断端有软组织嵌夹；④骨折畸形愈合或不愈合；⑤伴发损伤或疾病不宜接受牵引疗法。

六、护理要点

1.了解病史，观察生命体征的变化

尤其注意有无因骨折引起的神经血管并发症及出血性休克等情况。

2.加强牵引期的护理,减少并发症的发生

每天注意观察患肢血供、感觉和运动能力;及时调整外固定物,确保合适的松紧度,保持皮肤清洁干燥,防止压疮,等等。股骨干骨折后,出血量多,血肿很大,肌肉痉挛和收缩力较强,早期使用较大的牵引重量。数天后,血肿逐渐吸收,肌肉开始萎缩,需及时调整重量,经常测量肢体的长短,定期X射线检查,防止过度牵引造成骨不连接。

3.切开内固定患儿的护理

手术后观察伤口出血情况,处理疼痛,鼓励并帮助功能锻炼。髓内针固定的患儿可早期离床,但下地后患肢不可负重,可教会患儿使用拐杖。

4.功能锻炼

(1)全身锻炼:利用牵引床上的拉手,活动上肢和其他关节。

(2)局部锻炼:可指导患儿进行股四头肌的等长收缩,并带动踝关节的伸屈活动,同时注意髌骨的活动,每天定时用手将患儿的髌骨向两侧推动,以防膝关节粘连和僵硬。

第五节　先天性斜颈

先天性斜颈是一种多见的畸形,病变在胸锁乳突肌。婴儿出生时并无畸形,10 d后发现颈部出现肿块,逐步转变成胸锁乳突肌痉挛,患儿头偏向患侧,下颌转向健侧而出现斜颈。常见于臀位产。

一、病因

病因尚不明,有以下几种理论。

(一)供血不足引起缺血性痉挛

动物实验证明,当胸锁乳突肌的血液供应受压而阻塞时,尤其是静脉阻塞,肌肉血液供应不足可发生纤维增生变化,但也有认为该疾病是由于动脉阻塞,因为胸锁乳突肌的主要血供自肌肉后面中段进入肌内,仅仅有一个分支供应,一旦阻塞就会引起这种变化。

(二)先天性畸形

胸锁乳突肌纤维化本身是先天性畸形、发育不全,因此常和其他畸形同时存在,如先天性髋关节脱位、先天性马蹄足等,但家族发病率并不超过正常人群发病率,目前此种说法仍依据不足。

曾有说法认为该疾病是产伤后肌肉出血引起的血肿纤维化,但在手术的组织标本中至今未发现血红蛋白的铁质沉淀,说明该疾病并非出血引起,因此这种说法目前基本被否定。总之,先天性肌性斜颈的病因仍需进一步探讨。

二、病理

斜颈主要病变在胸锁乳突肌中下1/3处,表现为肿块、质硬、呈圆形。显微镜检查时发现肌肉组织减少,肌肉横纹消失,其间有小圆细胞浸润,肌内有致密的纤维组织增生,无含铁血黄素沉着。肌纤维发育不够成熟,有颗粒变化及空泡形成,并有变性和萎缩现象,纤维细胞成熟而转化为瘢痕,肌肉与肌腱分界线消失。

三、临床表现

患儿出生时并无异常,约在 10 d 出现一侧胸锁乳突肌中下 1/3 处有肿块隆起,质坚硬,呈圆形或椭圆形,底部不固定,可以移动。按之则婴儿哭闹,头倒向患侧,下颌转向健侧,下颌旋转向患侧受限制。肿块无红、肿、热、痛。2～3 个月肿块逐渐缩小,6 个月后全部消失。肿块消失后,部分患儿胸锁乳突肌开始有挛缩现象。但亦有部分患儿由于病情较轻,不发生显著挛缩,无畸形出现。到 1 周岁左右,斜颈畸形更为明显,颈部活动受限,头喜偏向患侧,而下颌转向健侧。患儿逐渐出现脸部不对称:患侧脸轮廓椭圆,短而扁;健侧则较直,长而瘦。颈椎下段和胸椎上段可发生侧弯畸形。患儿到门诊检查时往往被发现头颅两侧不对称,纵轴不在中央而斜向一方的斜头畸形,口腔上腭高而深,约有 25 % 的患儿伴有其他的先天性畸形。若不及时治疗,畸形可随年龄的增长而加重。

四、诊断

先天性肌性斜颈诊断并不困难。凡出生时正常,出生后 10 d 左右出现颈部肿块,可以活动,与锁骨不固定,质硬,无红、肿、热、痛的表现,边缘清楚,手与肩部无异常,X 射线检查颈椎未见骨骼改变,即可做出诊断。

五、治疗原则

早期诊断、早期治疗对预防继发性病变,如头、脸、颈椎畸形,是非常重要的。

(一)非手术治疗

1 岁以内以手法矫正治疗为主。

(1)轻柔手法按摩,推拿患侧胸锁乳突肌,主要是避免肌肉萎缩、纤维化,避免颜面、颈部的各种继发性变化。

(2)用光线、玩具、卧位等诱导患儿头部向患侧方向转动。

(3)睡眠时用沙袋固定,保持头部于矫正位。

(4)手法矫正:固定双肩,手法旋转矫正头颈部,使患儿头偏向健侧,下颌尽量转向患侧,枕部旋向健侧,此时按摩肿块 15～30 s,如此反复 15～30 次,每天做 5～7 次;手法矫正一般半年,若未见好转,肌肉有挛缩,脸部出现畸形者需手术治疗。

(二)手术治疗

如手法矫正失败,患儿畸形明显,颈部旋转活动减少,脸部出现畸形,或颈部肌肉硬而粗者,应考虑手术治疗。适宜手术年龄为 1～5 岁,以早治疗为原则。不足 1 岁但挛缩严重者,亦应手术治疗。12 岁以后手术者,能改善颈部旋转但畸形不能完全消失,难以得到满意效果。

手术方法主要是胸锁乳突肌下端切断术或部分切除术。2 岁以下患儿手术后不做石膏固定,可做头部牵引或塑料围颈保护 2 个月;2 岁以上患儿术后以石膏背心连头固定 4～6 个月;6 岁以上患儿石膏背心固定应增加至 6～8 周,否则常易复发。手术后仍需手法矫正 1～2 年,一般经 3～5 年脸部畸形逐渐消失。12 岁以上的患儿,脸部畸形已久。头颅、眼、耳、鼻、唇、颈椎等都已定型,畸形不可逆转。

六、护理评估

(一)患儿方面

(1)患儿出生史、家族史及母亲的妊娠史。

(2)患儿颈部活动受限程度。

(3)患儿颈部肿块的性质。

(4)治疗的效果和术后有无伤口感染等并发症的发生。

(5)术后患儿生命体征变化和恢复的情况。

(6)术后患儿颈部牵引或石膏固定的位置和效果。

(二)家长方面

(1)家长对疾病的了解程度、心理状况和对知识的理解能力。

(2)家长是否得到健康指导。

七、护理诊断

(一)患儿方面

1.恐惧

恐惧与手术和陌生环境有关。

2.颈部活动受限

颈部活动受限与疾病有关。

3.舒适的改变

不适与矫正畸形有关。

4.有感染的可能

伤口感染。

5.有窒息的可能

窒息与术后颈部牵引位置不当有关。

6.石膏的潜在并发症——压疮

压疮与石膏过紧有关。

(二)家长方面

1.焦虑

焦虑与患儿即将接受手术和不能预知疾病的治疗和手术效果有关。

2.知识缺乏

家长缺乏疾病有关知识。

八、护理目标

(一)患儿方面

(1)患儿恐惧感减轻或消失,配合治疗。

(2)治疗后患儿颈部活动能恢复正常。

(3)患儿能适应矫形后的正常位置。

(4)术后不发生各种感染。

(5)颈部牵引过程中患儿不发生窒息或呼吸困难被及时发现和处理。

(6)石膏松紧合适,不发生压疮。

(二)家长方面

(1)家长焦虑感减轻或消失,能够配合医护人员。

(2)家长掌握一定的疾病知识。

九、护理措施

(一)患儿方面

1.非手术治疗的护理

主要做好家长的指导工作。

(1)手法矫正:固定双肩,手法旋转矫正头颈部,使患儿头偏向健侧,下颌尽量转向患侧,枕部旋向健侧,此时按摩肿块 15~30 s,如此反复 15~30 次,每天做 5~7 次。

(2)患儿卧位时,使灯光来自患侧,母亲也应在患儿的患侧哺乳,吸引患儿将下颌部转向患侧,利于有效牵引患侧胸锁乳突肌。

(3)热敷:可自行制作两个小沙袋,加热至 45 ℃,外层用毛巾或布套包裹,在患儿睡眠时,将头置于矫形位,将热沙袋置于患部,可达到热敷、固定双重作用。

2.手术治疗的护理

(1)术前护理。

①心理护理。对待患儿亲切和蔼,建立良好的护患关系,做必要的解释工作,语言温柔恰当,并且介绍同病室的病友以消除紧张情绪。

②特殊备皮。术前 1 d 备皮。应注意剃净患儿的头发,确保手术区域干净,便于术后头部的清洁,应向年长儿说明剃净头发的必要性,并取得配合。必要的术前准备:配合医生完善各项术前检查。术前禁食 6~8 h。术前 30 min 测肛温,如正常则肌内注射术前用药。备好病历、护理记录单。与麻醉师共同核对后送走患儿。

(2)术后护理。

①一般护理。患儿返回病房后,应与麻醉师交接术中情况。适当约束年幼儿及不配合患儿四肢,监测生命体征,并做好记录。采取去枕平卧位,并垫好肩垫。

②伤口护理。注意观察伤口情况,有无渗血渗液,如将敷料污染,应及时更换。遵医嘱合理使用抗生素,防止感染。

③饮食。患儿清醒后 6 h 即可进食。

④由于术后矫形,患儿头颈部需向畸形相反的方向倾斜与扭转,对此体位会有不适应,甚至出现恶心、呕吐等,影响进食,故应主动关心照顾患儿,耐心给患儿讲故事、唱歌谣、玩玩具等分散注意力,使患儿尽快适应术后的变化,尽量减轻痛苦。

⑤头颈牵引的护理。牵引带要求牢固、安全、舒适,带子不可压迫两耳及头面两侧,如有污渍,应及时更换。保持反牵引,床头抬高 10~15 cm。保持牵引的有效,经常检查有无阻挡牵引的情况,并及时纠正。例如:被服用物不可压在牵引绳上;牵引绳不可脱离滑轮,并且要与头部、身体在一条轴线上;牵引过程中,身体不可过分向床头滑动,以免头抵住床头而失去身体的反牵引作用;牵引的重量不可随意放松或减轻并保持悬空,一般为患儿体重的 1/10~1/7。防止窒息:随时观察牵引的位置,牵引带有无下滑压迫气管;观察患儿的面色及呼吸情况,听取主诉,及时调整牵引的位置;翻身时注意保护颈部,使头、颈、肩及牵引装置同向转动。预防并发症:调节饮食,增加营养摄入,多食水果蔬菜,增加植物纤维,防止便秘发生;保持床单整洁平整,经常按摩骨隆凸处皮肤,定期床上沐浴,以促进血液循环,防止褥疮的发生;适当活动四肢,

进行锻炼,防止肌肉萎缩与关节僵硬。

⑥颈部石膏护理。观察和重视患儿的主诉,检查石膏有无压迫过紧。例如,石膏过紧可出现局部疼痛与压疮,应及时与医生联系,重新更换石膏。

(二)家长方面

(1)讲述治疗的必要性和手术的可靠性,以及治疗过程中患儿可能出现不适的解决方法,以解除家长的思想顾虑,稳定情绪。

(2)简单描述治疗和手术的方法,告知家长手术后的护理常识,教会他们手法矫正的方法。

十、效果评价

(一)患儿方面

(1)患儿接受并配合各项治疗,心理稳定。

(2)患儿颈部能矫正到正常位置,并逐渐恢复正常活动。

(3)患儿逐渐适应矫形后的正常位置,自感舒适。

(4)术后未发生各种感染,伤口愈合正常,体温平稳。

(5)牵引过程中患儿呼吸状态良好,未发生窒息。

(6)石膏松紧合适,未发生压疮。

(二)家长方面

(1)家长情绪稳定,对患儿治疗有信心。

(2)家长能说出牵引和石膏护理的基本知识,学会手法矫正的方法。

第六节　发育性髋关节脱位

发育性髋关节脱位原称"先天性髋关节脱位",是四肢畸形中最常见的一种,对儿童生长影响较大,是小儿矫形外科研究的重点。如果婴幼儿早期被发现有先天性髋关节脱位,并给予治疗,常常能发展成一个正常的髋关节。因此,有必要把重点放在早期诊断、早期治疗上。同时,对延误就诊和治疗的儿童,也应尽一切努力提高其治疗效果。随着研究的不断深入,越来越多的专家认为除先天因素外,后天性因素也对本病起着重要的作用。因此,1992年北美小儿骨科学会便将该疾病改名为"发育性髋关节脱位"。

一、病因

新生儿髋关节脱位发病率约为1%。左侧多于右侧,双侧发病较多,女孩发病是男孩的5倍。此病常见于第一胎。有家族史的发病率高于正常的10%。此外,常合并颅骨、筋膜异常,以及先天性斜颈、跖内收内翻畸形、马蹄外翻足等畸形。

发育性髋关节脱位的病因尚不明确。通常认为与下列因素有关。

(1)机械因素:如胎儿在子宫内体位不正、臀产位、孕妇外伤使胎儿受暴力影响而发生脱位。

(2)母体分娩时分泌大量雌激素,使胎儿髋关节周围的关节囊、韧带和肌肉松弛。

(3)早期髋臼发育不良,如有浅髋臼特征,致使髋关节不稳定。此为本病的解剖学缺陷。

(4)遗传因素:与家族史和多基因遗传有关。

二、病理及分类

髋关节周围骨质和软组织的病理改变随脱位的程度和年龄而改变。

(一)骨质变化

1.髋臼

出生时髋臼尚属正常,但因长期脱位而缺乏股骨头的冲击作用,使髋臼缺少正常的刺激,因而发育迟缓。髋臼上缘较倾斜、平坦,X射线摄片上表现为髋臼指数增大。髋臼内充满脂肪组织,圆韧带经不断牵拉而增厚、肥大,充塞髋臼中,髋臼唇内翻于髋臼上缘,妨碍股骨头的复位。

2.股骨头

出生时股骨头多为圆形,常位于髋臼的外上方,紧贴髋臼,久之股骨头受压成扁平,骨骺发育迟缓。

3.股骨颈

股骨头受髂骨挤压,使股骨颈变粗变短,前倾角逐渐增大,甚至出现髋外翻。

4.骨盆

患侧骨盆可能伴有髂翼倾斜,坐骨结节分开,耻骨联合增宽,髋臼基底增厚。

5.脊柱

单侧脱位使脊柱倾斜,出现代偿性脊柱弯曲;双侧脱位使骨盆较垂直,腰椎前凸增加,臀部后突。

(二)软组织变化

1.关节囊

新生儿关节囊是一层纤维组织。髂腰肌横越关节囊前方,产生压迹,引起关节囊牵缩,妨碍股骨头复位。股骨头向外上方移位后,关节囊被牵拉而增长、增厚,上部远离髋臼,与髂翼产生粘连,形成一个结缔组织,关节囊呈葫芦形,使股骨头难以复位。

2.圆韧带

脱位后韧带受股骨干的牵拉而增厚、增长与肥大。中心动脉多半栓塞。

3.肌肉

股骨近端上移后,关节周围的肌肉如臀中肌、臀小肌、内收肌群及髂腰肌等,均有不同程度的缩短,肌腱有纤维变性而妨碍髋关节复位。

(三)分类

发育性髋关节脱位包括畸胎性脱位、新生儿髋关节不稳定、髋关节完全脱位、半脱位和髋臼发育不良五种类型。

1.畸胎性脱位

畸胎性脱位为严重、高位、胎儿早期发生的脱位,常与多发性关节挛缩、拉森综合征、脊髓脊膜膨出、多发畸形性侏儒合并发生。其病理变化明显:髋臼小,圆韧带肥厚,股骨头大小、形状不一,关节活动差,不能用手法复位,X射线摄片显示股骨头上方脱位。对此病例,单侧脱位宜积极手术治疗。同时注意,对有神经肌肉疾病的儿童来说,无痛、活动好、脱位的关节比疼痛、僵硬而复位的关节要好。

2.髋关节不稳定

髋关节不稳定指股骨头容易进入髋臼,又容易从髋臼内脱出来。

3.小儿的髋关节全脱位

股骨头停留在髋臼外面,同时出现一系列的继发改变。

4.半脱位

半脱位指股骨部分位于髋臼内,部分在髋臼外。

5.髋臼发育不良

髋臼发育不良指髋臼发育异常,髋臼指数较大,超过正常范围。

三、临床表现

年龄不同,发育性髋关节脱位的临床表现不同。6个月以内的婴儿,大腿内侧皮纹不对称,下肢不等长,大腿外展受限体征并不明显,X射线摄片对新生儿诊断帮助不大;小儿站立行走前,主要症状为下肢不等长、患肢不好站立、大腿内侧皮纹不对称、牵拉患肢可听见弹响、两侧臀部不对称等。

(一)新生儿期临床表现

1.外观与皮纹

髋关节脱位时大腿和小腿不对称,臀部宽,腹股沟皱纹不对称,患侧短或消;臀部皮纹亦不对称,患侧升高或增多,整个下肢轻度外旋$10°\sim15°$。

2.股动脉搏动减弱

股骨头脱位后,腹股沟部位的股骨头衬托消失,股动脉深层空虚,搏动减弱,检查时需两侧对比。

3.膝高低征

将新生儿平卧,屈膝$85°\sim90°$,两足平放于床上,两踝靠拢可见两膝高低不等。这是股骨上移所致。

4.巴罗氏试验

体位同上,检查者一手固定放在新生儿骨盆,另一手拇指置于大腿内侧,其余四指置于大腿外侧,轻轻内收下肢,用拇指沿纵轴方向向下压大腿内侧,可引起脱位。然后外展下肢,又可复位。无论髋关节复位或脱位,检查者都可以感到股骨头滑进、脱出髋臼或听见弹响。

5.外展试验(Ortolani 征)

患儿仰卧,检查者一手固定其骨盆,另一手握住膝部呈$90°$,拇指放在大腿内侧,其余四指指尖对着大转子。轻轻外展下肢,手指尖将大转子推向髋臼,可将股骨头复位;反方向活动,可将股骨头脱出。无论髋关节复位或脱位,检查者都可以感到股骨头滑进、脱出髋臼或听见弹响。

(二)较大儿童临床表现

1.跛行步态

跛行步态往往是就诊的唯一主诉。一侧脱位时跛行,两侧脱位表现为"鸭步"。患儿腰椎前突,臀部明显后突。

2.套叠试验

小儿平卧,屈髋屈膝90°,检查者一手握住膝关节,另一手抵住骨盆两侧髂前上棘,将膝关节向下压可感到股骨头向后脱出,膝关节向上提可感到股骨头进入髋臼,称为套叠试验阳性。

3.特伦德伦堡试验

患儿单腿站立,另一腿尽量屈膝屈髋,使足离地。正常站立时对侧骨盆上升,脱位侧臀中肌松弛无力,不能平衡地拉住患侧骨盆,故对侧骨盆下降,若背后观察尤为明显,称为特伦德伦堡试验阳性。

四、诊断

根据临床表现,尤其注意肢体的长短,若Ortolani征阳性即可确诊,同时X射线骨盆摄片可证实有无脱位、单侧或双侧、半脱位或全脱位,并可观察髋臼、股骨头骨骺发育和变形情况,但新生儿期因股骨头骨骺尚未骨化,目前多采用B超检查以弥补X射线检查的不足。

五、治疗

根据年龄不同,选择不同的治疗方法,年龄越小治疗效果越好,一般分为保守治疗与手术治疗两种。

(一)保守治疗

1.Pavlik支具

Pavlik支具适用于出生后至6个月以内的婴儿,患儿髋关节脱位或半脱位,用Ortolani方法可以复位。通常2周内成功率为85%~95%,对畸胎型髋脱位或用Ortolani方法不可以复位的患儿没有帮助。其主要目的是限制髋关节内收,使髋关节自由外展。Pavlik支具是帆布制成的,由一条胸带、两条肩带和两条肢蹬带组成。使用时,患儿仰卧,先系紧胸带,再扣上两条肩带,最后将脚放入肢蹬带,使髋关节外展复位。复位后,先系紧肢蹬前面的带子保持复位,再系紧后面的带子限制内收。只要股骨颈中轴线指向髋臼"Y"形软骨,就可以逐渐达到复位的目的。每周检查一次,调整带子松紧度,一般需3~6个月治疗时间。如1个月后仍不成功,可改换其他治疗方法,如用皮牵引,或用支具,或用闭合复位等方法。

2.外展支架

外展支架适用于6个月以内的患儿,使其髋关节逐渐外展而复位。常使用的支架有沃诺森支架,通常使用6个月可使髋关节恢复正常。根据我国具体情况,可将方法教给患儿家长,就地取材,将患儿的两大腿绑在防水布包裹的三角形厚褥垫的两侧,使髋不能内收,并逐渐将垫加大,直至股骨头复位。复位后继续固定6个月。

(二)手术治疗

1.索尔特截骨术

此术式适用于3~6岁患儿,髋臼指数不超过45°或3岁以下手法复位失败者。手术目的在于切开复位,并通过骨盆截骨术矫正髋臼指数过大致髋臼覆盖不良。术前应经皮切断内收肌,进行股骨下端骨牵引3~4周,使股骨头下降至髋臼水平,克服软组织挛缩。术后石膏固定6周。

2.各种髋臼形成术

髋臼形成术如关节囊髂骨周围截骨术、骨盆内移植截骨术等,适应于6~10岁患儿或髋臼发育不良者。对脱位高、牵引无效,可进行股骨短缩术。

3.姑息性手术

姑息性手术适用于10岁以上患儿,已不可能恢复正常的髋关节,而采用减轻疼痛,改变重力线的方法,如股骨上端的尚茨截骨术等。

六、护理评估

(一)患儿方面

(1)患儿出生史、家族史及母亲的妊娠史。

(2)患儿臀部皮纹、股动脉搏动、双下肢的长短、关节形态及步态等是否改变和改变的程度。

(3)患儿失去关节的正常活动度。

(4)手法复位、石膏固定或牵引、手术的治疗效果,有无并发症发生,并对可能出现的相应症状进行观察和评估。

(5)手术后患儿生命体征变化及恢复情况。

(6)患儿的自理能力。

(二)家长方面

(1)家长的心理反应,对疾病的了解情况。

(2)家长是否得到有关髋关节脱位的健康指导。

七、护理诊断

(一)患儿方面

1.皮肤完整性受损的危险

皮肤完整性受损与长期卧床有关。

2.不能保持有效的外固定

不能有效外固定与石膏受潮、支架移位有关。

3.便秘

便秘与卧床休息和活动少有关。

4.生命体征改变的可能

生命体征改变与手术有关。

5.自理缺陷

自理缺陷与年龄、制动、疼痛和不适等因素有关。

(二)家长方面

1.恐惧担心

恐惧担心与对疾病的不了解和患儿即将接受的治疗有关。

2.应对能力失调

缺乏手法复位、支架、石膏或牵引的有关知识。

八、护理目标

(一)患儿方面

(1)患儿皮肤黏膜保持完整,不发生褥疮或压疮。

（2）能保持有效的外固定。

（3）患儿排便正常。

（4）术后患儿生命体征保持平稳。

（5）患儿生活所需能够得到满足。

（二）家长方面

（1）家长恐惧心理减轻或消除，能够面对现实。

（2）家长学会和疾病有关的出院后护理。

九、护理措施

（一）患儿方面

1.使用外展支架患儿的护理

根据患儿的年龄和具体情况选择大小合适的支架，注意经常观察皮肤情况，保持清洁干燥，防止大小便污染。保持支架合理的外展度和松紧度，如固定过紧会引起皮肤破裂形成压疮，导致局部或全身感染。如外展角度过大，可因血管被压迫，股骨头血供来源减少，发生股骨头缺血性坏死；但固定过松或外展角太小，又难以获得逐渐复位或维持复位，导致治疗的失败。

2.牵引患儿的护理

常用的牵引方法有两种。

（1）双下肢悬吊皮肤牵引：将胶布贴于双下肢，以卷带固定后将两下肢同时悬吊进行牵引，患儿臀部离床。常用于婴幼儿，但容易损伤皮肤。因此，需特别注意保护皮肤，防止破损，或形成水疱。贴胶布前，先清洁皮肤，确定没有破溃炎症；胶布宽度合适，与皮肤牢固黏和，缠绕的绷带松紧合适，防止血循环受阻或胶布脱落。牵引过程中随时观察牵引的位置和有无血运障碍。

（2）骨牵引：将钢针穿过患侧股骨髁上做骨骼的直接牵引，适用于年长儿开放复位的术前准备。患儿长期仰卧位，背部和臀部皮肤护理非常重要，应每天清洁、按摩受压部位的皮肤，防止异物压迫及大小便污染会阴部皮肤。在牵引过程中经常观察钢针出皮肤情况，听取患儿主诉，若患儿主诉牵引处疼痛或突然哭闹不止，可能是钢针移位、脱落或折断，应立即检查，必要时停止牵引，通知医生紧急处理。

3.石膏固定患儿的护理

常用髋关节屈曲外展外旋的蛙式或"人"字形石膏固定位。每天应让患儿俯卧位2～3次，时间为1 h左右，以减少背部、臀部、会阴部皮肤受压，防止压疮的发生；大小便时，抬高床头，以免尿液倒流入石膏内；保持会阴清洁、干燥，每天常规会阴护理外，大小便后均应局部清洁。如患儿无原因哭闹或主诉石膏内疼痛，尤其是骨性突出部位疼痛，应检查有无石膏过紧的可能，必要时局部切开观察。定期观察足部肢端血液循环和踝关节的活动情况，如发现足背不能上抬，踝关节失去主动背屈能力时，为腓总神经受压，应立即拆除石膏。经常帮助或指导患儿进行双下肢、足部的主动或被动训练，以免石膏拆除后出现肌肉萎缩。

4.防止便秘

（1）了解患儿的饮食习惯，逐渐增加食物中的纤维素含量，避免辛辣、刺激性的食物。向年长患儿解释正确饮食的意义，以使患儿主动配合和接受。

(2)保证足够的液体入量,鼓励患儿每天多饮水。

(3)适当进行床上活动,每天按摩腹部数次,以增加肠蠕动,促进排便。

5.关注患儿生活

常与患儿交流,及时观察其生活所需,因长期卧床,患儿自理能力差,需要护士给予额外的照顾和关心,满足患儿生活上的需要。

(二)家长方面

(1)鼓励家长讲述感到恐惧和担心的问题,举例说明治疗后的成功率,使他们放下精神包袱。

(2)正确指导家长对支架、石膏和牵引进行护理并告知注意事项,指导功能锻炼的方法和目的。

十、效果评价

(一)患儿方面

(1)患儿皮肤黏膜保持完整,未发生破溃或炎症,更无褥疮或压疮。

(2)保持有效的外固定和牵引,位置正确,循环良好。

(3)患儿排便正常,自感舒适。

(4)术后患儿生命体征保持平稳。

(5)患儿生活所需能够得到满足,对特殊体位能够适应。

(二)家长方面

(1)家长恐惧心理减轻,能够面对现实,配合治疗。

(2)家长能说出和疾病有关的出院后护理。

十一、出院健康宣教

(1)患儿出院后注意勿尿湿及大便污染石膏和伤口,观察石膏固定部位有无疼痛,必要时到医院开窗查看。

(2)回家后继续进行床上躯体功能训练,以及石膏固定部位的静态收缩运动,每天 4～5 次,每次 20～30 min。

(3)家长注意鼓励、督促患儿咳嗽、深呼吸,防止坠积性肺炎发生;每 4 h 翻身 1 次,按摩受压部位,预防皮肤压伤;大小便后及时清洁会阴、臀部,防止泌尿系统感染。

(4)多食高蛋白质、高热量、含多种维生素的饮食,增强体质,促进伤口愈合。

(5)术后 6 周拆石膏,伤口同时拆线,如有骨盆钢针须同时拔取,如有股骨钢针则术后半年取出。

(6)拆除石膏复查 X 射线摄片后,患儿在家长的保护下可开始功能锻炼,如屈髋、内收、外展髋关节。2～3 个月到半年再复查 1 次。

第七节　先天性马蹄内翻足

先天性马蹄内翻足是临床最常见的足部畸形。男女发病率比例为 3：1。双侧多见，单侧较少。该畸形既可单独发生，也可并发其他畸形。最常见的并发畸形有并指、多指、多发性关节挛缩症等。

一、病因

(一)遗传因素

常有家族史。根据调查表明马蹄内翻足家族中第一代亲属的发病率为 2.9 ％，而总人群却为 1 ‰～2 ‰，发病率高约 25 倍。

近年来，遗传学研究认为，有一组能引起马蹄内翻足的基因存在于每一个个体中，但有些人群中所含致病基因高于平均基因数，而有些人群则低些。如胎儿所含的致病基因超过一定阈值，则可能出现马蹄内翻足畸形。男孩发病率高于女孩，是由于男孩的阈值较女孩低。除基因影响外，外界环境因素在疾病的发病中亦起到一定的作用，如子宫内的压力、药物、温度及病毒感染等。

(二)骨骼异常

该理论认为，距骨畸形是导致马蹄内翻足的原发病理。胚胎期，距骨软骨基质发育的欠缺最终导致了足内翻畸形及足的内侧软组织挛缩。

(三)神经、肌肉异常

有学者认为，先天性马蹄内翻足的骨骼、关节和软组织挛缩是对胎儿早期肌力不平衡的适应性改变，而肌力的改变是以神经异常为基础的。正常胚胎足发育早期即呈生理性马蹄内翻，至 11 周后逐渐发育至正常足部外形。在这个过程中，由于肌纤维组化类型改变而引起足踝部生物力学环境变化，即持续的肌力不平衡，导致足的正常发育受限。

(四)血管异常

格雷德(Greider)用血管造影的方法发现，大部分先天性马蹄内翻足的患儿均有胫前动脉发育不良或缺如，或终止于踝关节水平处，足背动脉消失。有的胫前动脉虽存在但发育差，而粗大的胫后动脉为主要血管，因此研究者推断血管畸形可能是原发病因之一。

(五)子宫内发育阻滞学说

研究者通过对胚胎期足的位置动态变化研究认为，胚胎期胫腓骨远端及其同侧足骨的发育紊乱可能是先天性马蹄内翻足的病因。

目前，尽管有以上多种学说，但真正病因尚不清楚，很可能由多种因素所致。

二、病理

先天性马蹄内翻足的主要畸形有前足内收内翻、足跟内翻、踝关节与距下关节跖屈呈马蹄畸形，有时有高弓畸形或胫骨内旋。软组织和骨组织是参与这些畸形的组织。

(一)软组织变化

1.肌肉与肌腱

肌肉多数发育差，肌腱细而弱。足底与内踝处肌肉都有挛缩，而腓骨长、短肌无力，足背肌肉被拉长。

2.韧带与筋膜

跟距关节内侧韧带与筋膜大片纤维化,跟距韧带短小,内踝韧带、跟距间韧带挛缩。

3.胫后肌挛缩

胫后肌在内踝后纤维化与跖筋膜、距骨、舟状骨、足底都有粘连,紧张包裹内踝下部,把足拉向内侧。

(二)骨骼变化

距骨是主要的原始变化,距骨头向内侧弯曲。关节面指向下内而不指向前方,距骨呈马蹄位。距骨在踝关节中有旋转,使足沿前足纵轴外旋引起足内翻。

三、临床表现

大多数病例在出生时即有明显的前足内收、内翻,后足内翻跖屈、跟腱挛缩、距舟关节半脱位等。畸形的程度不一,轻者可用手法扳正,重者只能部分扳正。患儿一般很少有临床症状,即便畸形严重,患儿也并不感到有什么不便。至小儿学走路后,畸形逐渐加重,开始用足尖或足外缘甚至足背行走,步态不稳。因患足负重处长期受到摩擦,承受持久的压力,常产生滑囊炎和胼胝,甚至形成溃疡。临床上依其治疗效果分为两型。

(一)Ⅰ型

Ⅰ型为松软型,占本病的 70 %,畸形较轻。足跟大小接近正常,踝及足背外侧有轻度皮肤皱褶,小腿肌肉萎缩变细不明显,其最大特点是在被动背伸外翻时,可矫正其内翻畸形,使患足达到或接近中立位。其特点为畸形容易用手法矫正,保守治疗或手术治疗效果良好。

(二)Ⅱ型

Ⅱ型为僵硬型。畸形严重,表现为跟骨小,不易触及,足内侧皮肤皱褶较深,当被动背伸外翻时足部畸形呈僵硬固定,很难用手法矫正,常需手术矫形。术后易复发,又称为抵抗性或复发性马蹄内翻足。

四、诊断

先天性马蹄内翻足诊断并不困难,新生儿出生时即可被看到马蹄畸形,典型征象为内侧软组织紧张,前半足不能外展,足跟紧不能背伸。因此,诊断并不需要 X 射线摄片。但要确定内翻、旋转和马蹄的程度,以及治疗后的进展,X 射线摄片是必不可少的。

X 射线检查常规包括足前、后位和高度背伸位的侧位片。单侧畸形应与健侧做比较,摄片时最好取负重体位。正常新生儿足部 X 射线摄片可见跟、距和骰骨的骨化中心,而马蹄内翻足的患儿足部诸骨的骨化中心出现较晚,舟骨在 3 岁后方出现。

五、治疗

先天性马蹄足治疗越早越好,一般出生后 1 个月内可手法矫正。非手术治疗包括对婴儿患足采用多次重复手法矫正、石膏和夹板固定。手术治疗主要用于非手术矫正效果不满意或复发病例及年龄较大儿童未经矫治者。

(一)手法治疗

新生儿应该立即手法治疗,先用轻柔手法按摩纠正畸形,关键在于将前半足内收纠正至20°外展,然后足跟内翻纠正至轻度外展,使足跟与踝关节在垂直线上,至此才能牵拉跟腱,纠正马蹄畸形。

(二)石膏矫正

对畸形严重的患儿,每次手法纠正一部分后,用长腿管型石膏固定维持1周,逐渐纠正内收、内翻及马蹄畸形,患儿经7~8次手法后,可能完全纠正畸形,再用 Dennis Browne 夹板维持矫正位置,疗程常需数年。

(三)手术治疗

1.单纯软组织松解术

常用的方法包括跖筋膜切断术、跟腱切断术、足内侧软组织松解术、胫后肌腱肌内延长术等。术后行管型石膏固定6~8周。

2.跟骰关节融合术

4岁以上马蹄内翻足患儿,仅靠彻底内后侧软组织松解,不能完全矫正前足内翻和内收,因此有时需做跟骰关节性切除,9岁以上患儿适用此手术,效果良好者为70%。

3.三关节固定术

患儿年龄到10岁以后就可以楔形切除距跟、距舟、跟骰三个关节面,以矫正马蹄足的残余畸形。理想年龄是12岁,手术指征是足部疼痛、功能不良和畸形。术后用短腿石膏固定3个月左右。

六、护理评估

(一)患儿方面

(1)评估患儿的出生史、家族史和母亲的妊娠史。

(2)患儿足内翻、旋转和马蹄畸形的程度。

(3)畸形对患儿日常活动和生活带来的影响和不便。

(4)治疗的效果和有无并发症发生,并对可能出现的相应症状进行观察和评估。

(5)患儿的自理能力。

(二)家长方面

(1)家长对患儿疾病和治疗的心理反应及对知识的理解能力。

(2)家长对患儿疾病和手术前后健康指导的了解程度。

七、护理诊断

(一)患儿方面

1.紧张焦虑

紧张焦虑与到陌生环境和即将接受的治疗有关。

2.不能保持有效的外固定

不能有效外固定与石膏变形及夹板移位等有关。

3.术后疼痛

术后疼痛与手术伤口有关。

4.潜在并发症——肢体血液循环障碍、压疮

并发症与石膏变形、过紧或内衬不适有关。

(二)家长方面

1.焦虑

焦虑与对疾病的预后没有信心、未能及时得到有关治疗护理的情况及如何应对有关。

2.知识缺乏

对疾病缺乏了解和缺乏手法矫正、石膏护理等有关知识。

八、护理目标

(一)患儿方面

（1）患儿适应医院环境和作息制度,配合治疗。

（2）外固定有效。

（3）术后伤口疼痛能够得到及时解决。

（4）潜在的并发症不发生或得到及时发现和处理。

(二)家长方面

（1）家长情绪稳定,对治疗有信心。

（2）家长得到与疾病有关的知识。

九、护理措施

(一)患儿方面

1.消除陌生感,配合治疗工作

为年长患儿介绍病区环境和同病室病友,主动关心帮助和沟通,简单介绍治疗的基本方法和如何配合,使其获得心理上的适应。

2.手法矫正护理

（1）操作手法应轻柔。

（2）开始先矫正前足内收,依次矫正内翻和马蹄,每天操作 3～4 次,每次 20～30 min。

（3）矫正后用胶布固定者,足趾基底和前足部要加垫,以防压迫性溃疡。

（4）用 2.5 cm 宽的胶布从足背中部经内侧绕趾底斜向小腿处侧面,绕过膝上折回小腿内侧。另一条胶布从小腿内侧经足跟上反折到小腿外侧面,以维持跟骨背伸和外翻。

（5）每周重复 1 次,换用胶布重新固定,需 6～10 周。

3.手术矫正护理

（1）术前护理。

①自入院后每天泡足两次,每次 20 min(水温以不烫手为宜)。泡后洗净足部及小腿并修剪趾甲。

②术前保暖、完善各项检查、术前 1 d 备皮、术前禁食禁水 6～8 h、术后测体温和肌内注射术前用药等。

（2）术后护理。

①术后 6 h 内按全麻术后护理。

②设法使石膏尽快干硬,可采取适当的通风或烤灯照射等方式;避免患儿把玩具等物件塞入石膏筒内;在搬动患儿或改变体位时,应注意保护石膏,切勿折裂。

③抬高患肢,有利于淋巴和静脉回流,减少下肢肿胀。观察足趾血液循环,包括足趾的感

觉、皮温、颜色,耐心倾听患儿主诉,观察其表情和情绪反应,如患儿主诉肢体疼痛难忍或婴幼儿哭闹不止、观察患肢足趾肿胀明显、肤温较健肢低或感觉迟钝,其中有任何一项时可能为石膏过紧或石膏内衬垫不适,应及时通知医师并协助检查进行处理。

④注意伤口有无渗血,对出血较多者,要及时汇报医师进行处理。

⑤对伤口疼痛者,要及时解除患儿痛苦,给予适当镇痛剂,以保证患儿正常的休息和睡眠。

(二)家长方面

(1)向家长说明手术的可靠性和预后,及时告诉他们治疗的进展,以缓解焦虑。

(2)告知家长手法矫正和石膏、夹板护理的注意点及出院以后的保健指导。

十、效果评价

(一)患儿方面

(1)患儿能适应医院环境和作息制度,配合治疗。

(2)固定持续有效。

(3)术后伤口疼痛得到及时解决,患儿自感较舒适。

(4)潜在的并发症未发生。

(二)家长方面

(1)家长情绪稳定,了解治疗进展,对治疗有信心。

(2)家长能说出有关手法矫正和外固定护理的基本知识。

第六章　软组织感染性疾病

第一节　新生儿皮下坏疽

新生儿皮下坏疽是发生在新生儿时期的一种严重的皮下组织急性感染,多发生腰骶部、臀部及背部。在我国北方寒冷地区发病率较高,而南方相对少见。发病后短时间内病变范围迅速扩大,易伴败血症而短期内死亡。近年来,由于医疗卫生条件的不断改善及抗生素的更新换代,发病率明显降低,死亡率亦降低。

一、病因

引起新生儿皮下坏疽的病原菌多为金黄色葡萄球菌、白色或柠檬色葡萄球菌。大肠埃希菌、产气杆菌和铜绿假单胞菌等也可引起本病。

由于新生儿皮肤发育尚不完善,屏障功能差,皮肤娇嫩,角质层薄,容易损伤;经常仰卧位,使背部、臀部、骶尾和枕部等处受压而血流缓慢,造成局部营养障碍,加上哭闹时被服摩擦、大小便浸泡等均可引起局部皮肤损伤而导致细菌侵入。

二、病理

新生儿细胞免疫功能不良,补体不足,中性粒细胞对化学性趋化作用薄弱,调理素缺乏,免疫血清球蛋白仅有免疫球蛋白 G(immunoglobulin G, IgG)可经胎盘输入。新生儿本身缺乏产生免疫血清球蛋白的能力,且局部淋巴结的屏障功能不足,对炎症的抵抗能力低,一旦细菌侵入皮肤,吞噬细胞消灭细菌能力不足,炎症迅速扩散,造成皮下组织广泛变质、坏死,肌肉和结缔组织间存留大量细菌和白细胞浸润,坏死组织周围的结构则保持完整。早期皮肤病变为真皮层出血。少数病例皮肤红肿,局部能力较强而形成脓肿。

三、临床表现

(一)局部症状

此症好发于身体受压部位,最多见于臀部和背部,也可发生于枕部、颈部、骶部和会阴等处。其特征有以下几点:起病急骤,病情发展快;局部皮肤温度增高,皮肤片状红肿;中央部位的皮肤渐变为暗红或紫黑色,指压部位变白,手指离开后又迅速恢复充血,触之稍硬;有皮肤与皮下分离之感觉,称为漂浮感;至晚期皮肤呈紫黑色,甚至溃破有稀薄脓液流出。

(二)全身症状

患儿表现为高热、呕吐、腹泻、哭闹不止,体温多为 38~40 ℃。合并败血症时表现为嗜睡、高热、唇周发绀、腹胀、皮肤黄疸等,严重者体温不升,甚至出现中毒性休克,最终因呼吸衰竭和肾衰竭而死亡。

四、诊断

根据局部皮肤典型病变诊断并无困难,但应注意与尿布疹和新生儿硬肿病相鉴别。对病变范围的估计,可按小儿烧伤的面积计算方法来计算。

实验室检查:白细胞计数多增高,脓液培养多为金黄色葡萄球菌。

五、治疗

(一)局部湿热敷

早期一般情况良好,病变不严重,无漂浮感者,可予以局部湿热敷,同时应用抗生素控制感染。

(二)切开引流

局部有漂浮感或扩散恶化,应早期切开引流。方法如下。

(1)皮肤消毒后,在病变中央做小横切口,由此处将弯头血管钳伸入向四周探查引导做多个小切口,到达与健康皮肤交接处。

(2)边切边将凡士林纱布填入切口内,动作迅速,以免失血过多。切口应分布分散,相互交错,以保证皮肤的血液供应和皮下引流通畅。

(3)切开引流后,每天用生理盐水冲洗伤口。如病变扩散,应随时补充切口,以使引流完全、通畅。

(三)植皮

如皮肤坏死范围广泛、脱落面积较大,而留有较大创面时,可于后期在肉芽创面做点状游离植皮,以缩短愈合时间。

(四)全身治疗

1.抗生素治疗

选用两种抗生素联合应用,静脉给药,一般使用氨苄西林、头孢菌素等,或根据对细菌的药敏试验结果,选择有效的抗生素。

2.支持治疗

给予输全血、血浆或清蛋白等,注意能量和维生素的补充,特别是维生素 K 和维生素 C,必要时可提供肠外营养等,以增强体质,促进愈合。

六、护理评估

(一)患儿方面

(1)坏疽发生的部位,病变局部皮肤的症状,有无漂浮感甚至较大面积的皮肤坏死。

(2)患儿的全身表现,有无败血症表现,体温、全身皮肤情况、呼吸情况及神志。

(3)患儿有无出现中毒性休克的临床征象。

(二)家长方面

(1)家长照顾患儿的能力。

(2)家长对知识的理解能力和面对现实的能力。

七、护理诊断

(一)患儿方面

1.皮肤黏膜完整性受损的危险

皮肤黏膜完整性受损与病变皮肤有关。

2.体温过高

体温过高与感染有关。

3.潜在并发症——败血症、中毒性休克

并发症与细菌进入血液大量繁殖有关。

(二)家长方面

1.恐惧紧张

恐惧紧张与患儿的疾病有关。

2.知识缺乏

缺乏和疾病有关的知识及家庭护理常识。

八、护理目标

(一)患儿方面

(1)病变处皮肤的局部症状好转或痊愈。

(2)患儿体温降至正常范围,感染被控制。

(3)不合并并发症或并发症被及时发现和处理。

(二)家长方面

(1)家长恐惧感减轻或缓解,面对现实。

(2)家长得到和疾病有关的知识和家庭护理常识。

九、护理措施

(一)患儿方面

(1)患儿安置于单间病室或同种疾病的新生儿合住一室,防止交叉感染,并定期对病室的空气和地面进行消毒,尽量减少探视。

(2)工作人员进入病室必须戴好口罩和帽子,接触患儿前需洗手。

(3)注意保暖,特别是早产儿或低体重儿,应置于暖箱内,防止发生新生儿硬肿病。

(4)做好切开引流的配合,观察创面情况避免受大小便污染,防止混合感染,尤其是铜绿假单胞菌感染;引流液湿透全层敷料时,应立即通知医生,及时更换。

(5)定时翻身,防止创面受压、血液循环障碍而使皮肤发生坏死。

(6)观察全身情况,如有高热、腹胀、腹泻等情况,应及时给予对症处理。

(7)防止并发症的发生:遵医嘱使用抗生素控制感染的扩散,同时给予输血、输清蛋白和增加热量及补充维生素等支持疗法,以增强机体的抵抗力。

(8)需植皮者,按植皮术前术后护理。

(二)家长方面

(1)给予一定的安慰,告知家长目前对于新生儿皮下坏疽的治愈率较高的事实,使其面对现实,对战胜疾病充满信心。

(2)向家长介绍和疾病有关的知识,目前治疗的进展,以及出院后家庭护理的重点,如新生儿应使用柔软的棉质衣裤和尿布,防止皮肤擦伤;避免臀背部长期受压,应经常变换体位或抱起拍背;经常洗澡,保持皮肤清洁;等等。

十、效果评价

(一)患儿方面

(1)病变局部症状好转,未发生大面积皮肤坏死。

(2)患儿体温降至正常范围,感染被控制,全身症状减轻。

(3)未发生并发症。

(二)家长方面

(1)家长恐惧感减轻,对治疗有信心。

(2)家长能讲出和疾病有关的知识,掌握家庭护理常识。

第二节　疖疖

疖疖是指病原菌侵入毛囊或汗腺,引起单个或多个及其所属皮脂腺和汗腺的急性化脓性感染。常见于婴幼儿的头面部,也可发生于颈后、背部或腋下等处。多发于夏季,因夏季多汗,如通风不良时汗液不易蒸发,在汗腺周围形成痱子。

一、病因

引起疖疖的常见细菌为金黄色葡萄球菌,链球菌亦可引起本病。随着年龄的增长,疖疖的发生逐渐减少。

二、病理

痱子的刺痒,搔抓后细菌被带入毛囊深部,在毛囊或皮脂腺迅速繁殖,产生毒素,引起组织坏死,形成疖的中心。中心周围组织逐渐坏死和溶解,在真皮下形成小脓肿,向外突起。临床表现为红肿硬结,中央为黄白色脓栓,破溃排出脓液后,脓腔逐渐被新的纤维组织修复而愈合。在身体各部同时反复发生多个疖,经久不愈的称为疖病,常见于营养不良或糖尿病小儿。

三、临床表现

(一)局部表现

局部表现为红、肿、热、痛。感染后,局部皮肤有轻度隆起的丘疹,约针头大小,红色,周围有红晕;随后病变在毛囊周围形成圆锥状大小硬结,局部轻度压痛;数天后硬结逐渐软化,有黄白色脓栓,脓栓脱落排出脓液,炎症逐渐消退而痊愈。如不能自然排脓,则红肿增大为 $1\sim$ 2 cm 之软化脓肿,或自溃或数周内慢慢吸收。疖肿感染严重时,局部淋巴结肿大,有压痛,有时淋巴结化脓形成脓肿。

(二)全身症状

病初可无全身症状,当疖肿严重感染时,可有高低不等的发热。面部特别是上唇或鼻周围等处的疖,若被挤压,感染可能沿内眦静脉进入海绵窦,引起颅内感染。

四、诊断

根据以上临床表现,应即能够做出诊断。实验室检查:血常规示有白细胞计数升高。

五、治疗

(一)局部治疗

(1)病变早期局部红肿有小脓疱时,可给予涂擦 2.5 % 碘酊,再外敷抗生素药膏,亦可用鱼石脂软膏或金黄膏外敷,严禁挤捏,以防扩散。

(2)疖肿形成后,可做小切口引流或火针引流,外敷拔毒膏。

(3)伤口暴露治疗,保持凉爽。

(二)全身治疗

痱疖一般不需全身治疗,但出现发热等全身症状时,应及时给予抗生素治疗。

六、护理评估

(一)患儿方面

(1)痱疖发生的部位,病变的局部症状。

(2)天气温度情况,室内空气流通的情况。

(3)患儿有无发热等全身症状。

(4)患儿有无引起颅内感染等并发症的可能因素。

(二)家长方面

家长对小儿皮肤护理常识的了解程度。

七、护理诊断

(一)患儿方面

1.皮肤完整性受损

皮肤完整性受损与疾病有关。

2.潜在并发症——颅内感染

颅内感染与细菌进入海绵窦有关。

(二)家长方面

知识缺乏与缺乏小儿皮肤护理常识有关。

八、护理目标

(一)患儿方面

(1)局部病灶消退,皮肤恢复正常。

(2)不发生并发症。

(二)家长方面

家长掌握小儿皮肤护理的知识和正确上药的方法。

九、护理措施

(一)患儿方面

(1)应将患儿置于室温不超过 30 ℃的环境内,保持室内通风。

(2)经常为患儿修剪手足指(趾)甲,防止再次因瘙痒而引起皮肤感染,甚至是颅内感染。

(3)定时局部外敷药物,观察红肿消退和炎症吸收的情况,必要时协助医生进行切开引流。

(4)每天洗澡,连同疖肿及伤口全部清洗后,不用包扎,保持凉爽。

(5)感染严重时,遵医嘱口服或静脉注射抗生素,注意观察药物的疗效和有无恶心、呕吐或皮疹等不良反应。

(二)家长方面

(1)教会家长正确外敷药物的方法。

(2)指导家长小儿皮肤护理的正确方法,如夏季沐浴后可在痱疖易发处外敷痱子粉,可避免形成疖肿等。

十、效果评价

(一)患儿方面

(1)疖肿消退,局部皮肤恢复正常。

(2)未发生并发症。

(二)家长方面

(1)家长掌握正确外敷药物。

(2)家长能讲出如何进行小儿皮肤护理的注意点。

第三节　颈部急性淋巴结炎

颈部急性淋巴结炎常发生于幼儿期,系化脓性细菌侵入颈部淋巴结而引起的急性炎症。一般冬季比较多见。

一、病因

引起颈部急性淋巴结炎的病原菌多为金黄色葡萄球菌、溶血性链球菌,有时也有铜绿假单胞菌或大肠埃希菌。

颈部淋巴结炎发生的部位与病灶的解剖位置及引流范围有密切联系。扁桃体炎和龋齿可导致下颌淋巴结炎,炎症向深颈部蔓延,引起咽部附近或纵隔感染,造成咽后、纵隔脓肿或败血症,经血液向全身扩散;头皮感染引起枕部、耳前、耳后淋巴结炎;门齿及舌下感染则引起颏下淋巴结炎。

二、病理

(1)局部淋巴结有充血、肿胀,白细胞浸润及炎性渗出。淋巴结中心变质、坏死及化脓,被膜有炎性增厚。

(2)感染向周围扩散形成淋巴结周围炎,多个淋巴结感染后粘连成块,有时甚至发展成广泛的蜂窝织炎。感染控制后,炎症逐渐消退或局限形成脓肿,脓肿穿破引流后可逐渐愈合。

(3)如发展成慢性淋巴结炎,有淋巴组织及纤维组织增生,不再缩小,有时反复急性发作,淋巴结不断扩大。

三、临床表现

(一)局部表现

早期淋巴结肿大,局部有红肿、压痛,但尚能活动。炎症向周围扩散后红肿蔓延,局部出现增大的不能移动的肿块,当巨大肿块出现后淋巴结已不能触及。婴幼儿颌下、双侧颏下淋巴结炎,有广泛肿胀,常因剧烈压痛而哭闹。

(二)全身症状

多个淋巴结炎或向周围扩散时有全身寒战、发热、食欲减退、精神不振等表现。肿块压迫喉部可引起发绀、呼吸困难,甚至全身中毒症状。

四、诊断

发病前患儿多有头面部感染病史,如头面部疖疮、扁桃体炎、龋齿等。根据局部淋巴结肿大,有明显压痛及血常规检查白细胞计数增高即能确诊。

五、治疗

(1)早期应给予局部热敷,外敷金黄膏或鱼石脂软膏等,全身应用抗生素,并配合内服一些清热、解毒、利湿之中药,炎症多可在数日内消退。

(2)若炎症局限形成脓肿,并且有张力和胀痛,应及时切开引流,切开1~2 d后开始换药,因过早换药会引起伤口疼痛和出血;有喉部压迫影响呼吸时,可考虑气管切开;口底蜂窝织炎合并呼吸困难,虽未形成脓肿,也应广泛切开引流,减轻对呼吸道的压迫。

(3)急性颈部淋巴结炎有淋巴结周围炎或并发局部蜂窝织炎,有全身中毒症状时,应给予全身支持疗法,纠正液体和电解质失衡,必要时输全血或血浆,增加机体抵抗力。

六、护理评估

(一)患儿方面

(1)患儿有无头面部感染病史。

(2)局部表现,淋巴结或肿块的大小、质地,有无压痛等。

(3)患儿颈部活动情况,有无呼吸困难等症状。

(4)患儿的全身情况,有无发热、食欲减退、精神不振等表现。

(二)家长方面

家长有无及时得到与疾病有关的信息和健康指导的宣教。

七、护理诊断

(一)患儿方面

1.舒适的改变

不适与局部压痛和巨大肿块影响颈部活动有关。

2.潜在并发症——窒息

窒息与肿块压迫喉部影响呼吸有关。

3.营养失调——低于机体需要量

营养失调与并发淋巴结周围炎造成全身中毒症状有关。

(二)家长方面

知识缺乏与缺乏疾病的知识有关。

八、护理目标

(一)患儿方面

(1)局部压痛好转,颈部活动恢复正常,患儿自感较舒适。

(2)不发生窒息等并发症。

(3)患儿营养状况及时得到纠正,全身中毒症状逐渐减轻。

(二)家长方面

家长得到和疾病有关知识的信息和相关健康指导。

九、护理措施

(一)患儿方面

(1)卧床休息,局部有较大肿块时,可予患儿半卧位,有利呼吸运动。

(2)遵医嘱定时给予热敷或外敷药膏,方法正确,上药均匀。经常观察肿块或肿大的淋巴结有无缩小或增大,若发现感染向周围扩散的征象,及时报告医生。

(3)脓肿形成,应做好切开引流的配合。

(4)随时观察患儿呼吸情况,如有发绀或呼吸困难等情况及时报告医生,予以气管切开等处理。

(5)遵医嘱应用抗生素,控制感染。如有全身中毒症状者,给予补液、输血等全身支持疗法,以增强机体抵抗力,促进炎症的消散。

(二)家长方面

(1)向家长讲述引起疾病的原因和目前主要的治疗方法。

(2)教会家长热敷和外敷药膏的方法,解释卧床休息的原因。

十、效果评价

(一)患儿方面

(1)颈部肿块消退,压痛消失,颈部活动自如。

(2)未发生并发症。

(3)患儿营养状况良好。

(二)家长方面

家长能简单讲述疾病的病因和主要治疗方法,掌握相关健康指导。

第四节　丹毒

丹毒是一种由溶血性链球菌(丹毒链球菌)侵入皮肤或黏膜的浅淋巴管所引起的组织急性感染。该病好发于面部和下肢,发病急,蔓延迅速,但很少有组织坏死或化脓。

一、病因

引起丹毒的主要致病菌为溶血性链球菌。轻微的抓伤、尿布擦伤、脐带处理不当和手术切口等都可作为感染的入口,致病菌通过皮肤、黏膜的小伤口进入组织,侵犯皮内或黏膜内的网状淋巴管而发病。

丹毒易发于免疫功能低下、营养不良及有慢性肾病的幼儿,而新生儿由于有母体输给的特殊免疫球蛋白 G 抗体,不易感染丹毒。

二、病理

组织病理特点:感染部位表皮明显水肿,真皮水肿更显著;淋巴管和毛细血管扩张,其周围及胶原纤维间多核细胞、淋巴细胞运动并聚集,链球菌位于扩大的淋巴空隙中,淋巴管壁有纤维性增厚,管腔部分或全部闭塞;局部淋巴结有炎性或增殖反应,无化脓。

三、临床表现

(一)急性丹毒

急性丹毒的潜伏期为数天到 1 周。患儿表现为哭闹不安、拒乳等,较大患儿往往有突然寒战、发烧,高时可达 40 ℃,伴头痛、恶心、呕吐等中毒症状。受累皮肤出现小片玫瑰色斑,稍隆起,边界清楚,指压时红色消退,放手后又很快恢复,局部有烧灼样痛。病变迅速向周围蔓延,同时中央区红色消退,脱屑后转为棕黄色,有时发生水疱。

发生于面部的丹毒,病变呈蝴蝶状伴眼睑水肿。头皮丹毒肿胀极为明显,伴剧烈疼痛,易合并海绵窦血栓形成和脑脓肿等。新生儿丹毒多见于腹部,为坏疽性丹毒,局部皮肤迅速变成暗红或灰黑色。若侵入皮下引起蜂窝织炎,可导致败血症而死亡。此情况虽极少发生,但却相当严重。

(二)慢性丹毒

慢性丹毒常发生于小腿部位,多见于有足癣的年长患儿。局部小腿前侧皮肤暗红、肿胀且粗糙,界线清楚,轻触痛,不化脓。反复发作,可因肢体淋巴系统阻塞而形成淋巴性水肿,甚至发展成象皮腿。

四、诊断

通过上述特征性的表现可以诊断。病原菌很难从损害处培养,但偶尔可从血液中培养出来。通过直接免疫荧光染色细菌也可鉴别病原菌,但诊断通常根据临床形态学。面部丹毒需与带状疱疹、血管神经性水肿和接触性皮炎鉴别;手臂和手的丹毒需与少见的类丹毒鉴别。

五、治疗

(一)局部治疗

抬高患肢。局部用 50 ％硫酸镁溶液湿敷,抗生素软膏如莫匹罗星软膏外敷。

(二)全身治疗

青霉素类药物静脉点滴有很好的疗效,剂量应稍大,持续 10 d 以上,不可过早停药,全身和局部症状消失后继续用药 3～5 d。对青霉素过敏者可用红霉素静脉点滴或口服。

(三)中医中药治疗

头面部丹毒,宜清热凉血、祛风解毒。可服导赤丹、清血解毒丸、梅花点舌丹等,外用金黄散。小腿丹毒,宜利湿清热解毒。可服龙胆泻肝丸、复方金银花冲剂、二妙丸等,外用金黄散。

(四)其他

去除诱因,对症处理,加强支持治疗。

六、护理评估

(一)患儿方面

(1)详细了解患儿病史,是否有其他诱发丹毒的疾病。

(2)丹毒发生的部位和局部的症状,红肿的范围、大小,与周围组织的关系,有无进一步发展等。

(3)患儿的全身表现,有无高热、关节酸痛和胃肠道症状等。

(4)有无发展为败血症或脑脓肿等并发症的不利因素存在。

(二)家长方面

家长对小儿皮肤护理和健康指导的掌握情况。

七、护理诊断

(一)患儿方面

1.疼痛

疼痛与局部病变有关。

2.皮肤完整性受损

皮肤完整性受损与皮肤形态改变有关。

3.潜在并发症——海绵窦血栓形成、脑脓肿

这两种并发症与头皮丹毒继发感染有关。

4.潜在并发症——败血症

败血症与侵入皮下引起蜂窝织炎有关。

(二)家长方面

知识缺乏与缺乏小儿皮肤护理常识和健康指导有关。

八、护理目标

(一)患儿方面

(1)局部疼痛缓解或消除。

(2)局部症状消失,皮肤完整性恢复。

(3)不发生并发症或并发症被及时发现和处理。

(二)家长方面

家长得到和疾病有关的知识和小儿皮肤护理常识及有效健康指导。

九、护理措施

(一)患儿方面

(1)注意卫生,保持皮肤清洁。患儿应卧床休息,发生于小腿者,应抬高患肢 $30°\sim40°$ 可缓解局部疼痛。同时患有足癣者,必须治疗彻底,以免丹毒复发。

(2)饮食宜清淡,多进凉性食物,如菊花脑、马兰头、鲜藕、绿豆汤等。多饮水。忌牛肉、羊肉、猪头肉、鱼、虾、蟹等和辣椒、胡椒等辛辣之品,因其可促使病势蔓延。

(3)遵医嘱合理使用青霉素等抗生素药物,观察药物的疗效和不良反应;密切观察全身症状,及时发现问题和听取患儿主诉,并根据医嘱给予对症处理。

(4)局部按时湿敷和上药,上药前应观察红肿情况,及时了解病情进展情况。

(5)对年长患儿,应叮嘱其平时加强体育锻炼,以提高身体抵抗力。

(二)家长方面

(1)向家长讲述丹毒的病因和主要治疗方式。

(2)指导家长正确的小儿皮肤护理方法。

(3)在小儿饮食、活动和休息等方面给予家长正确指导。

十、效果评价

(一)患儿方面

(1)局部疼痛减轻,患儿能保持安静。

(2)局部症状消失,红肿消退,皮肤完整性恢复。

(3)未发生各种并发症。

(二)家长方面

家长能讲述和疾病有关的知识和小儿皮肤护理常识及有效健康指导。

第七章　营养障碍

第一节　小儿营养

营养是保证小儿生长发育的基本要素,只有充足合理地摄入营养,才能保证机体组织和细胞的增生和修复,以及维持各种正常的生理功能。小儿新陈代谢旺盛,对各种营养物质需求量大,但此时消化与吸收功能尚不完善,容易发生营养紊乱,造成小儿生长发育障碍和营养性疾病。因此,掌握小儿各个时期的营养需求,给予准确合理的指导尤为重要。

一、小儿能量代谢特点及各种儿童营养素的需要量

(一)小儿能量需要

小儿能量需要包括以下五个方面。

1.基础代谢

小儿基础代谢较成人高,按每天每千克体重计算,1岁以内约需230.2 kJ(55 kcal),7岁约需184.2 kJ(44 kcal),12岁时与成人相近,约需125.6 kJ(30 kcal)。

2.生长所需

这是小儿时期所特有的热能消耗,所需热量与生长速度成正比,若所供给的热量不足,生长发育会迟缓或停滞。婴儿此项热量需要占总热量的25%～30%,按每天每千克体重计算,6个月的婴儿为167～2093 kJ(40～500 kcal),1岁时为63 kJ(15 kcal)。

3.活动所需

活动所需与活动量的大小和活动时间有关,活动量越大,活动时间越长,消耗能量越多。同样按每天每千克体重计算,婴儿为63～84 kJ(15～20 kcal),12岁时约为126 kJ(30 kcal)。

4.食物特殊动力作用

食物特殊动力指用于摄入和消化吸收食物所需的能量,其中蛋白质的特殊动力最大。婴儿因摄入的蛋白质较高,故此项需能量占总需能量的7%～8%,年长儿约占5%,与成人相近。

5.排泄损耗

每天摄入的食物不能完全吸收,一部分食物未经消化吸收即排出体外,此项热量损失一般不超过总摄入量的10%。

综上所述,婴儿用以维持安静状态所需热量(包括基础代谢与食物特殊动力作用)约占总热量的50%,生长发育约占25%,活动需要约占25%。按单位体表面积计算,能量需要量以婴儿为最高。如总热量长期供给不足可致消瘦、发育迟缓、体重不增、抵抗力降低,易患疾病。而总热量长期供给过多时,又可发生肥胖。

实际应用时,主要依据年龄、体重来估计总热量的需要。每千克体重每天所需热量:新生

儿为 502 kJ(120 kcal),1 岁以下为 460 kJ(110 kcal),以后每增加 3 岁减去 41.84 kJ(10 kcal),至 15 岁时为 251 kJ(60 kcal)左右,成人为 126 kJ(30 kcal)左右。

(二)营养素的需要

人体必需的营养素包括水、蛋白质、脂肪、糖、维生素、矿物质及微量元素等。

1.水

水是机体的重要组成部分,是人类赖以生存的重要条件。小儿新陈代谢旺盛,热量需要大,因此所需水分相对较多。婴儿需水 150 mL/(kg·d),3～7 岁需水 90～110 mL/(kg·d),10 岁时需水 70～85 mL/(kg·d),14 岁时需水 40～60 mL/(kg·d)。

2.蛋白质

蛋白质是构成人体细胞和组织的基本成分。小儿生长发育要求正氮平衡,故蛋白质按体重计算需要量高于成人。婴儿饮食中蛋白质含量约占总热量的 15 %,母乳喂养每天需蛋白质 2.0 g/kg,牛乳喂养为每天 3.5 g/kg,混合喂养为每天 3.0 g/kg。

3.脂肪

脂肪是供给热能的重要物质,同时还具有提供必需脂肪酸,帮助脂溶性维生素吸收,防止散热及达到机械保护的功能。脂肪主要来自乳类、肉类、植物油。婴幼儿饮食中脂肪供给占总热量的 35 %,每天需 4～6 g/kg,6 岁以上每天需 2～3 g/kg。

4.碳水化合物

碳水化合物是供给热量的主要来源,其供热量约占总热量的 50 %,婴儿每天需 10～12 g/kg,儿童每天需 8～12 g/kg。摄入过多时,发酵过盛刺激肠蠕动可引起腹泻。

5.维生素

维生素是维持正常生长及生理功能所必需的营养素,与酶关系密切,是构成许多辅酶的成分。维生素种类很多,水溶性维生素包括维生素 B_1、维生素 B_2、维生素 B_6、维生素 C 等,在烹饪过程中易损失,体内不能贮存。脂溶性维生素包括维生素 A、维生素 D、维生素 E、维生素 K,吸收后可在体内贮存,过量则易蓄积中毒。造成维生素缺乏的原因除膳食摄入不足外,还包括消化吸收障碍、分解破坏增强、生理需要量增加及肠道细菌合成障碍等。其中,维生素 A、维生素 B_1、维生素 B_2、维生素 C、维生素 D、维生素 B_{12} 和叶酸缺乏常由膳食中含量不足而引起。

6.矿物质和微量元素

离子化元素如钙、磷是正常凝血和神经肌肉功能所必需的。它们是骨骼的重要组成部分,故又称"大元素"。必需微量元素具有重要的营养作用和生理功能,包括铜、铁、锌、锰、硒、碘、铬等,缺乏后产生特征性生化紊乱、病理改变,引发疾病。儿童易因微量元素代谢不平衡而致病,如肠病性肢端皮炎是遗传性缺锌病,门克斯病是遗传性缺铜症,缺碘引起克汀病,缺硒引起克山病,缺铁引起贫血。

二、母乳喂养

(一)母乳的营养成分

1.蛋白质

母乳含丰富的必需氨基酸,营养价值高,乳白蛋白在胃内形成凝块小,有利于消化和吸收。母乳中的蛋白质含量较低,但质量高,利用率高,且免疫物质丰富,对新生儿尤为重要。

2.脂肪

母乳含不饱和脂肪酸及解脂酶较多,易于消化吸收。

3.维生素

母乳中维生素 A、维生素 E、维生素 C 含量较高,而维生素 B_1、维生素 B_2、维生素 B_6、维生素 B_{12}、维生素 K 及叶酸含量较少,但基本能满足生理需要。维生素 D 在人乳及牛乳中的含量均较低。

4.矿物质

人乳矿物质含量约为牛乳的 1/3。人乳钙、磷含量比例(33∶15)比牛乳(125∶99)低,但钙、磷比例适宜(人乳为 2∶1,牛乳为 1.2∶1),使钙的吸收良好。铁在人乳和牛乳中含量均低,但人乳中铁的吸收率明显高于牛乳。婴儿尤其是人工喂养儿,如不及时添加辅食和补充含铁食品,易出现缺铁性贫血。人初乳中锌含量较高,有利于生长发育。

(二)母乳的免疫成分

母乳中含有多种抗细菌、抗病毒和抗真菌感染的物质,对预防新生儿和婴儿感染有着重要意义。

1.体液免疫成分

母乳中含有多种免疫成分,包括 IgG、免疫球蛋白 A(immunoglobulin A,IgA)、免疫球蛋白 M(immunoglobulin M,IgM)和补体成分 3(C3)、补体成分 4(C4)等,初乳中含量最丰富,其中分泌型 IgA(S IgA)是所有外分泌液中含量最高者,随泌乳期延长,IgG 和 IgM 含量显著下降。S IgA 在成熟乳(产后 2~9 个月的乳汁)中的含量也有明显下降,但由于成熟乳的泌乳量增加,婴儿摄入 S IgA 的总量并无明显减少。人乳中的 IgA 抗体分布在婴儿的咽部、鼻咽部和胃肠道局部黏膜表面,中和毒素,凝集病原体,防止侵入人体。乳铁蛋白在人乳中含量丰富,明显高于牛乳,能与细菌竞争结合乳汁中的元素铁,阻碍细菌的代谢和分裂繁殖,达抑菌效果。

2.细胞成分

人乳中含大量免疫活性细胞,包括巨噬细胞、中性粒细胞和淋巴细胞。具有吞噬和杀灭葡萄球菌、肠致病性大肠埃希菌和酵母菌的能力,在预防疾病方面有重要意义。

3.其他因子

双歧因子在母乳中含量高而稳定,可促进肠道内乳酸杆菌生长,从而抑制大肠埃希菌、志贺菌属的生长繁殖。人乳中溶菌酶含量较高,能杀伤细菌。

(三)母乳喂养的优点

(1)营养丰富,各种营养素比例合适,易于消化和吸收,尤其以最初 4~6 个月最为适宜。

(2)富含多种免疫成分,能预防肠道和全身感染。

(3)可直接哺喂,温度适宜,经济方便,乳量随小儿生长而增加。

(4)哺乳可增进母子感情,并可密切观察小儿微细变化。

(5)促进子宫收缩并加速其复原,降低患乳腺癌和卵巢癌的概率。

(四)母乳哺喂的方法

1.开奶时间

产后即可哺喂,促进乳汁的分泌和排出。

2.哺乳次数

根据婴儿饥饱和吸吮情况,不宜严格规定哺乳间隔时间和次数,通过吸吮刺激催乳素及缩宫素的分泌,以促进泌乳及产乳反射的建立。

3.哺乳时间和方法

起初 2～3 d,每次每侧乳房哺喂 2～4 min,以后延长至 10 min 左右,一般最初 5 min 内已吸出大半乳量,10 min 后乳汁几乎吸空,故每次喂乳时间为 15～20 min。哺喂时,应让婴儿呈半坐姿势躺在母亲怀里,保持呼吸道通畅。哺乳后应将婴儿抱起,头靠在母亲肩上,轻拍其背部,嗳出胃内气体防止吐奶后窒息。

4.断奶

断奶应逐渐进行,在正常添加辅助食品的条件下,婴儿 8～12 个月断奶最合适。一般先从 6～8 个月起每天先减少 1 次哺乳,用辅助食品代替,以后逐渐减少哺乳次数直至断奶。在炎热夏季或婴儿患病时,不宜断奶,可延至秋凉时进行,以免发生腹泻等消化紊乱。

三、人工喂养

(一)人工喂养的适用对象

(1)母亲没有乳汁分泌。

(2)母亲患有较严重的器质性疾病,如心、肺、肾脏疾病及内分泌疾病,或患有慢性传染病如肝炎、肺结核等,均不宜哺喂婴儿。

(3)婴儿患有苯丙酮尿症、半乳糖血症等遗传代谢性疾病。

(二)人工喂养的适用对象

1.鲜牛乳

牛乳与母乳相比,两者虽然所供热能大致相等,但营养成分的差异较大。鲜牛乳中蛋白质含量高于母乳,主要为酪蛋白,遇胃酸所形成的凝块较大,不易消化;牛乳中脂肪球较大,不易被婴儿消化和吸收;钙、磷比例不适宜,不利于钙的吸收;矿物质含量偏高,加重了肾溶质负荷。用牛乳喂养新生儿时需加水稀释,使蛋白质、无机盐的含量降低。

2.全脂奶粉

全脂奶粉是用鲜牛乳经喷雾干燥制成的粉剂,也是较好的代乳食品,便于携带和保存,在加工过程中酪蛋白颗粒变细,故较鲜牛乳易于消化。冲调可按重量 1∶8(1 g 奶粉加 8 mL 水)或按体积 1∶4(1 匙奶粉加 4 匙水)。

3.人乳化奶粉

人乳化奶粉是在全脂奶粉的基础上,针对我国的膳食特点添加了人体缺乏的维生素和无机盐等。它所含的营养素如蛋白质、矿物质、脂肪、碳水化合物和维生素,无论在数量或质量上均比牛乳更接近于母乳,有些人乳化奶粉添加了人乳所缺乏的维生素 D 和铁等,更利于婴儿生长。

4.酸奶

在鲜牛乳中加入乳酸或柠檬酸或橘汁制成。

5.鲜羊乳

羊乳中蛋白质、矿物质的含量较高,叶酸含量极低,维生素 B_{12} 含量也较低,长期饮用羊乳的婴儿,因红细胞制造和成熟受影响,易引起营养不良性贫血。所以在饮用羊乳时,应注意及早给婴儿补充蛋黄及其他辅助食品,以避免贫血的发生。

6.不含奶的代乳品

一些不易获得动物奶与奶制品的地区,常选用大豆、大米、小麦或其他谷类磨粉煮成糊状,加糖喂养婴儿。由于各种谷类的主要营养素为淀粉,蛋白质含量较低,必需氨基酸含量不足,婴儿长期食用会因蛋白质缺乏而产生营养不良症。此外,出生后 2 个月内的婴儿体内尚无淀粉酶,不能将这些代乳品中的淀粉分解。故此类代乳品存在较多缺陷,不能满足婴儿的生长发育需要。

鲜奶稀释调配方法如下。

新生儿 2 周内应按 2∶1(2 份鲜牛乳加 1 份温开水)的比例稀释,3 周内 3∶1,4 周内 4∶1,满月后可不稀释。加水稀释可使牛乳中蛋白质的浓度与人乳相近,但由于稀释,牛乳中的碳水化合物与脂肪较人乳含量少,热能含量会大大降低,所以应在稀释的牛乳中加入白糖,以提高热能的含量。一般应在 100 mL 鲜牛乳中加白糖 5 g(约 1 汤匙),使牛乳的热能含量基本接近人乳的热能含量。

(三)乳量计算方法

婴儿需热量为每天 460 kJ(110 kcal/kg),需水量为每天 150 mL/kg,100 mL 牛乳含热量2761 kJ(659.6 kcal),含蛋白质 33 g,8 ％糖牛乳 100 mL 含热量约为 418.6 kJ(100 kcal)。计算方法如下。

4 个月婴儿体重 6 kg

每天需要总热量:6×460＝2760 kJ(660 kcal)

每天需总水量:6×150＝900 mL

每天需 8 ％糖牛乳:660 mL

每天需糖量为 750×5 ％＝37.5 g

牛乳以外的需水量:900－660＝240 mL

(四)人工喂养方法

选用大口玻璃奶瓶,易于清洗,便于煮沸消毒;将每天小儿所需之牛乳、蔗糖及水一并加热,直至煮沸,分瓶灌入;喂哺时婴儿半卧位于母亲怀中,奶瓶前端充满乳汁,以免小儿吸入过多空气;哺喂后轻拍背部,排出空气以防止吐奶。

四、辅助食品的添加

(一)辅助食品添加原则

1.由稀到稠

以谷类食物为例,应从米汤、米粉、稀粥、稠粥逐步过渡到米饭。

2.由少到多

如加鸡蛋黄时,开始先吃 1/4 个,一周后大便消化及食欲情况良好,可加到半个,然后逐步加到 1 个。

3.由细到粗

如添加蔬菜,应从菜汁、菜泥、碎菜到菜块。

4.由一种到多种

按照遵照循序渐进的原则,根据婴儿胃肠道的消化、吸收能力和营养需要量逐步添加。

(二)辅助食品添加顺序

1.1~3个月

可添加菜汤、水果汁,开始时应冲稀,逐渐加浓,在两次喂乳之间进行。鱼肝油从1滴开始每月增加1滴,观察有无腹泻,直至4个月后维持每天1滴,以补充维生素A和维生素D。

2.4~6个月

可添加米糊、奶糕、稀粥、蛋黄、鱼泥、菜泥、水果泥、豆腐等以补充热量,使小儿逐渐适应从流质过渡到半流质食物。

3.7~9个月

可添加粥、面条、碎菜、蛋、肝泥、肉末、鱼泥、豆制品、饼干、馒头、熟土豆等以补充足够的热量和蛋白质,由半流质过渡到固体食物。

4.10~12个月

可进食软饭、挂面、蛋糕、带馅食品、碎肉等直至断奶。

五、小儿营养状况的评价及微机处理

(一)小儿营养状况的评价

营养是影响儿童生长发育的重要因素,所以定期评价小儿营养状况,可以及早发现问题并寻找原因加以解决,保证小儿的正常生长发育。

一般采用的指标为身长(身高)及体重,身长是一项稳定的、有价值的生长测量指标,重复性好,暂时的营养不良不会对身长产生明显的影响,只有较长期的营养不良才能使生长停滞而影响身长的增长;体重是身体各器官和细胞重量的总和,是反映营养状况最直观的指标。以上两个指标是较常用的评价营养的单项指标,但易受个体差异、遗传等因素的影响。目前,一般运用按身高体重值(小儿初生至身长125 cm这一发育时期内,其身长与体重之间有平行发展的规律,即身长每增加3.8 cm,体重即增加1 kg),提出"该身长儿童应有的体重"概念,代表标准体重,而不采用"某年龄儿童所应有的体重"。小儿实际体重与标准体重之比,即可代表该小儿的营养状况,提出小儿营养状况指数公式,即指数"100"代表这一阶段小儿的标准营养状况,超过或低于指数100,表示小儿的营养状况是优或劣。定期测量比对可及早发现营养不良,例如3月份的指数为94,5月份时虽然身长体重均有增加,但其指数变为90,即应查明原因,调整饮食。

(二)儿童营养状况的微机处理

一般采用形态指标,如体重、身长、坐高、头围、上臂围、小腿围、皮下脂肪等,利用微型计算机的贮存信息,进行综合评估,可以评价个体及群体生长发育情况,以及营养性疾病的筛查。应用膳食营养素分析电脑系统进行儿童膳食调查,根据调查所得食品名称、消耗量和人数,计算出每天每人各营养素的摄入量、能量来源、膳食构成比例和不足的营养素,对所有过剩或不足者,提供增减食品的建议。经微机处理后提出食品建议:推荐断奶食品、婴儿膳食建议,以及提供儿童常用含蛋白质、脂肪、碳水化合物丰富的食物表,介绍几种强化食品。

六、正确选用强化食品

强化食品是指根据人群的营养和膳食情况,遵循"缺什么补什么"的原则,将某些营养素添加到食品中,以满足人体的需要。

(一)强化食品的种类

1.铁强化食品

铁是红细胞造血原料,缺乏铁就会造成营养性贫血。铁强化饼干、糖果、奶粉、酱油、饮料、面包等食品加入的铁易于吸收,且不影响食品的其他营养成分和色香味,可按需要给予。应根据群体的实际铁营养情况,科学地确定强化铁量,以免引起急、慢性铁中毒;需要定期监测强化食品质量和预防效果。

2.锌强化食品

锌是人体重要的必需微量元素,在体内含量仅次于铁。锌缺乏将导致多种功能紊乱。口服含锌制剂符合人体的正常代谢过程,常用硫酸锌、醋酸锌、葡萄糖酸锌、谷氨酸锌、赖氨酸锌作为强化剂。

3.铜强化牛乳制品

预防小儿缺铜性贫血及症状性缺铜。

4.苯酮宁奶方冲饮剂

低苯丙氨酸水解蛋白制剂,用以治疗苯丙酮尿症。每 100 g 内含蛋白质 15 g、苯丙氨酸 80 mg、脂肪 18 g、碳水化合物 60 g、热量 188.28 kJ。

5.无半乳糖配方奶

国外用安敏健(Nutramigen)等,治疗半乳糖血症。

(二)正确选用强化食品

(1)食用者必须具有食用强化食品的适应证,应通过医学鉴定确认某种营养缺乏,并确定选用何种强化食品适宜。

(2)食用强化食品有时间限制,如已解除某种营养素的缺乏,应及时停用,代之以加强营养,以天然食品供给充足的营养素,否则会造成某种营养素过多而导致中毒。

(3)所选用强化食品必须是经国家认定的食品厂家生产,且该强化食品业已通过国家鉴定方可食用。

(4)严格区别食品添加剂(如色素)、校味剂(如香精、糖精)加于主料后制成之食品。

七、幼儿膳食安排

幼儿时期体格发育速度减慢,但脑的发育加快,因此食物中应注意优质蛋白质的供给。此时小儿的牙齿已逐渐出齐,但咀嚼功能仍较差,不能与成人同食,所以选择的食物宜细、软、烂、碎。每天应保持 250～500 mL 牛奶或豆浆,并注意肉、蛋、鱼、豆制品、蔬菜、水果的供给。每天 3 次正餐加 1～2 顿点心。此期小儿户外活动增加,面对各种小食品、饮料,其难以抵御诱惑,但多吃零食会导致小儿厌食和消化道功能紊乱,故应正确引导,控制零食,保证主食。

幼儿膳食安排要点如下。

1.食物种类多样化

在进食各类食物的基础上,保证摄入牛奶 500 mL 左右,分 2 次,也可用豆制代乳品替代。

2.食物制作要求

注意食物的细、软、碎、烂,烹调时应低盐,不放味精、花椒、辣椒等。

3.增加进餐次数

幼儿胃容量小,但对能量的需要相对比成人多,为了满足体格生长发育,每天的进餐可为3次正餐再加1～2次点心。

4.创造良好的进餐环境

环境要清洁整齐,最好能与大人共同进餐,培养小儿自己进餐,正确使用餐具,不挑食和不偏食。

八、儿童与少年膳食安排

此期间膳食已基本接近成人水平,主食可用普通米饭、面食和馒头等,菜肴同成人,但仍要避免过于坚硬、油腻或酸辣的食物,不宜吃过甜、过酸、过咸和过于油腻的食物。饮食要注意多样化、荤素搭配,杂粮细粮交替应用,保证食物的营养和均衡,以利于生长发育。保证牛奶和水果的供给,避免摄入过多的饮料与零食。膳食的安排要注意以下几点。

1.食物品种多样化

主食是米面类,配备富含优质蛋白质的蛋、肉、鱼、虾等,加上大量绿叶蔬菜,注意荤素搭配均衡,在保证营养的基础上经常变换花样以提高食欲。

2.三餐一点最合适

上午的学习和活动体力消耗大,早餐营养尤为重要,除保证主食米面、馒头、糕点的摄入外,还应添加牛奶、肉蛋类和水果蔬菜等。

3.养成良好的饮食习惯

不偏食和不挑食,注意饮食卫生;进食时不看书和电视,集中精神;每餐后漱口,保持口腔卫生。

第二节 蛋白质-热能营养障碍

蛋白质-热能营养不良

蛋白质-热能营养不良是一种因能量和(或)蛋白质缺乏引起的营养缺乏症,可发生于各年龄段,多见于3岁以下婴幼儿。以进行性体重减轻、皮下脂肪减少和皮下水肿为主要表现,常伴有各系统不同程度的功能紊乱。根据其性质临床上可分为三型:以能量供应不足为主的消瘦型;以蛋白质供应不足为主的浮肿型;介于两者之间的消瘦-浮肿型。

一、病因

(一)喂养不当

小儿对营养素的需要相对较多,生长发育需求与营养素摄入的不平衡是营养不良的主要原因。摄入不足常见于:母乳不足而未及时添加其他乳品或突然停奶而未及时添加辅食;人工喂养调配不当,如奶粉配制过稀;长期以淀粉类食品为主,造成营养素不均衡,蛋白质、脂肪缺乏。年长儿的营养不良多为婴儿期的延续,或是由于不良的饮食习惯,如偏食、挑食、吃零食过多及忽视早餐等。

(二)疾病因素

1.消化吸收障碍

消化系统先天畸形,如唇裂、腭裂、幽门梗阻、贲门松弛等;消化功能不全,如各种酶缺乏所致的肠吸收不良综合征;消化系统感染性疾病,如伤寒、肝炎、结核病、肠道寄生虫病、过敏性肠炎、肠吸收不良综合征等,均可导致摄入减少、吸收不良和消耗过多,从而引起营养素的缺乏。

2.消耗性疾病

糖尿病、大量蛋白尿、长期发热、甲状腺功能亢进、恶性肿瘤等均可使营养素消耗或丢失增多。

早产、多胎等先天条件也会导致营养不良,上述各种因素可单独作用或共同引起蛋白质-热能营养不良。

二、病理生理

(一)新陈代谢异常

由于营养素的摄入不足或吸收利用不良,致使体内的糖原储备不足或消耗过多,出现低血糖症状。继而机体动员脂肪以维持能量消耗,故血清胆固醇浓度降低,当脂肪消耗超过肝脏代谢能力时,可导致肝脏脂肪浸润及变性。最后蛋白质消耗,形成负氮平衡,血清总蛋白和清蛋白量的持续减少可导致低蛋白性水肿。

同时,腺苷三磷酸(adenosine triphosphate,ATP)合成减少影响细胞膜上钠泵运转,使钠在细胞内潴留,故患儿细胞外液一般呈低渗状态,可出现低渗性脱水、酸中毒、低血钾症、新生儿低血钙、缺锌等。

(二)各系统功能紊乱

蛋白质和热量持续缺乏将引发机体适应功能失调,各系统功能低下,具体表现为:消化功能减退,腹泻;心排血量减少,血压偏低,脉细弱;肾小管重吸收功能减退,尿量增加,尿比重下降;神经系统抑制;免疫功能全面下降,易并发各种感染。

三、临床表现

早期表现为体重不增甚至减轻,久之身高低于正常,皮下脂肪逐渐减少或消失,顺序依次为腹部、躯干、四肢、臀部、面部,其中腹部皮下脂肪层厚度是判断营养不良程度的一个重要指标。随着病程进展,各种症状逐步加重,皮下脂肪大量消减时皮肤干燥、苍白、松弛;肌肉发育不良,运动功能发育迟缓,身高明显低于同龄人;智力落后,精神状态淡漠萎靡;体温偏低;食欲减退,常有呕吐、腹泻等急性消化紊乱症状,或便秘与腹泻交替;免疫力低下时,易并发各种感染。

临床上可根据症状程度将营养不良分为三度(表7-1)。

四、并发症

1.营养性小细胞性贫血(缺铁性低色素性贫血)

此症最常见,与缺乏铁、叶酸、维生素 B_{12}、蛋白质等造血原料有关。

表 7-1　小儿营养不良的分度表

项目	Ⅰ度(轻度)	Ⅱ度(中度)	Ⅲ度(重度)
体重低于正常均值/%	15～25	25～40	40 以上
腹部皮下脂肪厚度/cm	0.4～0.8	0.4 以下	消失
身长(高)	正常	较正常低	明显低于正常
皮肤	正常或稍苍白	干燥、苍白	干皱、弹性消失
精神状态	无明显变化	情绪不稳定,睡眠不安	萎靡、烦躁和抑郁交替
肌张力	基本正常	明显减低,肌肉松弛	肌肉萎缩

2.维生素缺乏症

此症以维生素 A、维生素 B 和维生素 C 缺乏较为常见。

3.感染

感染,如上呼吸道感染、鹅口疮、肺炎、结核病、中耳炎、尿路感染等,特别是婴儿腹泻,常迁延不愈,加重营养不良,造成恶性循环。

4.自发性低血糖

突然出现面色灰白、神志不清、脉搏减慢、呼吸暂停,但无抽搐,若不及时诊治可因呼吸麻痹而死亡。

五、诊断

(1)根据患儿年龄、喂养史、身长、体重、皮下脂肪厚度、有无全身各系统功能紊乱及其他营养素缺乏的症状和体征,典型病例较易诊断,但早期轻度患儿仅依据临床症状和体重测定较难判断,应进一步结合营养史、感染性疾病史、先天畸形、异常体质及生活习惯、家庭环境等因素,定期监测随访。

(2)实验室检查:血清蛋白浓度降低是最突出的表现,但其半衰期较长不够灵敏。胰岛素样生长因子-1(insulin-like growth factor-1,IGF-1)受其他因素影响较小且反应灵敏,被认为是诊断蛋白质营养不良的较好标准。

六、治疗

(1)查明病因,积极治疗原发病,控制继发感染。

(2)调整饮食,补充营养物质。应根据病情的轻重、患儿的消化功能,以及对食物的耐受能力给予合理的饮食,Ⅰ、Ⅱ度可根据理想体重给予足够的热量,Ⅲ度因消化功能较弱,应参考原有基础,逐渐递增。尽可能选择高蛋白质和高热量的食物,添加含维生素和微量元素较多的蔬菜和水果,需由少量开始,以免引起腹泻。

(3)促进消化,改善代谢功能,补充 B 族维生素和胃蛋白酶、胰酶等。

七、预后

预后取决于营养不良的发生年龄、持续时间及其程度,其中发病年龄的影响最大,年龄越小,远期影响越大,易造成认知能力和抽象思维能力缺陷。恢复良好者在治疗开始后 1 个月,可见体重显著增加、水肿消退,并伴一系列恢复期现象,如肝脏增大、皮肤红润、颜面圆满而显示毛细血管扩张、舌呈洋红色及肩背部毛发生长。

八、护理评估

(一)健康史

了解患儿的喂养史、饮食习惯及生长发育情况,有无消化系统解剖或功能上的异常,有无其他急慢性疾病,是否为双胎儿、多胎儿、早产儿等。

(二)身体状况

评估患儿目前生命体征及精神意识状态,测量身长、体重、皮下脂肪厚度,并与本地区同年龄、同性别健康小儿正常标准相比较。检查有无肌张力下降,有无水肿。

(三)辅助检查

注意有无血清总蛋白、人血白蛋白下降,有无血糖、血胆固醇下降,有无各种维生素、微量元素缺乏,有无血浆胰岛素样生长因子-1缺乏等。

(四)社会心理状况

了解患儿及家长的心态,家长对本病的性质、发展、预后及防治知识认识程度。营养不良多见于经济落后的贫困地区,以及食物摄入不足、缺乏喂养知识和卫生条件差的地方,因此应注意评估患儿家长对喂养知识的掌握情况和家庭经济状况。

九、护理诊断

(一)患儿方面

1.营养失调

营养低于机体需要量与热量需求增加,热量、蛋白质摄入不足或不均衡,蛋白质、脂肪代谢障碍有关。

2.有感染的危险

感染与机体免疫力低下有关。

3.体温过低

体温过低与热量摄入不足、皮下脂肪减少产热少散热多有关。

4.生长发育异常

生长发育异常与营养素缺乏不能满足机体生长需求有关。

5.潜在并发症

营养性小细胞性贫血、维生素A缺乏、自发性低血糖。

(二)家长方面

1.知识缺乏

患儿家长缺乏有关合理喂养知识及营养知识。

2.焦虑

焦虑与患儿消瘦、体格发育迟缓有关。

十、预期目标

(一)患儿方面

(1)增加营养素摄入量,获得足够的营养以满足适合年龄的生长和需要。

(2)患儿身长、体重接近或符合正常指标。

113

(3)患儿不发生感染、贫血、低血糖及其他并发症。

(二)家长方面

(1)家长了解发生营养不良的原因及培养患儿良好生活习惯的意义。

(2)家长掌握监测小儿生长发育的基本方法。

(3)家长能正确地为婴幼儿添加辅食,合理喂养。

十一、护理措施

(一)患儿方面

1.合理饮食,促进消化

(1)调整饮食原则:由少到多、由稀到稠、循序渐进、逐渐增加,直至恢复正常。

(2)根据患儿胃肠功能及对食物的耐受力,调整饮食的质和量。轻度患儿应在维持理想体重膳食要求的基础上,适量添加高蛋白质和热量含量较高的食物。中、重度患儿的消化功能弱,调整时间较长,应参考原来的饮食情况,逐渐增加蛋白质和热量的摄入,按其实际体重计算热能,选择豆浆、蛋类、肝泥、肉末等富含蛋白质的食物,添加维生素和微量元素含量高的蔬菜和水果,宜由少量开始递增,避免引起腹泻。

(3)鼓励母乳喂养,母乳不足或不宜母乳喂养者,应采取合理的部分母乳喂养或人工哺养并及时添加辅食,从小量开始,逐渐加量和品种,以免引起消化不良。

(4)纠正偏食、挑食、吃零食等不良的饮食习惯,合理分配三餐的营养和热量。

(5)对食欲很差、吞咽困难、吸吮力弱的患儿,可用鼻饲喂养,严重者根据医嘱静脉补充氨基酸、清蛋白或脂肪乳剂。

(6)遵医嘱口服各种消化酶和维生素 B 族,助消化;肌内注射蛋白同化类固醇制剂,促进机体蛋白质合成增进食欲;服葡萄糖后胰岛素皮下注射,可降低血糖增加饥饿感;口服元素锌,可提高味觉敏感度,促进食欲。

2.加强生活护理,预防控制感染

(1)营养不良的患儿应与感染患儿分室安置,注意保护性隔离,避免交叉感染。

(2)保持皮肤清洁、干燥,避免破损。营养不良患儿皮下脂肪薄,易出现压疮,应选择柔软透气的褥垫,定时翻身,骨隆突处垫以软枕或气圈。出现水肿时加强皮肤保护,防止破损。

(3)保持口腔清洁卫生,做好口腔护理,年长患儿要养成早晚刷牙的习惯,每餐后漱口;指导年幼患儿家长以软布包裹手指为患儿清洁口腔。

(4)加强体温监测,注意保暖,保持环境温度适宜(22~24 ℃)。限制家属探视人数,谢绝有感染性疾病的家属探视。

(5)注意食物、食具的清洁卫生。

3.密切观察病情,预防并发症

(1)每天记录进食情况及对食物的耐受能力,定期测体重、身高、皮下脂肪厚度,评价治疗效果。

(2)自发性低血糖主要表现为体温不升、出汗、四肢湿冷、脉弱、血压下降、神志不清等休克症状及呼吸暂停,应立即口服或静脉补充葡萄糖进行抢救。

(3)维生素 A 缺乏性眼病,局部用抗生素眼膏,口服或静脉补充维生素 A 制剂。

(4)腹泻、呕吐患儿易引起酸中毒,严重者可发生低血压、心力衰竭,威胁生命,应密切关注病情变化,及时报告,做好抢救准备。

(二)家长方面

(1)提供舒适健康的成长环境,避免不良刺激。培养患儿合理的生活习惯,纠正不良饮食习惯,保证充足的睡眠和休息,进行适当的户外活动和体育锻炼,根据体质及年龄选择适宜的锻炼方法,增强体质,提高身体的抵抗力。

(2)对患儿家长应告知其添加辅食的原则和时间,指导正确合理的为患儿补充各种维生素和微量元素。

(3)指导家长正确监测患儿生长发育的方法和意义,及时治疗患儿的慢性病、原发病和各种畸形,按时进行预防接种。

十二、效果评价

(一)患儿方面

(1)患儿食欲改善,体重增加。

(2)皮肤完整性良好,不发生破损、褥疮等。

(3)未发生感染及其他并发症。

(二)家长方面

(1)家长能描述患儿营养不良发生的原因,理解培养患儿建立良好生活习惯的重要性。

(2)调整饮食,合理添加辅食,保证各种营养素的摄入能满足患儿生长需要。

(3)定期监测生长发育情况。

小儿肥胖症

肥胖症是由于能量摄入长期超过人体消耗,使体内脂肪过度积聚,体重超过一定范围的一种营养障碍性疾病。一般认为,体重超过按身长计算平均标准体重的 20 %,或超过按年龄计算的平均标准体重加两个标准差,即为肥胖症。

一、病因

(一)进食过量

进食过量为肥胖病的主要原因,摄入的热能超过了机体的消耗量,剩余的热能转化为脂肪积聚于体内。

(二)缺乏运动

肥胖症儿童中绝大多数属于少动多食的单纯性肥胖症,休息过多,运动太少,以致体重日益增加,越重往往越不好动,形成恶性循环。

(三)遗传因素

双亲均明显超过正常体重,则子代中约2/3出现肥胖;双亲中一人肥胖,则子代出现肥胖者达 40 %。

(四)神经精神疾患

脑炎后偶可见肥胖;下丘脑疾患或额叶切除后也可出现肥胖;情绪创伤或心理异常的小儿也可发生肥胖。

二、临床表现

肥胖症多见于年长患儿及青少年,患儿食欲旺盛,食量超过一般小儿,偏爱淀粉、油脂类食品。患儿脂肪积聚,乳、腹、髋、肩部显著,四肢肥大;骨龄正常或超过同龄小儿;智力发育良好;性发育正常或较早。

严重肥胖儿由于脂肪过多限制胸廓和膈肌的动作,造成呼吸浅快、肺泡换气量降低,形成低氧血症,并发红细胞增多症,出现发绀、心脏增大及充血性心力衰竭,即皮克威克综合征,可导致死亡。

三、诊断

小儿体重超过同性别、同身高正常儿均值 20 ％即可诊断,均值的 20 ％～29 ％为轻度;30 ％～39 ％为中度;40 ％～59 ％为重度;超过 60 ％为极度肥胖。

四、治疗

控制饮食,加强运动,消除心理障碍,配合药物治疗。减少热能性食物的摄入,增加机体对热能的消耗,减少体内的过剩脂肪,使体重逐步减轻。

五、护理评估

(一)健康史

了解患儿的喂养史、饮食习惯及生长发育情况。

(二)身体状况

评估患儿目前生命体征,测量身长、体重、皮下脂肪厚度,并与本地区同年龄、同性别健康小儿正常标准相比较。

(三)辅助检查

有无血清三酰甘油、胆固醇增高;有无高胰岛素血症、血清促生长素水平减低等。

(四)社会心理状况

了解患儿及家长的心态,家长对本病的性质、发展、预后及防治知识认识程度;患儿性发育较早,故最终身高常略低于正常儿童,患儿可因体形等原因而有心理障碍,如自卑、胆怯、孤独、不合群等。

六、护理诊断

(一)患儿方面

1.营养失调

高于机体需要量与摄入热量过多、缺乏运动有关。

2.自我形象紊乱

自我形象紊乱与肥胖造成自身形体改变有关。

3.社交障碍

社交障碍与肥胖造成心理障碍,不愿与人交往有关。

(二)家长方面

1.知识缺乏

缺乏儿童合理营养的相关知识。

2.焦虑

焦虑与子女过分肥胖有关。

七、预期目标

(一)患儿方面

(1)合理控制饮食,逐渐减轻体重,最后稳定维持于正常范围内。

(2)不发生心理障碍,患儿能正确认识和对待自身形体的变化。

(二)家长方面

(1)家长了解发生肥胖症的原因及培养患儿良好饮食习惯的意义。

(2)家长能为患儿提供热量适宜、营养均衡、能满足小儿生长需要的饮食。

八、护理措施

(一)患儿方面

1.合理控制饮食

结合小儿的基本营养和生长发育需要合理限制食量,使体重逐步减轻;设法满足小儿食欲,避免饥饿感;蛋白质食物的供应量不宜低于 2 g/(kg·d);碳水化合物有助于脂肪和蛋白质的代谢,可作为主食,但应限制糖量;限制脂肪,避免各种甜食和高脂肪食物;视个体情况相应减少总热量摄入;保证维生素及矿物质的供给。

2.建立良好的饮食习惯

少量多餐,不吃宵夜和零食,避免过食。

3.加强运动

选择多样化、有效且易坚持的活动,提高对运动的兴趣,每天运动量 1 h 左右,逐渐增加。不宜剧烈运动,以免刺激食欲。

4.药物

一般不鼓励药物疗法,必要时可选择苯丙胺类和氯苯咪吲哚类等食欲抑制剂或甲状腺素等增加消耗的药物,仅可短期疗程谨慎使用。

5.心理护理

引导患儿正确认识自身体态的改变,消除自卑心理,鼓励患儿积极参加各种活动。提高患儿坚持饮食和运动疗法的兴趣,帮助其对改变自身形象建立信心,保证身心健康发展。

(二)家长方面

(1)指导家长科学喂养的知识培养儿童良好的饮食习惯,避免营养过剩。

(2)介绍监测儿童生长发育的方法及定期门诊随访的重要性。

九、效果评价

(一)患儿方面

(1)患儿体重逐渐减轻,生长发育符合正常标准。

(2)患儿心理状态稳定,正确面对自身的体态改变,坚持配合饮食与运动治疗。

(二)家长方面

(1)家长能描述小儿肥胖症发生的原因,理解培养小儿建立合理饮食习惯的重要性。

(2)调整饮食,控制小儿总热量的摄入,保证各种营养素的摄入满足儿童的生长需要。

(3)家长能定期监测小儿生长发育情况,定期门诊观察。

第三节　维生素营养障碍

维生素 D 缺乏性佝偻病

维生素 D 缺乏性佝偻病是一种小儿常见的慢性营养性疾病,主要见于 3 个月至 2 岁婴幼儿。本病是由体内维生素 D 不足引起全身性钙、磷代谢失常,以致钙盐不能正常沉着在骨骼的生长部分,使正在生长的骨骺端软骨板不能正常钙化,造成骨骼病变。主要表现为正处于生长中的骨骼的病变、肌肉松弛和神经兴奋性的改变。重症佝偻病患儿还可有消化和心肺功能障碍,并可影响智能发育和免疫功能。

一、维生素 D 的生理功能

维生素 D 是一组具有生物活性的脂溶性类固醇衍生物,其来源包括内源性和外源性两种。人或动物皮肤中的 7-脱氢胆固醇经日光中紫外线的光化学作用转变成内源性的维生素 D;食物,如肝脏、牛奶、蛋黄等,以及鱼肝油等维生素制剂提供外源性维生素 D。两者在人体内都没有生物活性,必须经过两次羟化作用后生成 1,25-二羟维生素 D_3[1,25(OH)$_2$d$_3$]才能发挥生物效应。

1,25(OH)$_2$d$_3$ 是维持钙、磷代谢平衡的主要激素之一,它通过对肠、肾、骨等靶器官的作用发挥其生理功能,包括:促进小肠黏膜合成钙结合蛋白,增加肠道对钙的吸收;促进成骨细胞的增殖和碱性磷酸酶的合成,促进骨钙素的合成,使之与羟磷灰石分子牢固结合构成骨实质,同时促进间叶细胞向成熟破骨细胞分化,发挥其骨质重吸收效应;增加肾小管对钙、磷的重吸收,利于骨的钙化作用。

二、病因

(一)日照不足

日光中紫外线的光化学作用促进维生素 D 的生成,婴幼儿缺乏户外活动即可导致内源性维生素 D 生成不足。此外,高大建筑阻挡日光照射;大气污染,如烟雾、尘埃亦会吸收部分紫外线;冬季日照短、紫外线较弱,均易造成维生素 D 缺乏。

(二)摄入不足

天然食物中含维生素 D 较少,不能满足需要,若不及时补充鱼肝油、蛋黄、肝泥等富含维生素 D 的辅食,易发生佝偻病。

(三)钙、磷比例不当

人乳中钙、磷比例为 2:1,比例适宜,易于吸收;牛奶含钙、磷多,但磷的含量过高,吸收较差,故人工喂养较母乳喂养佝偻病发病率高。

(四)生长过速

早产或双胎婴儿体内钙磷储备不足,出生后生长速度较足月儿快,若不及时补充维生素 D 和钙则极易发生佝偻病。

（五）疾病因素

慢性呼吸道感染、胃肠疾病和肝、胆、胰、肾疾病均可影响维生素 D 吸收及钙、磷代谢。

（六）药物影响

长期服用抗惊厥药物可加速维生素 D 分解为无活性的代谢产物，使体内维生素 D 不足；糖皮质激素可对抗维生素 D 转运钙的作用。

三、发病机制

维生素 D 缺乏造成肠道对钙、磷的吸收减少及低钙血症，刺激甲状旁腺功能代偿性亢进，甲状旁腺素分泌的增加，促使骨钙释出，从而维持血清钙浓度的正常水平。但同时，甲状旁腺素抑制肾小管重吸收磷，导致尿磷排出增加，血磷降低，钙磷乘积降低。骨样组织的钙化过程受阻，成骨细胞代偿增生，骨样组织局部堆积，碱性磷酸酶分泌增加，从而表现出一系列佝偻病症状和血液生化改变。

四、临床表现

（一）一般症状

佝偻病早期即可出现一系列神经精神症状，如多汗、易激惹、夜惊夜啼、枕秃等，这些并非佝偻病的特异症状，但可作为临床早期诊断的参考依据。

（二）骨骼病变体征

1.头部

早期可见囟门增大，或闭锁月龄延迟，出牙迟。颅缝加宽、边缘软，严重者可呈乒乓球颅的颅骨软化。7～8 个月时可出现方颅，即以额、顶骨为中心向外隆起，如隆起加重可出现鞍形颅、臀形颅和十字形颅。

2.胸部

婴儿期出现肋软骨区膨大，第 5～8 肋软骨呈圆而大的球状"串珠"形。肋骨软化后受膈肌牵引收缩，肋缘上部内陷，肋缘外翻形成沟状的肋软沟。第 6～8 肋骨与胸骨柄相连处内陷时使胸骨前凸，称为"鸡胸"。上述体征并存加重时可造成胸廓畸形，加之上腹部肌肉松弛膨隆，外观呈小提琴样胸腹体征。

3.脊柱

活动性佝偻病患儿久坐后可引起脊柱后弯，偶有侧弯者。

4.骨盆

严重病例可出现骨盆变形，前后径缩短。

5.四肢

各骺部膨大，腕关节的尺、桡骨远端多可见圆钝肥厚的球体，即佝偻病"手镯"。随着骨质软化及躯体的重力和张力作用，可出现"O"形腿，患儿学会走路后下肢往往呈"X"形腿改变。重症下肢畸变时可引起步态不稳，左右摇摆，呈"鸭步"态。

（三）其他

重症患儿常伴有肝肿大、脾肿大、贫血等，运动功能建立延迟；部分患儿智力发育延迟。

五、诊断

佝偻病的早期症状无特异性，仅根据临床表现诊断的准确率低，正确的诊断必须源自对病史资料、临床表现、血生化检测结果和骨骼 X 射线检查的综合判断。血清 25(OH)D$_3$ 在早期即明显降低，是可靠的诊断标准，其正常值为 25～125 nmol/L(10～80 μg/mL)，小于 8 μg/mL 时即为维生素 D 缺乏症。

诊断分期标准如下。

(一)初期

主要表现为神经精神症状，伴轻度颅骨软化，"串珠""手镯"，血钙、血磷轻度下降。X 射线检查示正常或轻度骨骼病变。

(二)激期

除初期的神经精神症状外，出现典型的骨骼改变和运动功能发育迟缓。6 个月以下患儿以颅骨改变为主，1 岁左右以胸廓骨骼改变为主。严重低血磷可导致全身肌肉松弛、乏力，肌张力降低，坐、立、行等运动功能发育落后，腹肌张力低下致腹部膨隆如蛙腹。重症患儿脑发育亦受累，表情淡漠，语言发育迟缓，条件反射形成缓慢；免疫力低下，容易感染。X 射线长骨片显示骨髓端钙化带消失，呈杯口状、毛刷样改变，骨骺软骨带增宽(大于 2 mm)，骨质稀疏，骨皮质变薄，可有骨干弯曲变形或青枝骨折。

(三)恢复期

患儿经治疗和日光照射后，临床症状和体征会逐渐减轻、消失；血清钙、磷浓度、碱性磷酸酶逐渐恢复正常，骨骺 X 射线影像有所改善；出现不规则的钙化线，以后钙化带致密增厚，骨质密度逐渐恢复正常。

(四)后遗症期

多见于 2 岁以上的儿童。无任何临床症状，血生化检查正常，残留不同程度的骨骼畸形。

六、治疗

1.维生素 D 治疗

治疗以口服维生素 D 为主，对出现并发症或无法口服者，可肌内注射维生素 D$_3$。治疗 1 个月后复查效果，对无恢复征象者，应与维生素 D 依赖性佝偻病鉴别。

2.矫形

对已有严重骨骼畸形的后遗症期患儿，可考虑外科手术矫治。

七、护理评估

(一)健康史

了解患儿的喂养史、饮食习惯、生长发育情况、生活习惯及接受日光照射情况。

(二)身体状况

评估患儿精神状态，检查有无骨骼改变，有无肌张力下降。

(三)辅助检查

注意血清钙磷值、碱性磷酸酶浓度的变化及 X 射线检查有无异常。

(四)社会心理状况

了解家长对本病的病因、发展、预后及防治知识认识程度，评估家长的心理状态。

八、护理诊断

(一)患儿方面

1.营养失调

营养失调与维生素 D 摄入不足、吸收利用障碍,以及缺乏户外运动、日光照射不足有关。

2.有感染的危险

感染与机体免疫力低下有关。

3.潜在并发症

骨骼畸形。

(二)家长方面

1.知识缺乏

缺乏佝偻病的病因、预防等相关知识。

2.焦虑

焦虑与患儿骨骼畸形、活动形态异常有关。

九、预期目标

(一)患儿方面

(1)患儿能充分摄入维生素 D,满足机体生长发育的需要;增加户外活动,直接接受日光照射。

(2)不发生感染,不发生骨骼畸形等并发症。

(3)及时治疗胃肠道、肝胆等疾病,避免发生维生素 D 及钙磷的吸收利用障碍。

(二)家长方面

(1)家长了解本病的病因、预防、治疗等基本知识。

(2)家长能够为患儿提供营养均衡,钙磷比例适当的饮食,根据儿童的生长发育速度适时补充维生素 D 和钙。

十、护理措施

(一)患儿方面

1.补充维生素 D 制剂

治疗以口服维生素 D 为主,剂量为每天 50~100 μg(2000~4000 IU),视临床和 X 射线骨片改善情况于 2~4 周后,改为维生素 D 预防量,每天 10 μg(400 IU)。不能坚持口服者可一次肌内注射维生素 D_3 20 万~30 万 IU,2~3 个月后口服预防量。

用药注意:口服维生素 D_3 制剂可直接滴于舌上或食物上以保证用量。肌内注射维生素 D_3 时,注射部位要深,并经常更换注射部位,以利于吸收。大量维生素 D 治疗时易使血钙降低,应补充钙剂,注意观察有无手足抽搐。用药后加强观察,若患儿出现恶心、呕吐、食欲减退、腹泻等,为维生素 D 过量中毒表现,应立即停药。

2.增加饮食中维生素 D 的含量

年长患儿可多进食海鱼、肝、蛋黄及鱼肝油制剂等。加强婴幼儿合理喂养,鼓励母乳喂养至 8 个月,按时添加辅食;人工喂养者,可选用维生素 A、维生素 D 强化奶,及时添加鱼肝油制剂。

3.接受日光照射

一般来说,户外活动越早越好,新生儿1~2个月就可以到户外接受日光照射,根据不同年龄、地区、季节选择户外活动时间和日光照射方法。活动时间根据年龄逐渐增加,从数分钟到一小时,夏季避免阳光直接照射,冬季可在室内,但要注意开窗,让紫外线能够透过。照射时注意保暖,尽量暴露皮肤。

4.加强体格锻炼

胸廓畸形可做俯卧位抬头展胸运动进行矫正;下肢畸形可做肌肉按摩,"O"形腿按摩外侧肌,"X"形腿按摩内侧肌;行外科手术矫治者,应指导其正确使用矫形器具。

5.预防骨骼畸形

患儿骨骼软化,应避免久坐,防止脊柱后突畸形;避免久站、久走,防止下肢弯曲"X"或"O"形腿,避免重压和强力牵拉造成骨折。对严重骨骼畸形者,可于4岁后外科手术纠正。

(二)家长方面

(1)加强疾病预防、护理知识、恢复期锻炼等知识的宣教。

(2)指导家长选择富含维生素D、钙、磷和蛋白质的食物,提倡母乳喂养。

(3)告知家长患儿所用药物的作用、不良反应、剂量和方法,指导其遵医嘱正确用药。

(4)向家长示范按摩肌肉矫正畸形的方法,鼓励尽早开始户外活动,指导正确合理地进行日光浴和补充维生素D。

维生素D缺乏性手足抽搐症

维生素D缺乏性手足抽搐症,多发病于6个月以下的婴儿,主要由维生素D缺乏导致血清钙降低,神经肌肉兴奋性增强,出现惊厥和手足抽搐等症状。随着近年来预防维生素D缺乏工作的开展,本病已较少发生。

一、病因及发病机制

病因与佝偻病相同,本病多伴有轻度佝偻病,但其骨骼病变不严重,血钙降低,血磷基本正常,碱性磷酸酶增高。维生素D缺乏,血清钙离子浓度降低是直接病因,当伴有甲状旁腺代偿性分泌不足时,低血钙无法恢复,血清总钙量降为 1.75~1.88 mmol/L,或钙离子降为 1 mmol/L以下即可出现抽搐症状。

血钙降低的诱因包括以下几点:①季节,春季高发;②年龄,多见于6个月以下婴儿;③早产儿及人工喂养者易发;④长期腹泻或梗阻性黄疸者易发。

二、临床表现

主要表现为手足抽搐、喉痉挛和惊厥,部分患儿有程度不等的佝偻病活动期的表现。

(一)隐性症状

1.低钙击面征

低钙击面征即击面神经试验,以指尖或叩诊锤轻击患儿颧弓与口角间的面神经穿出处,引起眼睑和口角抽动者阳性。

2.腓反射

叩诊锤骤击膝外侧的腓神经,足部向外侧收缩为阳性。

3.低钙束臂征

低钙束臂征即人工手痉挛征,以血压计袖带包裹上臂,使血压维持在收缩压与舒张压之间,阳性者在 5 min 内可见手抽搐痉挛。

(二)显性症状

1.惊厥

患儿无发热,无其他原因而突然发生惊厥,大多丧失知觉,手足节律性抽动,面部肌肉痉挛,眼球上翻,大小便失禁。发作时间从数秒钟至半小时;发作次数可数天 1 次或每天数次,甚至多至每天数十次。不发作时,患儿多神情正常。

2.手足抽搐

手足抽搐为本病的特殊症状,多见于较大婴幼儿,表现为突发的手足强直痉挛,双手腕部屈曲,手指伸直,拇指内收向掌心;足部踝关节伸直,足趾同时向下弯曲,呈弓状。

3.喉痉挛

喉痉挛主要见于 2 岁以下婴儿,喉痉挛致使呼吸困难,吸气延长可闻及哮鸣音,可突然发生窒息、严重缺氧,甚至死亡。

4.其他

常有睡眠不安、易惊醒、多汗等神经兴奋现象。

三、诊断

结合病史方面有关年龄、发病季节、早产等因素,主要依据以下两方面。

1.活动性症状

婴儿期以惊厥为主,较大儿多表现为手足抽搐。

2.实验室检查

血清钙降低为 1.88 mmol/L 以下,血清碱性磷酸酶增高,血清磷降低或正常。

四、治疗

(一)急救

惊厥期应立即吸氧,喉痉挛者将舌拉出口外,口对口呼吸或加压给氧,必要时行气管插管。迅速控制症状,10 %水合氯醛保留灌肠,地西泮肌内或静脉注射。

(二)钙剂治疗

尽快提高血钙浓度,10 %葡萄糖酸钙加入葡萄糖液稀释后缓慢静脉注射。

(三)维生素 D 治疗

控制症状后,按维生素 D 缺乏性佝偻病补充维生素 D。

五、预后

及时诊断治疗者,多数能在 1~2 d 内停止惊厥。重症喉痉挛可因呼吸困难而猝死,重症惊厥也可能造成生命危险。同时并发严重感染或腹泻者,可加重本病或导致迁延不愈。

六、护理评估

(一)健康史

了解患儿的喂养史、饮食习惯、生长发育情况、生活习惯,尤其是接受日光照射情况。

(二)身体状况

评估患儿惊厥或手足抽搐的发作次数、持续时间、程度。

(三)辅助检查

及时了解患儿的血清钙浓度变化。

(四)社会心理状况

了解家长对本病的病因、发展、预后及防治知识的认识程度,评估家长的心理状态。

七、护理诊断

(一)患儿方面

1.营养失调

低于机体需要量与维生素 D 摄入不足、吸收利用障碍有关。

2.有窒息的危险

窒息与惊厥、喉痉挛发作有关。

3.潜在并发症

惊厥发作。

(二)家长方面

1.知识缺乏

缺乏疾病的发病、治疗、预防等相关知识。

2.恐惧

恐惧与患儿惊厥反复发作有关。

八、预期目标

(一)患儿方面

(1)患儿充分摄入维生素 D,满足机体需要量。

(2)有效控制患儿喉痉挛和惊厥发作,不发生窒息。

(二)家长方面

(1)家长了解本病的诱因、治疗、预防等基本知识。

(2)家长掌握患儿惊厥发作时的初步急救处理措施,了解家庭护理的知识要点。

九、护理措施

(一)患儿方面

(1)合理喂养,补充维生素 D,适量补钙,增加户外活动,加强体格锻炼。

(2)控制惊厥、喉痉挛发作,做好抢救配合。应用钙剂注意如下几点:①口服钙剂首选 10 %氯化钙,服用时需用糖水稀释 3~5 倍,两餐间服,不可与牛奶、茶水同服;②静脉注射 10 %葡萄糖酸钙需用 10 %~25 %的葡萄糖液稀释 1~3 倍,缓慢推注(10 min 以上),注射时选择较粗的血管,避免使用头皮静脉,注意观察避免钙剂外溢造成组织坏死。

(3)防止窒息,将患儿头偏向一侧,保持呼吸道通畅,衣领松开,清除呼吸道分泌物,必要时将患儿舌体拉出口外。已出牙的幼儿应使用牙垫,防止咬伤舌头。加强观察监测,做好气管插管或气管切开的准备。

(二)家长方面

(1)向家长介绍维生素 D 缺乏性手足抽搐的病因、诱因、治疗过程及预后情况。

(2)指导家长在患儿惊厥发作时的初步处理措施,防止窒息。

维生素 A 缺乏症

维生素 A 缺乏症是因体内缺乏维生素 A 而引起的以眼和皮肤病变为主的全身性疾病,主要表现为全身上皮组织角质变形,眼部症状出现早而显著,暗适应能力降低,结膜、角膜干燥,后角膜软化甚至穿孔,故又称为"夜盲症""干眼症""角膜软化症"。本病多见于 1～4 岁小儿,营养不良及长期腹泻者易发。

一、维生素 A 的生理功能

维生素 A 为脂溶性维生素,存在于哺乳类动物和海产鱼类的肝、脂肪、乳汁和蛋黄内,以及黄色、红色植物中,如胡萝卜、红薯、柿子等。维生素 A 是相对稳定的化合物,耐热、耐酸、耐碱,在油脂内稳定,受一般烹饪过程影响较小。其主要功能包括:①构成视觉细胞内的感光物质,维持暗光下的视觉功能;②维持细胞膜的稳定性,保护皮肤及黏膜上皮细胞的完整与健全;③促进骨骼与牙齿正常生长;④增强机体免疫功能及屏障系统抗病能力;⑤维持生殖系统正常功能。

二、病因

(一)不合理饮食

人乳和牛奶能供给足够的维生素 A,一般不会引起缺乏。断奶后若长期以米糕、面糊等谷物或脱脂牛奶喂养,并且未及时添加富含蛋白质和脂肪的辅食,则易造成维生素 A 缺乏。

(二)疾病因素

1.消化系统疾病

长期腹泻、慢性痢疾、肠结核、肝胆胰腺疾病等均影响维生素 A 的消化、吸收和贮存。

2.消耗性疾病

慢性呼吸道感染性疾病、迁延性肺炎、麻疹等均可导致维生素 A 消耗增加;长期摄入矿物油,如长期服用液状石蜡通便会影响维生素 A 的吸收;恶性肿瘤、泌尿系统疾病可增加维生素 A 的排泄。

3.甲状腺功能低下、糖尿病

阻碍维生素 A 的生成,以致维生素 A 缺乏。

(三)锌缺乏

锌缺乏表现为维生素 A 不能被利用而排出体外,也可表现为维生素 A 缺乏症。

三、临床表现

(一)眼部症状

眼部症状以暗适应时间延长为最初症状,后在暗光下视力减退,定向困难,出现夜盲。眼干燥不适,数周或数月后,结膜与角膜逐渐失去光泽和弹性,球结膜褶皱形成与角膜同心的皱纹圈,角质上皮在贴近角膜两旁的结膜处逐渐堆积,形成大小不等的泡沫状小白斑,称为比托斑。同时,泪腺上皮细胞变性,泪液分泌减少,患儿畏光,眼干不适,经常眨眼。角膜干燥浑浊,发生白翳软化,继而形成溃疡,严重者出现坏死、穿孔、虹膜外脱及角膜瘢痕形成,甚至失明。

(二)皮肤

皮肤干燥、脱屑、角质增生,角化物充塞于毛囊腔内,抚摸时有粗沙样感觉,四肢伸侧及肩部显著。指甲多纹易折裂,毛发干枯易脱落。

(三)其他

食欲减退,智力、身体发育迟缓,免疫功能低下,常伴有呼吸道及泌尿系统继发性感染。严重缺乏者,可见血细胞生成不良发生贫血,且用铁剂治疗无法纠正。

四、诊断

根据眼部和皮肤的明显症状,结合维生素 A 摄入不足或吸收障碍史多能做出诊断。

(一)喂养史

人工喂养未添加含维生素 A 的辅食,或饮食中缺乏脂肪。

(二)典型症状

典型眼部症状有夜盲症、皮肤干燥、毛发干枯。

(三)实验室检查

暗适应能力测定可协助早期诊断,血浆维生素 A 水平低于 0.68 μmol/L(20 μg/dL)。

五、治疗

(一)一般疗法

积极治疗原发病,使体内代谢恢复正常;改善饮食,给予富含维生素 A 和胡萝卜素的食物;避免诱因;及时处理继发感染。

(二)维生素 A 治疗

轻症口服补充维生素 A,重症或肠道吸收功能不良者,可肌内注射维生素 A、维生素 D 注射剂(含维生素 A 7500 μg 和维生素 D 62.5 μg)0.5～1 mL,每天 1 次。3～5 d 病情好转后改口服。

(三)眼部治疗

使用抗生素眼药水或眼膏,减轻结膜角膜的干燥不适。如角膜软化或出现溃疡,可加用消毒鱼肝油,每天 10～20 次,注意动作轻柔。

六、护理评估

(一)健康史

了解患儿的喂养史、含维生素 A 丰富食物的摄入情况、有无忌口挑食等情况,有无其他急慢性疾病。

(二)身体状况

评估患儿眼部有无干燥不适,角膜有无软化、溃疡和穿孔,皮肤有无干燥、起屑,有无毛发干枯易脱落、指(趾)甲易折断,有无合并感染、营养不良、贫血及其他维生素缺乏症。

(三)社会心理状况

了解家长对本病的病因、发展、预后及防治知识认识程度。评估家长的心理状态。

七、护理诊断

(一)患儿方面

1.营养失调

低于机体需要量与维生素 A 摄入不足、吸收利用障碍有关。

2.有感染的危险

感染与维生素 A 缺乏所致机体抵抗力低下有关。

3.潜在并发症

失明。

(二)家长方面

1.知识缺乏

缺乏疾病的发病、治疗、预防等相关知识。

2.焦虑

焦虑与患儿智能体格发育迟缓,视力减退有关。

八、预期目标

(一)患儿方面

(1)患儿充分摄入维生素 A,满足机体需要量。

(2)增加患儿机体免疫力,不发生视觉障碍,不发生感染或失明等并发症。

(二)家长方面

(1)家长了解本病的诱因、治疗、预防等基本知识。

(2)家长学会自我监测,如视力变化、全身皮肤情况等。

九、护理措施

(一)患儿方面

1.改善饮食

患儿通过膳食补充维生素 A,鼓励母乳喂养,尽早补充维生素 A、维生素 D 制剂,及时添加辅食。年长患儿要建立良好的饮食习惯,不挑食、不偏食,多补充含维生素 A 丰富的食品,如各种动物内脏、鱼肝油、胡萝卜等。

2.补充维生素 A 制剂

遵医嘱口服或肌内注射维生素 A,加强对治疗效果和用药反应的观察,注意防止维生素 A 中毒。

3.保护眼睛

用消毒鱼肝油滴眼,促进上皮修复,有角膜软化、溃疡时,根据医嘱用抗生素眼膏,防止继发感染。眼部护理应动作轻柔,切忌压迫眼球,以免造成角膜穿孔。

4.预防感染

必要时可采取保护性隔离,预防呼吸道感染和眼部感染。

(二)家长方面

(1)向家长介绍维生素 A 缺乏症的病因、诱因、治疗过程及预后情况。

(2)指导家长合理喂养,及时治疗感染、腹泻及其他消耗性疾病。

(3)指导家长正确的补充维生素 A 制剂,谨防维生素 A 中毒。

(4)向家长解释保护患儿眼睛的重要性,介绍家庭眼部护理的方法和注意要点。

维生素 B_1 缺乏症

维生素 B_1 缺乏症又称"脚气病",是因体内缺乏维生素 B_1 而导致的以消化、神经和心血管系统症状为主的功能紊乱性疾病。婴儿脚气病多发生于 2~5 个月龄,病情凶险且进展迅速。

一、维生素 B_1 的生理功能

维生素 B_1 又称"硫胺素",来源于动物内脏和瘦肉、全谷、豆类和坚果,谷物为我国传统摄取维生素 B_1 的主要来源。过度研磨的精白米、精白面会造成维生素 B_1 的大量流失。维生素 B_1 在维持神经、肌肉,特别是心肌的正常功能,以及在维持正常食欲、胃肠蠕动和消化液分泌方面起着重要作用。

二、病因

(一)饮食不当

谷物加工过精,淘米时过度搓洗,烹饪加热时间过长或加入小苏打都会造成维生素 B_1 的损失和破坏;长期摄入大量碳水化合物为主食而缺乏肉食及豆制品的不均衡饮食也易致病;哺乳期妇女自身缺乏维生素 B_1,则其乳汁中维生素 B_1 的含量更低,可导致婴儿发生维生素 B_1 缺乏症。

(二)需要量增加

甲状腺功能亢进、感染、高热、剧烈运动、孕妇、乳母等条件下均增加机体对维生素 B_1 的需求,若无适当补充则易致病。

(三)吸收利用障碍

多种慢性疾病如消化功能不良、肠道寄生虫病可降低对维生素 B_1 的吸收;肝功能损害可干扰维生素 B_1 在体内的利用。

三、临床表现

婴儿期多为急性起病,突然发作,病势危重,早期可有烦躁哭闹、面色苍白、水肿、食欲缺乏、便秘等;年长患儿以水肿为主要表现。临床上分为三型:①湿型水肿脚气病;②婴儿型急性脚气病,主要表现为严重的急性心血管症状,不及时救治可致死;③干型神经脚气病,多见于成年人,伴有消耗症状。

(一)消化道症状

食欲缺乏,消化不良,腹泻,排绿色稀便。

(二)神经系统症状

1.婴儿期

神经麻痹从脑神经开始,中枢神经系统症状突出,神志淡漠,眼睑下垂,颈肌和四肢柔软,头颈后仰,手不能抓握,吸吮无力,各种腱反射减弱。累及喉返神经,出现声音嘶哑、失声、啼哭

无声等麻痹症状。

2.年长患儿

年长患儿主要为多发性周围神经病变,触觉、痛觉、温觉依次受损,后肌力减退、肌肉萎缩,腱反射消失。中枢神经损害表现为情感、心理精神状态异常,如神经质、易激惹、消沉忧郁、失眠健忘等。部分患儿伴眩晕、眼球震颤、共济失调,以及小脑和前庭功能损害。

(三)心血管系统症状

心血管系统症状可表现为急性心功能不全,如烦躁气促、发绀、呼吸困难、心音低钝等,若不及时救治,可迅速致死。体检示:心脏浊音界扩大,心率明显上升,心尖区可闻及收缩期杂音,舒张压降低。心电图示:T 波低平或倒置,QT 间期延长。

(四)水肿及浆液漏出

下肢水肿并向上蔓延,伴发心包、胸腔、腹腔积液。

(五)先天性脚气病

先天性脚气病仅见于新生儿,原因是孕母缺乏维生素 B_1。表现为出生时即见全身水肿,体温低,吸吮无力,反复呕吐,肢体柔软,嗜睡,发声低细等症状。

四、诊断

本病临床症状变化多端,不易早期做出诊断。应结合喂养史、维生素 B_1 缺乏症流行地区居住史、母亲的相关症状及实验室检查明确诊断。

实验室诊断包括:①维生素 B_1 负荷试验,口服维生素 B_1 5 mg 或肌内注射 1 mg,测定4 h 尿中维生素 B_1 的排出量,正常人排出量$>100~\mu g$,患者排出量$<50~\mu g$;②测定血液中丙酮酸和乳酸含量,患者明显增高;③红细胞酮基移换酶活性测定,患者明显降低。

五、治疗

(一)一般治疗

治疗原发病,去除诱因,调整饮食,避免神经、心血管系统损害。

(二)补充维生素 B_1

轻症或消化功能正常者可口服,婴儿每天口服维生素 B_1 10～30 mg,母乳喂养者乳母每天口服维生素 B_1 100 mg;重症或消化道吸收不良者,可每天两次肌内注射维生素 B_1 10 mg,2 d后改口服,连续数周,同时注意补充复合维生素 B。

六、护理评估

(一)健康史

了解患儿的喂养史、含维生素 B_1 丰富的食物的摄入情况,以及有无忌口挑食等不良饮食习惯,有无其他急慢性疾病。

(二)身体状况

评估患儿心血管系统和神经系统的损害。

(三)社会心理状况

了解家长对本病的病因、发展、预后及防治知识认识程度,评估家长的心理状态。

七、护理诊断

(一)患儿方面

1.营养失调

低于机体需要量与维生素 B_1 摄入不足、吸收利用障碍有关。

2.潜在并发症

心功能不全、惊厥。

3.有受伤的危险

受伤与肌力下降、惊厥发作有关。

(二)家长方面

1.知识缺乏

缺乏疾病的发病、治疗、预防等相关知识。

2.恐惧

恐惧与病情突发,疾病后期复杂危重危及生命有关。

八、预期目标

(一)患儿方面

(1)患儿充分摄入维生素 B_1,满足机体需要量。

(2)患儿不发生心力衰竭、惊厥等并发症。

(二)家长方面

(1)家长了解本病的诱因、治疗、预防等基本知识。

(2)家长能够观察病情发展,及时发现病情变化。

九、护理措施

(一)患儿方面

1.改善饮食

通过膳食补充维生素 B_1,婴儿鼓励母乳喂养,及时添加辅食,年长患儿要建立良好的饮食习惯,不挑食、不偏食,多补充含维生素 B_1 丰富的食品,如坚果、豆类、动物内脏等,多食用粗杂粮。

2.防止受伤

加强看护,使患儿保持舒适的体位。

3.观察病情

密切注意患儿的呼吸、脉搏、心率及神志的变化,一旦发生心力衰竭和惊厥,应立即通知医生,配合抢救。

(二)家长方面

(1)向家长介绍维生素 B_1 缺乏病的病因、治疗过程、预防措施等相关知识。

(2)告知家长所使用药物的作用、不良反应、剂量和使用方法。

(3)介绍本病的常见症状和并发症,提醒家长加强观察,早期发现,及时就诊。

维生素 C 缺乏症

维生素 C 缺乏症,又称"坏血病",是由长期缺乏维生素 C 所引起的全身性疾病,主要表现为成骨障碍和出血倾向。

一、维生素C的生理功能

维生素C又名"抗坏血酸"，为水溶性维生素，是人体形成正常胶原组织的必需元素。由于人体内不能合成维生素C，故需从食物中摄取，主要源于蔬菜和水果，蔬菜中的番茄、菜花，水果中的柑橘、柠檬、青枣、山楂、猕猴桃等维生素C含量均十分丰富。

维生素C的生理功能是作为酶的辅助因子参与多种重要的生物合成过程；作为抗氧化剂清除自由基，在保护DNA、蛋白质免遭损伤方面起着重要作用。

二、病因

（一）摄入不足

母乳中含有维生素C，故母乳喂养儿一般不易得此病，但如果乳母饮食中长期缺乏维生素C，则母乳中的维生素C含量亦不足，可致使婴儿患病。人工喂养的婴儿如不按时添加蔬菜、水果补充维生素C，极易发生维生素C缺乏症。年长儿患病多因饮食中缺乏新鲜蔬菜、水果。

（二）需要量增加

生长发育加速期、发热、感染性疾病等情况下，维生素C的需要量均增加。此外，早产儿生长发育较快，其维生素C需要量较正常婴儿大，应增加补充量。

（三）吸收障碍

长期消化道功能紊乱可影响维生素C的吸收和利用。

（四）其他

长期大量摄入维生素C者突然停用，可发生维生素C缺乏症；若孕妇长期大量应用维生素C，则其新生儿每天摄入常规量的维生素C，仍可能发生维生素C缺乏症。

三、临床表现

胎儿出生时体内储存的维生素C一般可供其出生后3个月之用，故维生素C缺乏多见于6个月至2岁的婴幼儿。

（一）全身症状

起病缓慢，早期常有一些非特异性症状，如烦躁不安、食欲减退、体重减轻、面色苍白，以及呕吐、腹泻等消化紊乱症状。一般有低热，伴并发症时体温升高。

（二）局部症状

常见骨膜下出血，表现为下肢小腿部肿痛，肿胀沿胫骨骨干，压痛显著，晚期患部常保持固定姿势不愿移动，仰卧时下肢呈蛙腿状。肋骨与肋软骨交接处尖锐凸出，形成维生素C缺乏症串珠。

（三）出血症状

全身各部位均可出现出血症状，初期为皮肤瘀斑、齿龈出血，后可见于眼睑或结膜，晚期偶有胃肠道、泌尿道和脑膜出血。

（四）其他

创伤愈合缓慢；因抵抗力低下常合并感染、营养不良和其他维生素缺乏症。

四、诊断

典型的维生素C缺乏症有明显的症状，容易明确诊断，但是隐性或早期维生素C缺乏症缺乏特异性症状,易漏诊或误诊,需结合喂养史和其他检查结果分析诊断。

(一)患儿喂养史

人工喂养未添加含维生素 C 的辅食,或乳母饮食中缺乏新鲜蔬菜、水果,或乳母习惯吃腌制食品。

(二)典型症状

疾病后期可根据肢体肿痛、蛙形腿、牙龈及黏膜下出血等症状诊断。

(三)实验室检查

①维生素 C 负荷试验:口服维生素 C 500 mg,收集 4 h 尿,排出量<5 mg 为不足;②毛细血管脆性试验阳性;③X 射线检查:长骨骺端先期钙化带增厚,普遍性的骨质疏松,以及骨折、骨骺分离移位、骨骺端边缘形成骨刺等。

五、治疗

(一)补充维生素 C

轻症患儿每天口服 100~300 mg;重症或有呕吐、腹泻、贫血者可每天静脉注射 500~1000 mg,连续 4~5 d 后改为口服,连续治疗 2~3 周,同时多进食富含维生素 C 的食物。

(二)对症治疗

有骨骼病变的患儿应保持安静少动,避免骨折及骨骺脱位;牙龈炎、牙龈出血的患儿,应保持口腔清洁,预防感染。

六、护理评估

(一)健康史

了解患儿的喂养史、饮食习惯及生长发育情况、饮食习惯特别是含维生素 C 丰富的食物的摄入情况及有无进食腌制食品的习惯。

(二)身体状况

评估患儿有无皮肤及其他脏器组织出血;有无骨关节肿胀、畸形;有无牙龈炎、牙龈出血;有无合并感染、营养不良及其他维生素缺乏症。

(三)社会心理状况

了解家长对本病的病因、发展、预后及防治知识认识程度,评估家长的心理状态。

七、护理诊断

(一)患儿方面

1.营养失调

低于机体需要量与维生素 C 摄入不足、吸收利用障碍有关。

2.疼痛

疼痛与骨膜下出血、关节出血有关。

3.躯体移动障碍

躯体移动障碍与骨膜下出血致肢体肿痛不愿移动有关。

4.有感染的危险

感染与维生素 C 缺乏、机体免疫力低下有关。

5.潜在并发症

骨折、出血。

(二)家长方面

1.知识缺乏

缺乏疾病的发病、治疗、预防等相关知识。

2.焦虑

焦虑与患儿全身多部位出血有关。

八、预期目标

(一)患儿方面

(1)患儿充分摄入维生素C,满足机体需要量。

(2)不发生感染,不发生骨折、颅内出血等并发症。

(3)疼痛、出血症状减轻或消失。

(二)家长方面

(1)家长了解本病的诱因、治疗、预防等基本知识。

(2)家长掌握本病的基本症状及观察要点,及时就诊。

九、护理措施

(一)患儿方面

1.改善饮食

提供维生素C含量丰富的食物,及时添加辅食;建立良好的饮食习惯,纠正偏食;改进烹饪方法,避免维生素C的过多破坏。

2.遵医嘱予以维生素C

口服或静脉注射。

3.预防感染

保持口腔卫生,养成良好的卫生习惯,早晚刷牙,三餐后漱口,预防继发感染。必要时保护性隔离,避免交叉感染。

4.减轻疼痛

保持安静舒适的环境,减少不良刺激,控制活动,治疗护理注意动作轻柔,避免不必要的搬动,以免加重疼痛或发生骨折。

5.观察病情

密切注意患儿的呼吸、脉搏、心率、神志、血压及瞳孔的变化,及早发现颅内出血先兆。

(二)家长方面

(1)向家长介绍维生素C缺乏病的病因、治疗过程、预防措施等相关知识。

(2)告知家长所使用药物的作用、不良反应、剂量和方法。

(3)孕妇、乳母应保证足够的维生素C摄入量。

第四节 锌缺乏症

锌缺乏症是指各种原因造成体内锌缺乏所导致的疾病,以食欲不振、生长发育迟缓、免疫力减退、性成熟障碍为主要表现。

一、锌的生理功能

锌是人体必需的微量元素之一,作为多种酶的组成成分或酶的激活剂广泛参与各种代谢活动,在核酸和蛋白质代谢中发挥重要作用,影响生长发育生殖器官、皮肤、胃肠道功能及免疫功能。锌的来源广泛,以牡蛎中含量最高,其次为畜禽肉及肝脏、蛋类、鱼和其他海产品,蔬菜水果中含量较低。锌的主要生理功能为促进生长发育与组织再生,促进食欲,促进维生素 A 代谢和生理作用,增强机体免疫力。

二、病因

(一)摄入不足

谷类等植物性食物含锌少,母乳及牛乳中的含锌量均不能满足婴儿的需要,故长期单纯以乳类或谷物喂养的婴儿易缺锌。

(二)需要量增加

生长发育期、营养不良恢复期、发热、感染均可致锌需求量增高。

(三)吸收障碍

慢性腹泻如吸收不良综合征、脂肪泻等可造成锌的吸收减少;谷类食物中的植酸盐和粗纤维妨碍锌的吸收。

(四)丢失过多

反复失血、溶血、长期多汗、大面积灼伤、蛋白尿,以及长期服用青霉胺等,均可使锌过多丢失,导致锌缺乏。

三、临床表现

(一)消化功能减退

缺锌时舌黏膜增生、角化不全,以致味觉敏感度下降,发生食欲缺乏、厌食、异食癖等症状。

(二)生长发育落后

缺锌直接影响核酸和蛋白质合成与细胞分裂,并妨碍生长激素轴功能及性腺轴的成熟,故生长发育停滞,体格矮小,性发育延迟。

(三)免疫功能降低

缺锌会严重损害细胞免疫功能而容易发生感染。

(四)智能发育延迟

缺锌可使脑 DNA 和蛋白质合成障碍,谷氨酸浓度降低,从而引起智能发育迟缓。

(五)其他

如地图舌、反复口腔溃疡、创伤愈合迟缓、影响维生素 A 代谢而出现夜盲症等。

四、诊断

1. 了解喂养史

有无饮食中含锌量低、长期吸收不良等。

2. 实验室检查

测定血清、全血、头发、白细胞、尿、组织中锌的含量,其中血清锌低于正常低限 111.47 μmol/L;餐后血清锌浓度反应试验 PICR＞15 ％。

3. 临床表现

食欲缺乏、生长发育迟缓、皮炎、反复感染、免疫功能低下、异食癖等典型的缺锌临床表现。

五、治疗

1. 饮食治疗

给予富含锌的动物性食物。

2. 补充锌剂

口服锌制剂,较常用的为葡萄糖酸锌。

六、护理诊断

(一)患儿方面

1. 营养失调

低于机体需要量与锌摄入不足、吸收利用障碍有关。

2. 有感染的危险

感染与机体免疫力低下有关。

3. 生长发育改变

生长发育改变与锌缺乏、蛋白质合成障碍、生长激素分泌减少有关。

(二)家长方面

1. 知识缺乏

缺乏营养有关知识及儿童喂养知识。

2. 焦虑

焦虑与患儿生长发育异常有关。

七、预期目标

(一)患儿方面

(1)患儿充分摄入锌,满足机体需要量。

(2)患儿不发生感染。

(3)患儿生长发育符合标准。

(二)家长方面

(1)家长了解本病的病因、治疗过程及预防等相关知识。

(2)家长掌握监测小儿生长发育的基本方法。

八、护理措施

(一)患儿方面

1. 改善饮食

通过膳食补充锌,鼓励母乳喂养,尽早补充葡萄糖酸锌制剂,及时添加辅食。年长患儿要建立良好的饮食习惯,不挑食、不偏食;多补充含锌丰富的食品,如牡蛎、畜禽肉及肝脏、蛋类、鱼和其他海产品等。

2.预防感染

注意保护性隔离,保持室内空气新鲜,预防呼吸道感染。

3.定时监测

定时监测患儿身高、体重及智力发育。

(二)家长方面

(1)向家长介绍患儿缺锌的主要原因、治疗过程、预防措施、家庭护理等基本知识。

(2)指导家长正确监测患儿身高、体重及智力发育的方法。

第八章 急症儿童的护理

第一节 急症的处理原则

急症是指突然发生的疾病或意外的损伤,若不及时采取紧急医疗措施,可产生严重后果,甚至威胁患儿的生命。

儿科疾病往往来势凶猛,病情危重,故儿科急症的处理为儿科临床医疗工作中的重要组成部分。儿科急症不仅数量大,且来势猛,患儿处于紧急情况,若不当机立断,给予恰当的处理,会使患儿受到不可弥补的损害,甚至因不及时挽救而死亡。

儿科急诊工作量大,且情况复杂。因小儿年幼,自己不会主诉,家长有时也不能清楚描述发病情况,必须由医护人员通过细致地询问和观察检查,冷静思考分析,才能确切诊断、治疗和护理。因此,儿科急诊护士不仅要掌握急、危重病和伤病的基本知识和操作技能,以及熟悉抢救工作的每一过程,更要有细致的观察能力和冷静的思考分析能力,在医生赶到之前先做出正确的判断,为抢救生命争取更多的时间。

一、儿科急症的范围

(1)高热,口温>39 ℃,肛温>39.5 ℃。

(2)各种原因引起的惊厥,包括癫痫持续状态、不明原因的昏迷等。

(3)各种创伤意外,包括溺水、车祸、电击、烧伤、烫伤等。

(4)各种中毒,包括药物中毒、食物中毒、一氧化碳中毒等。

(5)各种类型休克。

(6)心肺复苏患儿。

(7)三衰患儿(心衰竭、肾衰竭、呼吸衰竭)。

(8)大出血患儿,包括颅内出血、严重贫血、血红蛋白低于50 g/L者。

(9)中枢神经系统感染。

(10)哮喘及哮喘持续状态。

(11)急性上呼吸道梗阻。

(12)气管异物。

(13)糖尿病酮症酸中毒。

(14)新生儿疾病及早产儿。

(15)外院转来的急症患儿。

二、急症救治的目的

修复损伤的组织器官和恢复生理功能,首要的是抢救生命。在处理复杂的伤情时,应优先解决危及生命和其他紧急的问题。必须优先抢救的急症有心搏骤停、窒息、大出血、开放性气胸、休克、腹部内脏脱出等。

三、急症救治原则

急症患儿由于某种疾病发作、严重创伤、急性中毒等,生命体征急骤变化,处于危险状态而来到医院就诊。当患儿到达急诊室时,护士应立即观察病情,并判断疾病的严重程度和病种,在迅速通知医生的同时,遵照以下原则进行。

(1)重危患儿应先抢救,再办理就诊手续,在医生到来之前,护士可酌情予以急救处理。

(2)危重患儿需有护士守护,随时观察病情变化,经抢救病情平稳允许移动时,迅速转入病房。转送患儿或危重患儿做 X 射线、B 超检查时,应有护士陪送。

(3)凡抢救患儿都应有详细的抢救记录。

(4)遇有成批就诊急需多专科抢救的患儿,应通知医务处值班人员,协助调配抢救人员。

(5)急症因交通事故、自杀及涉及法律问题者,应立即通知有关单位及学校。

(6)严格执行交接班及查对制度,避免未处理完的工作交由他人处理,特殊情况需离开时,必须交接清楚。

四、紧急施救的方法

紧急救治的程序:初步判断与评估(重点是呼吸和循环)、建立有效静脉通道、氧疗、对症处理、病情观察和护送。

(1)取适当体位,静卧休息,注意保暖。对烦躁不安者,必要时应用镇静剂。有针对性地询问病史。

(2)保持呼吸道通畅,清除呼吸道内的异物、分泌物、痰液及吸入的水分。昏迷者头应偏向一侧,防止呕吐物吸入气管引起窒息及吸入性肺炎。做好气管插管、气管切开和辅助呼吸的准备。

(3)氧气吸入,根据病情及年龄调节氧流量。

(4)有呼吸心搏骤停者,立即协助医生进行心肺复苏,穿刺开放两条静脉通路,遵医嘱给予各种药物,补液速度根据病情和药物性质随时调节。

(5)补充血容量,扩容。有出血情况的补充血容量是最重要的抢救措施,及时补充血容量是防治休克的关键。给予输血或采用低分子右旋糖酐、羟甲基淀粉等胶体溶液。

(6)严密观察体征,给予心电监护。观察生命体征及末梢循环、尿量、神志等状况。必要时还需监测尿比重、酸碱度和血气、中心静脉压等变化,以了解各脏器功能状态和体内代谢变化情况。

(7)病因治疗:明确诊断后应针对病因采取有效措施。

(8)支持治疗:注意补充营养和水分,保持水、电解质平衡,保护脑、心、肾功能及防治并发症。

第二节　急性中毒

凡具有毒性作用的物质通过不同途径(皮肤、呼吸道或消化道等)进入人体后,在短期内损害或破坏人体某些组织和器官的生理功能或组织结构而引起一系列的症状、体征,甚至危及生命,称为急性中毒。急性中毒是儿科常见的急症。

一、病因

(1)照顾者照顾不周,导致小儿误服过量药品、化学制剂、有毒食品或接触毒物。

(2)医务人员工作失职,弄错药品。

二、病理发病机制

毒物的致毒作用、机制多种多样,有些机制尚未明确。主要机制如下。

1.作用于受体

如阿托品类作用于 M 受体。

2.改变递质的释放或激素的分泌

如肉毒杆菌毒素作用于运动神经末梢减少乙酰胆碱的释放,出现肌麻痹。

3.作用于细胞离子通道

如河豚毒素阻断钠离子通道,阻碍神经传导。直接作用于酶类,如有机磷毒剂作用于神经突触末梢的胆碱酯酶,导致乙酰胆碱积聚。

4.作用于核酸

如烷化剂氮芥使 DNA 烷化,影响 DNA 合成。

5.其他

有些毒物,如强酸直接损伤细胞;有些毒物作用于免疫系统使机体抵抗力降低而致病。

三、临床表现

急性中毒的临床表现可因毒物毒性、中毒途径、药物浓度、作用时间、患儿年龄、性别、健康和营养状况、遗传、中毒环境的温度及湿度等影响,出现较大的个体差异。

(一)常见安眠药物中毒

巴比妥类是应用较普遍的催眠药物,用于镇静、催眠、止惊和麻醉,一次用药为催眠剂量的 2～5 倍即发生轻度中毒,一次用药为催眠剂量的 5～9 倍可引起中度中毒,15～20 倍时引起重度中毒,危及生命。

轻度中毒有头晕、头痛、恶心、呕吐;中度中毒有神志模糊、嗜睡、共济失调、瞳孔大多缩小、呼吸正常或稍减慢;重度中毒出现谵语、躁动不安,以致惊厥,四肢强直,后转入抑制,出现嗜睡、昏迷、瞳孔扩大后缩小、呼吸渐慢不规则,最后呼吸停止。

(二)有机磷农药中毒

有机磷杀虫剂属有机磷酸酯或硫代磷酸酯类化合物,对人畜均有毒性。它可以经呼吸道、消化道及完好的皮肤侵入人体,吸收后 6～12 h 血中浓度达到最高峰。有机磷在体内主要经历分解和氧化两种过程,氧化产物毒性增强,分解产物毒性降低。

中毒症状和体征表现为头痛、头晕、恶心、呕吐、乏力、烦躁不安、意识模糊、抽搐、昏迷等症状，同时口中、身上或呕吐物有大蒜样臭味。

典型症状与体征：瞳孔缩小、大汗、流涎、肌颤、呼吸困难、肌肉震颤和痉挛、暂时性血压升高、急性肺水肿，严重者烦躁、昏迷、呼吸肌麻痹等。

(三)一氧化碳中毒

一氧化碳为无色、无臭、无味、无刺激的气体。如忽略煤气管道的密闭和环境的通风等预防措施，吸入过量的一氧化碳可发生急性一氧化碳中毒。

1.轻度中毒

血液一氧化碳血红蛋白(carboxyhemoglobin，HbCO)的浓度在10%～30%，可有头痛、头晕、乏力、耳鸣、眼花、恶心、呕吐、四肢无力、嗜睡、意识模糊，如能及时离开现场，吸入新鲜空气，症状可较快消失。

2.中度中毒

血液一氧化碳血红蛋白的浓度在30%～40%，除有上述中毒症状外，尚有面色潮红，口唇樱桃红色、脉快、神志不清、昏迷，经积极治疗可恢复，无明显后遗症。

3.重度中毒

血液一氧化碳血红蛋白的浓度大于50%，可迅速出现昏迷、痉挛、各种反射消失、呼吸困难，以致呼吸麻痹、肌张力增加，可并发脑水肿而引起惊厥。出现酸碱平衡失调、心律失常、肺水肿等。后遗症有癫痫、记忆力减退或丧失、痴呆。

(四)强酸强碱中毒

1.强酸中毒

皮肤黏膜接触强酸后，疼痛剧烈，皮肤溃疡界限清楚，溃疡深，周围微红，上覆白色或棕色痂皮。呼吸道吸入强酸的烟雾可出现呛咳、流泪、呼吸增快、胸闷、气短等。误服强酸可造成口、咽、食管灼痛，黏膜糜烂形成溃疡，严重时可发生穿孔。眼睛受强酸烟雾或蒸汽刺激后，眼睑水肿、结膜发炎、角膜混浊，甚至穿孔失明。

2.强碱中毒

皮肤黏膜接触了强碱类毒物后，出现局部充血、水肿、糜烂，颜色由白色转为红色或棕色，形成溃疡。眼部被碱性物质腐蚀后，造成严重角膜炎和角膜溃疡。碱性物质进入消化道后，可引起消化道严重灼伤，伴有强烈灼痛、腹绞痛、反复呕吐，呕吐物中有血性液体，常有腹泻和血便，引起食管和胃的穿孔，严重造成肝、肾衰竭。

四、诊断

诊断主要依据毒物接触史和临床表现。

(一)病史

了解饮食、生活环境、家长职业，以推测小儿有无进食或接触过毒物，进食量和时间，有哪些症状，症状的出现时间和发展经过等。对过去一向健康而突然出现腹痛、发绀或肤色潮红、多汗、昏迷、惊厥、恶心、呕吐等症状而原因不明要考虑有急性中毒的可能性。

(二)体检

注意一般情况及神志、呼吸、脉搏、体温、血压，以判断中毒的轻重，并注意口腔黏膜有无糜烂、呼吸气味有无异常,有无呼吸困难、发绀、肺部啰音和心律失常等。同时查寻患儿衣服口袋、皮肤、呕吐物、胃液中有无毒物残留,周围环境有无残存毒物。

(三)毒物鉴定与其他检查

对中毒原因未明、毒物性质不详者,可收集剩余毒物、呕吐物、洗胃内容物,或根据可疑线索分别采用血浆、尿液或粪便进行毒物鉴定。根据临床表现,做有关的特异性检查,如疑为有机磷中毒可做血胆碱酯酶测定。

五、治疗

救治必须分秒必争。原因不明者先做急救处理,包括清除毒物和减少毒物的吸收、促进毒物排泄、阻滞毒物吸收、对症治疗等;在急救的同时寻找致病毒物,一旦明确,立即应用特效解毒剂。

(一)巴比妥类药物中毒

1.催吐、洗胃、导泻、灌肠

口服中毒者给 1:5000 高锰酸钾溶液或生理盐水洗胃后硫酸钠导泻,忌用硫酸镁,因镁离子能被吸收而加重中枢神经抑制。输液并给利尿剂。中毒时间久者可用1:5000高锰酸钾溶液灌肠。

2.对症治疗

保持呼吸道通畅、给氧,必要时气管插管或切开,进行机械通气。

3.透析治疗

腹膜透析、血液透析。

4.中枢神经兴奋剂的应用

如盐酸纳洛酮、贝美格、尼可刹米等,但对深昏迷者慎用。

(二)有机磷农药中毒

1.迅速清除毒物、脱掉被污染的衣物、撤离中毒环境

用肥皂水清洗被污染的皮肤、毛发及指甲。用 1 ％碳酸氢钠或生理盐水冲洗眼睛至少10 min后滴入 1 ％阿托品滴眼液 1 滴。神志清醒,中毒症状较轻者,可用硫酸镁 0.5～1 g/kg催吐;用1:5000高锰酸钾溶液洗胃。导泻忌用油性泻剂者,可用活性炭。

2.特效解毒剂,迅速建立静脉通道

阿托品:用量达到阿托品化。胆碱酯酶复活剂:氯解磷定、解磷定 15～30 mg/kg 以5 ％～10 ％葡萄糖溶液稀释后缓慢静脉推注,2～4 h重复,好转减量至症状消失停药。

3.对症治疗

保持呼吸道通畅、给氧、给呼吸兴奋剂,必要时气管插管或切开,进行机械通气;维持水、电解质平衡;保护心、肝、肾功能。

(三)一氧化碳中毒

1.迅速纠正缺氧

脱离中毒现场,立即吸氧;出现心跳呼吸骤停时,立即进行心肺复苏术。

2.改善脑组织代谢

防止脑水肿。

3.控制感染及高热

选择广谱抗生素,高热进行物理降温,可使用冰帽,在降温的同时减少脑组织耗氧量。

4.防治并发症

进行高压氧舱的治疗,迅速纠正缺氧和减少后遗症。

5.其他

静脉滴注细胞色素 C 和大量维生素 C,严重者输新鲜血或换血。

(四)强酸强碱中毒

1.皮肤接触

立即用大量流动清水冲洗后,强酸应予 2 ％～5 ％碳酸氢钠或 1 ％氨水或肥皂水进行中和,强碱应给予 1 ％醋酸进行中和。

2.误服中毒

严禁催吐、洗胃或使用碳酸氢钠,以免胃穿孔。强酸:给予牛奶、豆浆、蛋清等溶液口服,以保护胃黏膜;同时用肥皂水、氢氧化铝凝胶中和强酸。强碱:迅速口服食醋、3 ％～5 ％醋酸、1 ％稀盐酸或酸性果汁(橘子汁或柠檬汁)以中和强碱,然后给予生蛋清和橄榄油。

3.其他

有喉头水肿、痉挛时给予必要处理,必要时予以气管切开。

六、护理评估

(一)患儿方面

(1)评估患儿对毒物的摄入、吸入或接触史,摄入、吸入或接触的时间,毒物的性质,毒物进入体内的途径和剂量。

(2)体格检查,评估发病的主要症状,了解实验室检查的结果。

(3)患儿治疗的情况,清除毒物、促进毒物排出、减少吸收的方式及所使用的解毒剂是否有效,有无不良反应。

(4)根据患儿年龄,分析所受的刺激,促使患儿适应性反应。

(二)家长方面

(1)评估家长的心理反应,对治疗和护理的要求。

(2)家长是否得到有关高危险性物品对人体造成伤害的知识及康复期的健康指导。

七、护理诊断

(一)患儿方面

1.毒物继续吸收的危险

毒物继续吸收与清除毒物不彻底有关。

2.生命体征变化的可能

生命体征变化与毒物吸收有关。

3.不能进行有效呼吸

不能进行有效呼吸与毒物侵入呼吸道有关。

4.感知改变

感知改变与血液中毒物的浓度有关。

5. 疼痛

疼痛与毒物对皮肤黏膜的腐蚀有关。

6. 潜在并发症

多器官功能损害，与毒物作用于机体各系统有关。

(二)家长方面

1. 知识缺乏

缺乏对高危险性药品或农药的保管常识，缺乏毒物对人体造成伤害的知识。

2. 恐惧

恐惧与不能预知疾病的预后有关。

八、预期目标

(一)患儿方面

(1)阻止毒物继续吸收，有效地排除毒物。

(2)稳定生命体征。

(3)保持患儿呼吸道通畅，维持有效呼吸形态。

(4)患儿意识恢复，生理反射正常。

(5)患儿脑、心、肺、肝等重要脏器功能未受严重损害或损害得到控制。

(二)家长方面

(1)家长了解毒物性质和对人体所造成伤害，掌握相关的安全防护知识。

(2)家长了解主要治疗方式和观察内容。

(3)家长解除恐惧心理应对疾病，积极配合医护人员的治疗护理。

九、护理措施

(一)患儿方面

1. 密切观察生命体征变化

生命体征变化包括意识、呼吸频率及类型、脉率、血压、瞳孔等。

2. 注意呕吐物及大小便外观

必要时留取标本送验。

3. 迅速清除毒物减少毒物吸收

(1)皮肤接触中毒：立即脱去被污染的衣物，皮肤或口鼻腔有毒物存在时，用清水冲洗。酸中毒或有机磷中毒者，用碳酸氢钠或肥皂水等弱碱性溶液冲洗。碱中毒用 3 %～5 %醋酸等弱酸性溶液冲洗。有机磷中毒可用肥皂水(敌百虫除外)或用清水冲洗。

(2)吸入性中毒：立即撤离现场，吸入新鲜空气或氧气，保持呼吸道通畅。

(3)食入性中毒：采用催吐、洗胃、洗肠、导泻等措施。

①催吐。一般在毒物吞入 6 h 内可以催吐，较大儿童可口服 1∶5000 高锰酸钾溶液或温盐水，每次 100～200 mL，然后用压舌板刺激小儿舌根或咽后壁，促使呕吐；婴幼儿可直接用手指刺激咽后壁催吐，反复多次，直至呕吐物不含毒物残渣为止。亦可用药物催吐，神志不清和腐蚀剂(如强酸、强碱)中毒者禁用催吐。

②洗胃。应及早进行，适用于毒物吞入 6 h 以内。毒物不明时，可先用温开水洗胃。毒物

明确者采用中和方法。吞入腐蚀性毒物时禁洗胃,以免胃穿孔。

③导泻。中毒 6 h 以上,毒物多已进入肠道,应服泻剂,使毒物尽快排出,口服 50 ％硫酸镁、硫酸钠溶液或 10 ％甘露醇。避免应用油类泻剂。

④洗肠。中毒较久,毒物已存留在肠道内,应做高位清洁灌肠,用 0.5 ％温盐水或 1 ％肥皂水,并记录出入量。

4.促进毒物排泄

(1)利尿:毒物吸收后若由肾脏随尿排出,可多饮水增加尿量。静脉注射 5 ％～10 ％葡萄糖液可稀释毒物在血液内浓度和增加尿量,促使毒物排泄,也可用利尿剂。

(2)透析疗法:根据病情和条件,必要时选用人工透析。

5.使用特效解毒剂

毒物明确时应迅速采用特效解毒剂治疗。毒物不明时,洗胃后可从胃管注入配置的解毒剂(含活性炭 2 份、氧化镁 1 份、鞣酸 1 份),每次一茶匙,有吸附、沉淀和中和生物碱、苷类、重金属或酸性毒物的作用。

6.详细记录出入量,维持有效循环血量

如惊厥、昏迷时间较长,应采取相应措施,如保暖、翻身、吸痰及注意皮肤、口腔、眼、鼻的护理,以预防感染。

(二)家长方面

(1)向家长宣传药物、消毒剂、农药等要妥善保管,以防小儿误食。

(2)告知家长毒物性质及对人体所造成伤害。

(3)告知家长安全使用煤气的注意事项,以防煤气中毒。

(4)告知家长治疗方案和护理观察内容。

(5)做好患儿家长的心理疏导,缓解其过度的心理焦虑。

十、效果评价

(一)患儿方面

(1)毒物对患儿的侵害已得到控制,已被排出体外。

(2)患儿呼吸通畅,呼吸道分泌物能够及时清理。

(3)患儿生命体征平稳。

(4)患儿神志清醒,各项生理反射正常。

(5)患儿重要脏器功能正常。

(二)家长方面

(1)家长掌握药物、消毒剂、农药保管的重要性。

(2)家长知道中毒物质的性质和对人体造成的伤害,掌握一定的安全防护知识。

(3)家长知道治疗方案和护理观察内容。

(4)家长能够控制心理情绪,配合医护人员的抢救治疗。

第三节　出血

出血性疾病是指正常止血机制发生异常所致的一类疾病,临床上以自发性出血或轻微损伤后出血不止为特征。

一、病因及发病机制

(一)血管壁渗透性增加引起的出血

如过敏性紫癜、维生素C缺乏症、遗传性毛细血管扩张症等。

(二)血小板异常引起的出血

1.特发性血小板减少性紫癜

原因尚不明确。

2.继发性血小板减少性紫癜

(1)各种急慢性感染:麻疹、伤寒。

(2)化学中毒及物理刺激:免疫抑制剂、某些药物、放射性物质、烧伤也可使血小板减少。

(3)血液病及骨髓功能紊乱:白血病、再生障碍性贫血等。

(4)脾脏及网状内皮系统疾病:慢性充血性脾肿大、网状内皮细胞增生症。

3.血小板质的异常

如血小板衰弱症、肝硬化后继发性血小板病等。

(三)凝血功能异常引起的出血

1.凝血因子缺乏

(1)凝血活酶形成障碍:如血友病A、血友病B、血友病C。

(2)凝血酶形成障碍:如新生儿自然出血。

(3)纤维蛋白原形成障碍:比较少见。

2.抗凝血物质增多

此症在儿童中少见。药物如肝素、双香豆素等均有抗凝血作用,可使血浆的凝血酶原时间延长。

3.凝血因子消耗加速

有继发性纤维蛋白溶解时也可引起出血。

二、临床表现

1.过敏性紫癜

紫癜发生前1~3周有低热、上呼吸道感染及全身不适等症状。四肢对称性紫癜伴关节痛、血尿。

2.血小板减少性紫癜

紫癜伴广泛性出血,如鼻出血、牙龈出血、血尿、黑便等。

3.紫癜伴黄疸

多有重症肝病。

4.血友病

自幼即有轻伤后出血不止、关节肿痛或畸形。

5.出血伴淋巴结、肝脾肿大

可能为白血病。

三、诊断

(一)过敏性紫癜

根据在上呼吸道感染后,出现皮肤紫癜,以及关节、腹部和肾脏同时受累的表现,有反复发作的特点,可考虑本病的可能。

(二)血小板减少性紫癜

以出血为主要症状,无明显肝、脾及淋巴结肿大,血小板计数小于 $100 \times 10^9/L$,骨髓核细胞为主,巨核细胞总数增加或正常,血清中检出抗血小板抗体(PAIgG、PAIgM、PAIgA),血小板寿命缩短,并排除其他血小板减少的疾病即可诊断。

(三)血友病

①病史:发病年龄,有无家族史;是否有反复自发出血或易出血不止的病史;出血的部位;是否服用影响凝血的药物。②临床症状:关节出血为本病特征,常反复发作。血肿压迫组织或器官常有相应症状。其他部位出血有皮肤、黏膜及肌肉出血,多发生在外伤后,也可有自发出血。内脏出血有呕血、便血、血尿及咯血等。③体检:皮肤瘀斑,如有外伤,伤口渗血不止,或局部血肿伴压痛,关节肿胀,活动障碍。④辅助检查:一般无贫血,白细胞、血小板计数正常。出、凝血时间正常。凝血酶原时间(prothrombin time,PT)正常,活化部分凝血活酶时间(activated partial thromboplastin time,APTT)延长。凝血因子活性测定:因子Ⅷ促凝活性测定明显减少,因子Ⅸ促凝活性测定减少。

(四)白血病

①血象:典型的血象为白细胞质和量的变化,贫血一般为正细胞正色素性,血小板减少。②骨髓象:典型的骨髓象呈有核细胞增生活跃或极度活跃,原始和幼稚细胞大多大于 50%,骨髓检查是确诊的重要依据。

四、治疗

(一)过敏性紫癜

1.去除病因

寻找及清除变应原,避免可疑药物、食物及其他因素。

2.一般治疗

①抗变态反应药物:氯苯那敏、苯海拉明或异丙嗪;②路丁和维生素 C:增加毛细血管抵抗力;③止血药:卡巴克络,酚磺乙胺。

3.肾上腺皮质激素

可抑制抗原-抗体反应,改善毛细血管通透性。予口服泼尼松或氢化可的松静脉点滴。

(二)血小板减少性紫癜

1.住院治疗

急性及重症者住院治疗,限制活动,避免外伤。禁用阿司匹林,使用酚磺乙胺、卡巴克络等止血药物。

2.肾上腺皮质激素

急性、慢性出血较重者首选。对提升血小板及防治出血有明显效果。

3.脾切除

脾切除为有效疗法之一。

4.免疫抑制剂

环磷酰胺、硫唑嘌呤、硫酸长春新碱等。

5.免疫球蛋白

抑制自身抗体的产生,抑制单核巨噬细胞的 Fc 受体的功能,保护血小板免被血小板抗体附着。

(三)血友病

1.局部止血治疗

局部止血治疗包括局部压迫、放置冰袋、局部用止血粉、吸收性明胶海绵贴等。

2.替代疗法

①输血浆,为轻型血友病的首选疗法;②冷沉淀物;③凝血酶原复合物浓缩剂。

(四)白血病

1.对症、支持疗法

①加强营养、护理,做好保护性隔离,防治感染;②输血和成分输血;③防治高尿酸血症,多饮水利尿,化疗前碱化尿液。

2.化学药物治疗

化学药物治疗为最主要的治疗方法。①诱导缓解期:治疗急性淋巴细胞白血病常用硫酸长春新碱、环磷酰胺、柔红霉素等联合用药,治疗急性粒细胞白血病常用阿糖胞苷、柔红霉素、依托泊苷等联合用药。②巩固化疗阶段:经过诱导达到完全缓解,体内白血病细胞由约 10^{12} 个降至 10^8 个,但如不继续化疗,短期内易复发。此时治疗急性淋巴细胞白血病常用甲氨蝶呤,治疗急性粒细胞白血病常用药为阿糖胞苷。

五、护理评估

(一)患儿方面

(1)患儿有无出血的征象,以及头晕、眼前发黑、心慌等症状。

(2)患儿的日常活动能力和休息方式,观察并记录活动反应。

(二)家长方面

(1)家长对治疗和护理的要求。

(2)家长对知识的理解能力。

(3)家长所了解的对出血的预防及止血的知识。

六、护理诊断

(一)患儿方面

1.生命体征改变的危险

生命体征改变与出血引起的血容量不足有关。

2.感染的危险

感染与机体抵抗力低有关。

3.皮肤完整性受损

皮肤完整性受损与出血有关。

4.活动无耐力

活动无耐力与出血所致的循环血量不足有关。

5.恐惧

恐惧与患儿对疾病的认知程度有关。

(二)家长方面

1.焦虑

焦虑与担心患儿预后有关。

2.知识缺乏

缺乏有关出血紧急处理方法的护理知识。

七、预期目标

(一)患儿方面

(1)保持患儿生命体征的平稳。

(2)护理得当,患儿未发生感染。

(3)保持患儿皮肤黏膜的完整。

(4)患儿适当活动不产生疲乏感。

(5)患儿解除恐惧心理。

(二)家长方面

(1)家长缓解焦虑情绪。

(2)家长对疾病有所了解,患儿出血时能给予初步紧急处理。

八、护理措施

(一)患儿方面

1.密切观察病情

注意生命体征的变化,观察面色、神志,记录出血量。经常检查口腔、鼻黏膜及胃肠道排泄物。

2.及时正确止血

(1)鼻出血时患儿平卧,局部冷敷。少量出血者先用棉球堵塞,出血量多时做鼻后腔填塞,动作轻柔,以防损伤。堵塞物一般保存24～48 h,并经常滴入消毒液状石蜡以保湿润,止血后逐渐拉出纱条,确定不出血时方可全部取出。

(2)齿龈出血时可用4％碘甘油涂抹或吸收性明胶海绵压迫,掺入止血粉亦可。此时饮食不可过热、过硬,以防造成再次出血。

(3)胃肠出血如呕血、便血时,应密切监测血压、脉搏、面色等,及时发现失血性休克,并准确记录出血量。有时大量鼻黏膜渗血吞入胃中刺激胃黏膜引起呕血、便血,应注意区别。

3.预防出血

出血是出血性疾病致死的主要原因。除处置后注意止血外,还应随时警惕并消除周围可致出血的危险因素。尽量减少肌内注射或深静脉穿刺抽血,必要时应延长按压时间,以免形成深部血肿。对患儿进行安全教育,避免玩弄尖锐金属玩具,游戏时应防止跌倒撞伤,对年龄较大的患儿,应经常提醒其有出血倾向,使其注意防止创伤,如不挖鼻孔等。

4.预防感染

定时开窗换气,保持室内空气新鲜。养成良好的卫生习惯,防止病从口入。注意口腔卫生,用软毛牙刷刷牙或漱口水漱口,保护口腔黏膜不受损伤。教导患儿不要用手搔抓皮肤,预防出血或破溃感染。

5.饮食

保证各种营养素的摄入,提高机体的抵抗能力,注意多摄入有营养、新鲜、易消化的食物,不吃生、冷、硬、不洁的食物。

6.输血

出血量大时遵医嘱予以输血。

(二)家长方面

(1)向家长解释出血的原因及目前治疗的方法。

(2)教会家长识别出血征象并学会压迫止血的方法。一旦发现出血,立即到医院复查或治疗。

(3)给予家长预防出血及感染的宣教。

(4)给予家长心理安慰,缓解焦虑情绪。

九、效果评价

(一)患儿方面

(1)患儿生命体征平稳,面色神志正常。

(2)未发生感染。

(3)患儿皮肤黏膜完整,无破损溃烂。

(4)患儿可以参加适当的活动

(5)患儿正确面对疾病,懂得保护自己。

(二)家长方面

(1)家长掌握出血的原因和治疗方法。

(2)家长掌握识别出血征象和学会压迫止血的方法。

(3)家长说出预防出血和感染的方法。

(4)家长焦虑情绪得到控制,积极配合治疗和护理。

第四节　惊厥

惊厥是小儿时期常见的急症之一，全身或局部骨骼肌群突然发生不自主收缩，常伴意识障碍。其发生率占所有小儿的 3 ％～7 ％，尤其在婴幼儿时期更为多见。

一、病因

惊厥是中枢神经系统器质性或功能性紊乱的表现。

(一)感染性疾病

感染性疾病引起的惊厥多伴有发热，又称"热性惊厥"。

1.颅内感染

流行性脑脊髓膜炎、化脓性脑膜炎、乙型脑炎及病毒性脑膜炎、结核性脑膜炎、脑脓肿等疾病在病程中均可发生惊厥。

2.颅外感染

(1)热性惊厥：颅外感染伴有高热时，年幼儿常有可能引起惊厥，急性上呼吸道感染时尤为常见。其惊厥特点是：年龄多在 6 个月至 3 岁之间；多在病初突然高热时出现惊厥，常为高热开始后12 h内；发作呈全身性、持续性，很少连续发作多次；发作后神志恢复快，预后好，无阳性神经系统体征。

(2)全身重症感染可引起惊厥，如败血症、中毒性肺炎、中毒性痢疾；在高热时脑部微循环发生障碍，使脑细胞缺氧、组织水肿时均可引起惊厥。

(二)非感染性疾病引起的惊厥

此类惊厥又称"无热惊厥"，常反复发作，无年龄限制，大多伴有智力落后、意识和运动功能障碍、肢体强直或痉挛等。常见的有新生儿颅内出血、新生儿窒息、脑血管疾病、脑发育异常等。全身代谢性疾病、水和电解质紊乱及中毒等均可引起惊厥。

二、病理生理

(1)小儿大脑皮质发育尚未完善，分析鉴别及抑制功能差。各种较弱刺激也能在大脑引起强烈的兴奋与扩散，导致神经细胞突然大量异常反复放电活动。

(2)小儿神经髓鞘未完全形成，绝缘和保护作用差。

(3)小儿免疫功能差。

(4)小儿血脑屏障功能差。

(5)某些特殊疾病：产伤、脑发育缺陷、先天性代谢异常等较常见。

三、临床表现

惊厥发作前可有先兆，但多数突然发作意识丧失，双眼凝视、斜视或上翻，头后仰，面肌及四肢呈强直性或阵挛性抽搐；可伴喉痉挛，呼吸暂停，甚至发绀，惊厥后昏睡，少数抽搐时意识清楚，如手足搐搦症。热性惊厥多在高热后神志清楚。如惊厥时间超过 30 min 以上或两次发作期间意识不能完全恢复，称惊厥持续状态，表示病情严重，往往导致脑水肿、呼吸衰竭而危及生命。

四、诊断

惊厥的诊断,关键在于寻找病因。因此,在进行急救的同时,应详细采集病史,观察临床表现并细致检查体格。

(一)年龄

1.新生儿期

产伤、窒息、颅内出血、败血症、脑膜炎、破伤风和胆红素脑病多见。

2.婴幼儿期

热性惊厥、中毒性脑病、颅内感染、手足搐搦症、婴儿痉挛症多见。有时也应注意脑发育缺陷、脑损伤后遗症、药物中毒、低血糖症等。

3.年长儿

中毒性脑病、颅内感染、癫痫、中毒多见。有时需注意颅内占位性病变和高血压脑病等。

(二)季节

某些传染病的发生具有明显的季节性。冬春季应注意流行性脑脊髓膜炎及其他呼吸道传染病,夏秋季应多考虑乙型脑炎及肠道传染病如菌痢、伤寒等。冬末春初时易发生维生素 D 缺乏性手足搐搦症及一氧化碳中毒。白果、桃仁、苦杏仁中毒等都具有一定季节性。

(三)病史

注意有无发热。有热性惊厥多为感染所致,个别非感染惊厥有时亦可发热,如持续癫痫、白果中毒等。无热惊厥大多为非感染性,应详询出生史、喂养史、智力与体格发育情况,既往类似发作史和误服有毒物质史及或脑外伤史。但严重感染在反应性差的小儿(尤其新生儿)可无发热,有时甚至体温上升。

(四)体检

惊厥发作时应进行紧急止惊,同时注意观察抽搐情况及重点查体。待惊厥停止后进行全面体检。注意神志、瞳孔大小、面色、呼吸、脉搏、肌张力、皮疹和瘀点。重点检查神经系统,注意有无定位体征,脑膜刺激征和病理反射。此外,应注意心音、心律、杂音及肺部啰音,肝脾大小,血压高低。婴幼儿应检查前囟门、颅骨缝,必要时做眼底检查。

五、治疗

(一)急救措施

1.一般处理

(1)保持呼吸道通畅、防止窒息。抽搐时,应平卧,头转向一侧,及时清除口、鼻、咽喉内的分泌物或呕吐物,以防吸入气管而发生窒息。

(2)防止意外损伤:为防止舌咬伤,可用纱布裹好的压舌板置上下磨牙间。若牙关紧闭,不要强行撬开。为防止坠床跌伤,需有人守护或加用护栏。

(3)防止缺氧性脑损伤:立即给予氧气吸入,必要时可用如 ATP、辅酶 A 等脑细胞营养药物,醒后喂予糖水,以防低血糖损伤脑细胞。

2.控制惊厥

(1)针刺:常用穴位为人中、合谷、涌泉、百会、十宣、内关等,需强刺激,必要时可留针。

(2)止惊剂。①地西泮:常为首选药物,按每次 0.2～0.3 mg/kg 静脉缓注(原药不稀释,速度为 1 mg/min),作用快,1～3 min 可生效,有时用药后数秒钟止惊;但作用时间短,必要时 20 min 后重复用 1 次,1 d 可重复 3～4 次;注意一次最大量儿童不超过 10 mg,婴儿不超过 3 mg;有抑制呼吸、心跳和降低血压之弊,曾用过巴比妥药物者,尤需注意。②苯巴比妥钠:新生儿惊厥时首选,按每次 5～10 mg/kg,肌内注射;为控制惊厥的基本药物,但效果较慢,注入后 20～60 min 才能在脑内达到药物浓度的高峰,故不能使惊厥立即发作停止;但维持时间长,在用地西泮等控制发作后,可用作维持治疗;巩固疗效。③10 ％水合氯醛:作用较快,持续时间较短;每次 0.4～0.6 mL/kg 加入 1～2 倍生理盐水灌肠或鼻饲,止惊快,必要时 30 min 后重复一次。④氯丙嗪:每次 1～2 mg/kg,肌内注射或缓慢静脉注射,与异丙嗪合用对热性惊厥效果更佳;但不宜用于癫痫患儿,否则影响病情观察和疾病诊断。⑤苯妥英钠:地西泮注射无效者,可用该药,每次 5～10 mg/kg(原药不稀释,稀释后有结晶)静脉注射,推注时间不短于 10 min;本药无抑制呼吸现象,但止惊作用缓慢,且有潜在的心律不齐危险。⑥注射用硫喷妥钠:遇有顽固抽搐不止者,可用注射用硫喷妥钠每次 10～20 mg/kg,配成 2.5 ％溶液,深部肌内注射或静脉缓注;但注意勿搬动头部,以免引起喉痉挛。

在使用镇静药物时,勿在短期内频繁使用多种药物,或连续多次用同一止惊药物,以免发生中毒。

(二)对症处理

1.降温

高热者应用物理及药物等降温。

2.治疗脑水肿

持续抽搐,视盘水肿、瞳孔两侧不等,提示脑水肿。可用地塞米松每次 0.2～0.4 mg/kg,静脉注射每 6 h1 次。同时给予 20 ％甘露醇每次 1～2 g/kg 快速静脉滴注,每 6～8 h1 次。必要时可同时选用呋塞米,增强脱水效果。

3.维持水和电解质平衡

惊厥患儿无严重液体丢失时液体总量,按 80 mL/(kg・d)或 1 000～1 200 mL/(kg・m²)体表面积,钠 1～2 mmol/kg(mEq/kg),钾 1.5 mmol/kg(mEq/kg)补充,使患儿保持轻度脱水及血钠正常偏低状态,以利于控制脑水肿。

(三)病因治疗

1.感染性疾病

宜选用有效抗感染药物。

2.低钙血症

5 ％葡萄糖酸 10～20 mL 静脉缓推,或用 10 ％氯化钙口服,每次 5～10 mL,连用 7 d。第 3 天可用维生素 D。

3.低镁血症

25 ％硫酸镁每次 0.2～0.4 mL/kg 肌内注射 4 次以上或 5 d 为 1 个疗程。

4.低血糖症

50 ％葡萄糖液每次 2 mL/kg 静脉注射,并以 10 ％葡萄糖液静脉滴注,直至症状完全缓解。

5.维生素 B_6 缺乏症

给予维生素 B_6 50～100 mg 静脉注射或口服,惊厥可于数分钟后停止。

6.脑脓肿和脑肿瘤

应进行手术治疗,尽可能切除病灶。

六、护理评估

(一)患儿方面

(1)引起患儿惊厥的主要原因。

(2)患儿既往的健康状况、喂养史、生长发育史和日常活动情况。

(3)发作时主要症状、持续时间,包括伴随症状及同时存在的疾病等。

(二)家长方面

(1)家长对知识的理解能力,选择合适的解释和安慰的方式。

(2)家长的心理应对能力。

七、护理诊断

(一)患儿方面

1.有窒息的可能

窒息与惊厥发作、意识障碍、咳嗽反射和呕吐反射减弱导致误吸有关。

2.体温过高

体温过高与感染或惊厥持续状态有关。

3.大小便失禁

大小便失禁与意识丧失有关。

4.有受伤的危险

受伤与抽搐、意识突然丧失有关。

5.疲乏

疲乏与抽搐、痉挛的机体消耗有关。

(二)家长方面

1.知识缺乏

缺乏惊厥的护理、预防发作和安全防护措施。

2.应对能力失调

缺乏对疾病的认识。

八、预期目标

(一)患儿方面

(1)患儿呼吸道通畅,分泌物及时被清理。

(2)患儿体温恢复正常。

(3)患儿意识恢复正常,自行控制大小便。

(4)保持适当的水分和营养。

(二)家长方面

(1)家长能说出基本诱因及治疗的基本原理。

(2)家长能说出惊厥的先兆表现。

(3)家长能列出使用药物的作用、不良反应、剂量和方法。

(4)家长对医护人员充分信任,配合抢救治疗。

九、护理措施

(一)患儿方面

(1)病情观察。①惊厥发作时,观察惊厥的类型。②观察生命体征。③观察伴随症状:观察神志情况,尤其是注意惊厥缓解后神志恢复情况,也要观察有无呕吐、皮疹、口腔特殊气味等。

(2)给予氧气吸入,准备好张口器、气管插管用具等抢救用品。惊厥发作时,立即松解患儿衣服,头侧向一方。以压舌板(用纱布包好)嵌入上下齿列间,以防舌咬伤;但在牙关紧闭时,不必强力撬开,以免误伤牙齿。清除口腔鼻咽部分泌物,以保持呼吸道通畅,防止吸入窒息。

(3)注意保暖,在不诱发惊厥情况下定时轻柔翻身,预防坠积性肺炎。

(4)患儿应置于单独病室,保持环境安静,避免强光、噪声等刺激。注意患儿安全,专人守护,防止发生碰伤、抓伤、坠床等意外事故。一切操作应集中进行,避免过多地扰动患儿。

(5)惊厥缓解后给予温热、营养丰富、易消化的流质或半流质饮食,以补充惊厥时的机体消耗。

(6)高热、昏迷者各按其护理常规护理。

(二)家长方面

(1)向患儿家长解释发生惊厥的原因及该症状的表现。

(2)告知家长使用药物的作用、不良反应、剂量和方法。

(3)以良好的服务取得患儿家长的信任,以消除其疑虑,取得良好合作的效果。

十、效果评价

(一)患儿方面

(1)患儿呼吸道通畅,口腔鼻咽部分泌物被及时清理。

(2)患儿置于单独病室,有专人看护,患儿处于安全状态。

(3)患儿生命体征平稳,神志恢复正常。

(4)患儿营养状况良好。

(二)家长方面

(1)家长了解惊厥的基本知识。

(2)家长积极与医护配合共同治疗疾病。

下篇　小儿内科疾病护理

第九章 消化系统疾病的护理

第一节 口炎

口炎是指口腔黏膜由于各种感染引起的炎症,若病变局限于局部如舌、牙龈、口角则分别称为舌炎、牙龈炎、口角炎等。本病婴幼儿多见,可单独发病,亦可继发于急性感染、腹泻、营养不良、体弱和维生素 B、维生素 C 缺乏等全身性疾病。

常见的口炎有疱疹性口炎、溃疡性口炎、鹅口疮。目前,细菌性口炎已少见,而疱疹性及真菌性口腔炎仍常见。抵抗力下降、口腔不洁是发生口腔炎的诱因。

（一）病因

如表 9-1 所示。

表 9-1 常见口腔炎的病原体表

常见口腔炎	病原体
疱疹性口炎	单纯疱疹病毒Ⅰ型
溃疡性口炎	链球菌、金黄色葡萄球菌、肺炎链球菌
鹅口疮（雪口病）	白色念珠菌

（二）临床表现

1.疱疹性口炎

疱疹性口炎全年可发病,无季节性,1～3 岁小儿多见,传染性强,可在托幼机构发生小流行。

（1）局部表现:口腔黏膜(牙龈、舌、唇内、颊黏膜等)早期出现分散或成簇的小疱疹,疱疹迅速破溃形成溃疡,溃疡面覆盖黄白色纤维素样分泌物,周围绕以红晕。小溃疡可发展为较大的溃疡,甚至累及软腭、舌和咽部。

（2）全身表现:拒食、流涎、哭闹、烦躁、发热(体温为 38～40 ℃)、下颌淋巴结常肿大。病程长,发热可持续 5～7 d,溃疡 10～14 d 愈合。

注意和疱疹性咽峡炎鉴别,后者由柯萨奇病毒引起,好发夏秋季,不累及牙龈和颊黏膜,淋巴结不肿大。

2.溃疡性口腔炎

溃疡性口腔炎多见于婴幼儿,常在急性感染、长期腹泻等抵抗力下降时发生,口腔不洁有利于局部细菌繁殖。

(1)局部表现：病初口腔黏膜(各部位都可发生)充血、水肿,继而形成大小不等的糜烂面或溃疡,散在或融合成片,表面有纤维素性炎性渗出物形成的灰白色假膜,易拭去,但遗留溢血的创面。

(2)全身表现：哭闹、烦躁、拒食、流涎,常有发热,体温为 39～40 ℃,下颌淋巴结肿大。

3.鹅口疮

鹅口疮多见于新生儿,主要因使用不洁奶具或出生时经产道感染。营养不良、腹泻、长期应用广谱抗生素或激素的患儿易患鹅口疮。

(1)局部表现：口腔黏膜出现白色乳凝块样物是本病特征,初呈点状或小片状,逐渐融合成大片,不宜擦去,强行拭去可见充血性创面。

(2)全身表现：轻症无全身症状,局部不痛,不流涎,不影响吃奶。重症累及消化道或呼吸道后,引起真菌性肠炎或真菌性肺炎,表现低热、拒食、吞咽困难等。

(三)实验室检查

1.溃疡性口腔炎

白细胞和中性粒细胞计数增多。

2.鹅口疮

取白膜少许放玻片上加 10 %氢氧化钠溶液 1 滴,镜下见真菌菌丝和孢子。

(四)治疗要点

1.局部治疗

清洗口腔及局部涂药(针对病原体选药);疼痛影响进食者可在进食前局部涂 2 %利多卡因。

2.控制感染

疱疹性口炎者可抗病毒治疗;有继发感染者应用抗生素;鹅口疮不需口服抗真菌药,可口服微生态制剂,纠正肠道菌群失调,抑制真菌生长。

3.对症治疗

发热时给予退热药;注意水分及营养的补充。

(五)护理措施

口炎采取综合护理措施,如表 9-2 所示。

表 9-2　常见口腔炎的护理措施护理措施表

护理措施	常见口炎		
	疱疹性口腔炎	溃疡性口腔炎	鹅口疮
口腔护理	保持清洁,多饮水 3 %过氧化氢溶液或 0.1 %依沙吖啶溶液清洗溃疡面,每天 2～3次 年长儿可用含漱剂		哺乳前后清洗口腔 2 %碳酸氢钠溶液清洗口腔

护理措施	常见口炎		
	疱疹性口腔炎	溃疡性口腔炎	鹅口疮
局部涂药	碘苷(疱疹净) 西瓜霜、锡类散、冰硼散等	2.5 ％～5 ％金霉素鱼肝油	10 万～20 万 U/mL 制霉菌素鱼肝油混合液
饮食护理	高热量、高蛋白质、富含维生素的温凉流质食物或半流质食物,避免刺激性食物(酸、辣、咸、热、粗、硬) 疼痛影响进食时,局部涂 2 ％利多卡因 不能进食者,给予肠道外营养		温凉流质食物或半流质食物
防继发感染及交互感染	为患儿护理口腔前后要洗手 食具、玩具、毛巾等及时消毒 疱疹性口腔炎有较强传染性,注意隔离并监测体温		奶具浸泡于 5 ％碳酸氢钠溶液 30 min,洗净后煮沸消毒
健康指导	向家长介绍口炎发生的原因、护理及预防要点 指导清洁口腔方法及要点,避免擦拭口腔 培养进食后漱口习惯、纠正偏食和挑食等不良习惯 指导家长对食具、玩具清洁消毒,教育哺乳妇女勤换内衣		

第二节　小儿腹泻病

　　小儿腹泻病是由多病原、多因素引起的以大便次数增多和大便性状改变为特征的消化道综合征,是儿科常见病之一。多见于 6 个月至 2 岁的婴幼儿,一年四季均可发病,但夏秋季发病率高。

　　婴幼儿易患腹泻病与易感因素有关。

　　1.婴幼儿消化系统发育不完善

　　胃酸及消化酶分泌少,消化酶活性低,不能适应食物量及质的较大变化,容易消化道功能紊乱。

　　2.小儿生长发育快

　　对营养物质的需求相对多,且婴儿食物以液体为主,水的入量大,消化道负担重。

　　3.胃肠道防御功能较差

　　①婴儿胃酸偏低,对进入胃内的细菌杀灭能力较弱;②婴儿血清免疫球蛋白(尤其 IgM、IgA)和胃肠道 S IgA 均较低。

　　4.肠道正常菌群失调

　　新生儿生后未建立正常肠道菌群,改变饮食使肠道内环境改变;或滥用广谱抗生素致肠道正常菌群失调,引起肠道感染。

5.人工喂养

不能从母乳中获得抗感染成分(S IgA 及乳铁蛋白、巨噬细胞、粒细胞、溶菌酶等);牛乳加热过程中某些抗感染成分被破坏;人工喂养的食物和食具极易被污染,故人工喂养儿肠道感染概率明显高于母乳喂养儿。

(一)病因与发病机制

1.病因

病因分感染性因素与非感染性因素两类,以感染性因素为主。

2.发病机制

导致腹泻的机制有肠腔内存在大量不能吸收的具有渗透活性的物质(渗透性腹泻)、肠腔内电解质分泌过多(分泌性腹泻)、炎症致液体大量渗出(渗出性腹泻)和肠道功能异常(肠道功能异常性腹泻)。实际上,腹泻常是多种机制共同作用的结果。

(1)感染性腹泻。

①病毒性肠炎:病毒使小肠绒毛细胞受损,导致小肠黏膜回收水、电解质减少,肠液大量积聚致腹泻;肠黏膜细胞分泌的双糖酶不足或活性下降,积聚在肠腔内的糖类被细菌分解后引起肠液渗透压升高;双糖分解不全造成微绒毛上皮转运钠功能障碍,大量水和电解质丧失,腹泻进一步加重。

②细菌性肠炎:细菌性肠炎又分为肠毒素性肠炎和侵袭性肠炎。

肠毒素性肠炎(如肠产毒性大肠埃希菌、霍乱弧菌):其主要通过抑制小肠绒毛上皮细胞吸收 Na^+、Cl^- 和水,使小肠液分泌增多,超过结肠吸收能力而导致腹泻。

侵袭性肠炎(如肠侵袭性大肠埃希菌、空肠弯曲菌、耶尔森菌、沙门菌属、金黄色葡萄球菌等):主要引起肠黏膜充血、水肿、炎细胞浸润、溃疡和渗出等,从而排出含有白细胞和红细胞的痢疾样大便;因结肠炎症使之不能充分吸收来自小肠的液体等,从而发生水泻。

(2)非感染性腹泻:当摄入食物的量过多或食物质的改变,食物不能被充分消化吸收而堆积于小肠上部,使局部酸度减低,肠道下部细菌上移和繁殖,使食物腐败和发酵,造成肠蠕动亢进,引起腹泻、脱水、电解质紊乱。毒素的吸收会产生中毒症状。

(二)临床表现

根据病程,将病程在 2 周以内的称为急性腹泻,2 周至 2 个月称为迁延性腹泻,2 个月以上称为慢性腹泻。根据病情,将腹泻分为轻型(无脱水及中毒症状)腹泻、中型(轻、中度脱水或有轻度中毒症状)腹泻及重型(重度脱水或有明显中毒症状)腹泻。

1.腹泻病共同的临床表现

(1)胃肠道症状。

①轻型腹泻:多由肠道外感染、饮食、气候因素引起,以胃肠道症状为主。患儿有食欲缺乏,偶有呕吐,大便每天数次或十余次,呈黄色或黄绿色,稀薄或带水,有酸味,可有奶瓣或少量黏液。

②中、重型腹泻:多由肠道内感染引起。患儿常有呕吐,严重者吐咖啡渣样液体,每天大便十余

次至数十次,每次量较多,呈蛋花汤或水样,可有少量黏液。侵袭性肠炎引起者,大便呈脓血样。

(2)全身中毒症状:轻型腹泻患儿偶有低热;中、重型腹泻患儿有发热、精神萎靡或烦躁不安、意识朦胧甚至昏迷等。

(3)水、电解质及酸、碱平衡紊乱。

①脱水:主要表现为眼窝及前囟凹陷、黏膜及皮肤干燥、皮肤弹性差、眼泪及尿量减少、口渴、烦躁、嗜睡,甚至昏迷、休克等。临床上将脱水分为轻、中、重三度。

根据腹泻患儿丢失的水和电解质比例不同,可造成等渗性、低渗性、高渗性脱水。等渗性脱水最常见,为一般脱水表现;低渗性脱水以周围循环衰竭为突出表现,如眼窝、前囟凹陷、皮肤黏膜干燥、皮肤弹性差、尿少,甚至血压下降、嗜睡、昏迷等,而口渴不明显、尿比重低;高渗性脱水较少见,以口渴、高热、烦躁、惊厥、肌张力增高为突出表现。

②代谢性酸中毒:腹泻丢失大量碱性物质;进食少和肠吸收不良,摄入热量不足导致脂肪分解增加,酮体生成增多;血容量减少,血液浓缩,循环缓慢,组织缺氧,乳酸堆积;肾血流不足,尿量减少,酸性代谢产物在体内堆积。故中、重度脱水都有不同程度的酸中毒,表现为口唇呈樱桃红色或发绀、呼吸深大、呼出气体有烂苹果味等,精神萎靡或烦躁不安、嗜睡,甚至昏迷。

③低钾血症:呕吐、腹泻时大量丢失钾;进食少导致钾摄入不足;肾的保钾功能比保钠差。故腹泻病时多有不同程度的低钾,尤其多见于腹泻时间长和营养不良的患儿。但在脱水未纠正前,由于血液浓缩,酸中毒时钾由细胞内向细胞外转移及尿少排钾也减少等原因,体内钾总量虽少,但血钾可维持正常。随着脱水的纠正、血钾被稀释、酸中毒被纠正和输入的葡萄糖合成糖原等,钾由细胞外向细胞内转移、利尿后钾排出增加、大便继续失钾等因素,使血钾下降,随即出现缺钾症状。主要表现有神经、肌肉兴奋性降低,精神萎靡,腱反射减弱或消失,腹胀,肠鸣音减弱甚至肠麻痹,心音低钝,心律失常,等等。心电图示 T 波改变、ST 段下降、T 波低平、出现 U 波。

④低钙和低镁血症:腹泻患儿进食少,吸收不良,大便丢失钙、镁等原因,致体内钙、镁减少,腹泻较久、活动性佝偻病和营养不良在患儿中更常见。但在脱水和酸中毒时,因血液浓缩和离子钙增加,可不出现低钙表现,待脱水和酸中毒纠正后,离子钙减少,出现手足搐搦和惊厥等低钙血症表现。极少数患儿经补钙后症状仍不好转,应考虑为低镁血症,表现为手足震颤、抽搐。

2.几种常见类型肠炎的临床特点

(1)轮状病毒肠炎:秋冬季婴幼儿腹泻最常见的病原,好发于 6～24 个月婴幼儿。经粪-口传播,潜伏期为 1～3 d,起病急,常伴发热、上呼吸道感染症状,无明显中毒症状。病初呕吐,随后腹泻,大便次数多、量多、水分多,呈黄色水样或蛋花汤样,无腥臭味。常伴脱水、酸中毒。近年报道,轮状病毒可侵犯多个脏器,如心肌、神经系统。本病有自限性,病程为 3～8 d。大便镜检偶见少量白细胞。

(2)产毒性细菌引起的肠炎:多发生夏季,以 5～8 月份为多。潜伏期为 1～2 d,起病急。重症腹泻频繁,量多,呈蛋花汤样或水样,混有黏液,镜检无白细胞,伴呕吐。常合并水、电解质紊乱,酸中毒,属自限性疾病。

(3)侵袭性细菌(包括肠侵袭性大肠埃希菌、空肠弯曲菌、耶尔森菌、鼠伤寒沙门菌等)引起的肠炎：多发生在夏季，症状与细菌性痢疾相似。发病急，高热、惊厥、呕吐、腹痛、里急后重、频繁腹泻，大便呈黏液样或脓血便，有腥臭。全身中毒症状重，甚至感染性休克。大便镜检可见大量白细胞和数量不等的红细胞。粪便细菌培养可找到相应病原菌。

(4)肠出血性大肠埃希菌肠炎：大便次数增多，初为黄色水样便，后转为血水便，有特殊臭味，伴腹痛。大便镜检有大量红细胞，一般无白细胞。

(5)抗生素诱发的肠炎：多继发使用大量抗生素后，免疫功能低下、长期用糖皮质激素者、营养不良者更易发病。病程和症状与耐药菌株的不同及菌群失调的程度有关。婴幼儿病情较重。①金黄色葡萄球菌肠炎：多继发使用大量抗生素后，表现发热、呕吐、腹泻，典型大便呈暗绿色，量多混有黏液，伴中毒症状、脱水和电解质紊乱，甚至休克。大便镜检有大量脓细胞和G^+球菌，培养有葡萄球菌生长，凝固酶阳性。停用抗生素后自然缓解。②假膜性肠炎：由艰难梭菌引起，表现腹泻，大便呈黄绿色水样，有假膜排出，少数带血，易出现脱水、电解质紊乱和酸中毒，伴发热、腹胀和全身中毒症状。炎症指标升高，大便厌氧菌培养可阳性。③真菌性肠炎：多为白色念珠菌所致，常继发其他感染或菌群失调，常伴鹅口疮。大便次数增多，黄色稀便，泡沫多带黏液，有时见豆腐渣样(菌落)细块；大便镜检有真菌孢子体和菌丝。

3.生理性腹泻

生理性腹泻多见6个月以内的婴儿，外观虚胖，常见湿疹。生后不久即腹泻，除大便次数增多外，小儿精神、食欲好，体重增长正常，不影响生长发育。添加辅食后，大便逐渐转为正常。

(三)实验室检查

1.血常规

白细胞总数及中性粒细胞计数增多提示细菌感染；降低提示病毒感染；过敏性肠炎或寄生虫引起的肠炎嗜酸性粒细胞计数增多。

2.粪便检查

大便镜检有大量脂肪球，无或偶见白细胞者，多为侵袭性肠炎以外的病因引起；反之，大便镜检有较多白细胞者，多为各种侵袭性细菌引起，大便培养可检出致病菌。可疑病毒性肠炎者，可做病毒学检查。

3.血生化检查

血钠测定有助于判断脱水性质；血钾、血钙浓度测定有助于判断有无低钾血症、低钙血症；血气分析帮助诊断有无酸碱失调及程度。

(四)治疗要点

如表9-3所示。

表9-3　腹泻病的治疗要点表

治疗原则	具体方法
调整饮食	强调继续饮食，满足生理需要，补充疾病消耗，缩短康复时间
纠正水、电解质紊乱	口服补液：适于轻、中度脱水患儿 静脉补液：适于中、重度脱水伴循环衰竭或呕吐频繁、腹胀的患儿

治疗原则		具体方法
药物治疗	控制感染	水样便:一般不用抗生素,合理输液,选用微生态制剂和黏膜保护药
		黏液、脓血便:选用抗生素
		大肠埃希菌、空肠弯曲菌等感染性肠炎:选用抗 G⁻ 杆菌抗生素
		抗生素诱发性肠炎:停用原抗生素,根据症状用药(如新青霉素类、万古霉素、利血平、甲硝唑或抗真菌药物)
	微生态疗法	恢复肠道正常菌群,抑制病原菌定植和侵袭,控制腹泻。常用制剂:双歧杆菌、嗜乳酸杆菌、粪链球菌、蜡样芽孢杆菌等
	肠黏膜保护药	在胃肠黏膜上形成均匀保护膜,能吸附病原体及毒素,阻止病原微生物的攻击,常用蒙脱石散(思密达)
	补锌治疗	急性腹泻补锌可加快肠黏膜修复,缩短病程。世界卫生组织(Word Health Organization,WHO)建议腹泻儿童补锌 10~14 d,年龄＜6 个月补元素锌 10 mg/d,年龄＞6 个月补元素锌 20 mg/d
	预防并发症	迁延性、慢性腹泻伴营养不良或其他并发症时,采取综合治疗

(五)护理措施

1.基础护理

(1)调整饮食:强调继续饮食,以满足生理需要,补充疾病消耗,以缩短康复时间。但严重呕吐者可暂禁食 4~6 h(不禁水),待好转后继续喂食,由少到多、由稀到稠。母乳喂养的婴儿继续哺乳,暂停辅食;人工喂养者可喂以等量米汤或稀释的牛奶或其他代乳品,由米汤、粥、面条等过渡到正常饮食。病毒性肠炎者多有双糖酶(主要是乳糖酶)缺乏,可暂停乳类喂养,改为豆类、淀粉代乳品或发酵奶,或去乳糖配方奶粉以减轻腹泻。腹泻停止后继续给予富含热卡和营养价值高的饮食,并每天加餐 1 次,共 2 周。

(2)加强日常护理。

①保持室内清洁、舒适、温湿度适宜。

②对感染性腹泻患儿应做好消毒隔离,与其他小儿分室收治;食具、衣物、尿布应专用;医护人员及母亲喂奶前及换尿布后要洗手,并做好床边隔离;对粪便和被污染的衣、被进行消毒处理,防止交互感染。

③准确记录 24 h 液体出入量。

2.疾病护理

(1)纠正水、电解质紊乱及酸碱失衡。

①口服补液盐(oral rehydration salt,ORS):适用于轻、中度脱水而无严重呕吐者。轻度脱水 50~80 mL/kg,中度脱水 80~100 mL/kg,于 8~12 h 将累积损失量补足。脱水纠正后,可将 ORS 用等量水稀释按病情需要随意口服。脱水纠正后,可将余量用等量水稀释按病情需要随意口服。服用 ORS 液时应注意:口服传统 ORS 液时,让患儿照常饮水,防止高钠血症的

发生;患儿如眼睑出现水肿,应停止服用 ORS 液,改用白开水;对新生儿或心、肾功能不全、休克及明显呕吐腹胀者,不宜应用 ORS 液。

②静脉补液:适用于中度以上脱水、吐泻严重或腹胀的患儿。分为第 1 天补液和第 2 天及以后补液。

第 1 天补液:输液总量包括三部分,即补充累积损失量、生理需要量和继续丢失量。一般轻度脱水为 90~120 mL/kg,中度脱水为 120~150 mL/kg,重度脱水为 150~180 mL/kg。溶液种类:根据脱水性质选择不同张力的混合液,一般等渗性脱水用 1/2 张含钠液、低渗性脱水用 2/3 张含钠液、高渗性脱水用 1/3 张含钠液。若判断脱水性质有困难,先按等渗性脱水处理。输液速度:对重度脱水有周围循环衰竭者,应先扩容,给予 2:1 液等张含钠液,20 mL/kg,30~60 min 输入。累积损失量(扣除扩容液量)在 8~12 h 补完,滴速每小时 8~10 mL/kg;继续丢失量和生理需要量在 12~16 h 补完,约每小时 5 mL/kg。纠正酸中毒、低钾血症、低钙血症、低镁血症。

第 2 天及以后补液:主要补充继续丢失量和生理需要量,可改为口服补液,输液量根据吐泻和进食情况估算。若口服量不足或口服困难者仍需静脉补液。继续补钾,供给能量。

静脉补液期间应注意:速度过快易发生心力衰竭及肺水肿,速度过慢则脱水不能及时纠正。补液中应观察患儿前囟、皮肤弹性、眼窝凹陷情况及尿量,若补液合理,3~4 h 应排尿,表明血容量恢复。若 24 h 内患儿皮肤弹性及眼窝凹陷恢复,说明脱水已纠正。若尿量多而脱水未纠正,表明液体中葡萄糖液比例过高;若输液后出现眼睑水肿,说明电解质溶液比例过高。及时观察静脉输液是否通畅,局部有无渗液、红肿。准确记录第一次排尿时间、24 h 出入量,根据患儿基本情况,调整液体入量及速度。

(2)加强臀部护理:选用清洁、柔软的布类尿布,避免使用塑料布或橡皮布包裹,及时更换;每次便后用温水清洗臀部,蘸干、涂 5 % 鞣酸软膏或 40 % 氧化锌油,保持会阴部及肛周皮肤干燥;如局部有溃疡时,可按臀红的程度增加暴露部位或用灯泡照射、理疗等促使创面干燥愈合。

(3)对症处理。

①眼部护理:重度脱水患儿泪液减少,结膜、角膜干燥,且眼睑不能闭合,角膜暴露容易受伤引起感染。可用生理盐水浸润角膜,点眼药膏,眼罩覆盖。

②发热的护理:体温过高者,给予物理或药物降温,及时擦干汗液和更衣,多饮水,做好口腔及皮肤护理。

③腹痛的护理:腹痛时可按摩患儿腹部做好腹部保暖,转移注意力,严重者可遵医嘱应用解痉药物。

④腹泻的护理:避免使用止泻药,如盐酸洛哌丁胺,因其有抑制胃肠动力的作用,增加细菌繁殖和毒素的吸收,对感染性腹泻有时是很危险的。

(4)观察病情。

①观察生命体征:应观察体温、脉搏、呼吸、血压、末梢循环、尿量等,并监测体重。

②观察排便情况:观察记录大便次数、量、颜色、性状、气味、有无黏液。按医嘱及时送检粪标本。

③观察脱水情况:注意有无低钾血症、低钙血症、代谢性酸中毒的表现,遵医嘱及时采血做

电解质和血气分析。

3.健康指导

(1)向家长介绍腹泻病的病因、潜在并发症、转归和相关治疗措施;指导臀部护理、出入量监测和脱水表现的观察;宣教饮食、用药和输注中的护理要点,如服用微生态制剂时,指导家长不要与抗生素同服,应间隔至少2 h以上。

(2)指导家长对不住院患儿的家庭护理,介绍预防脱水的方法,指导口服补液盐的配制、喂养方法和注意事项。

(3)指导家长患儿出院后注意饮食卫生、合理喂养、预防气候变化时患儿受凉或过热;避免长期滥用抗生素,以免造成肠道菌群失调而引起肠炎迁延不愈。

(4)如在流行地区和季节,可根据家长的意愿进行轮状病毒肠炎疫苗的接种。

第三节　急性坏死性肠炎

急性坏死性肠炎是以小肠急性广泛性、出血性、坏死性炎症为特征的消化系统急症,又称"急性出血性坏死性肠炎""节段性肠炎"。3～12岁儿童多见,全年均可发病,但春夏季为发病高峰期。

(一)病因与发病机制

病因与发病机制尚不明了,多认为与肠黏膜缺血缺氧、喂养不当、感染、变态反应及肠道营养不良有关。感染因素中最重要的是C型产气荚膜梭菌。

(二)临床表现

1.胃肠道症状

起病急,一般无前驱症状,表现多样。

(1)腹痛:常为首发症状,多位于脐周或亦可下腹部,呈持续性钝痛伴阵发性加重;晚期出现腹肌紧张、压痛、反跳痛等腹膜炎症状。

(2)腹泻与便血:开始为水样或黄色稀便,继而出现赤豆汤样血水便或果酱样暗红色糊便,有特殊腥臭味。

(3)不同程度腹胀:病初肠鸣音亢进,以后逐渐减弱以致消失;当肠管穿孔或坏死时,出现腹肌紧张、普遍压痛、反跳痛,提示并发腹膜炎。

(4)呕吐:轻重不一,多为胃内容物,严重者可吐咖啡样物。

2.全身中毒症状

表现发热、精神萎靡、烦躁、嗜睡、面色苍白,严重时可发生感染性休克,有明显脱水、电解质紊乱。

(三)实验室检查

(1)血白细胞及中性粒细胞计数增加,核左移,重者血小板计数减少。

(2)大便隐血呈强阳性。

(3)腹部X射线检查有特征性改变。早期可见小肠充气,肠壁积气,肠管扩张;其后肠管僵直,肠壁增厚,肠间隙增宽,肠腔内多个液平面。

(四)治疗要点

(1)禁食、胃肠减压,给予静脉营养。

(2)对发生休克者积极纠治,包括扩容、纠正酸中毒及电解质紊乱、使用血管活性药物。

(3)危重期应用肾上腺皮质激素,抗生素应选择氨基糖苷类和头孢菌素类合用。

(4)疑为肠坏死或穿孔的腹膜炎患者,肠梗阻症状明显者,应立即手术治疗。

(五)护理措施

1.基础护理

(1)饮食管理:血便与腹胀期间应禁食,一般为5～7 d,重症可延至14 d。恢复饮食指征为腹胀消失、大便隐血转阴,患儿有觅食表现。恢复饮食的原则从少量逐渐增加,从流质食物、半流质食物过渡到少渣食物直至恢复到高热量、高蛋白质、低脂肪的正常饮食。在恢复饮食过程中再度出现腹胀和呕吐,应重新禁食。对明确手术的患儿,需问清最后一次进食时间,以确保手术前禁食4～6 h。

(2)补充液体、维持营养:禁食期间应静脉补液,以保证体液和营养的供给,维持水、电解质和酸碱平衡。准确记录24 h出入量。

(3)体位:取侧卧位或半卧位,以减轻腹部张力,缓解疼痛。

(4)加强日常护理:①保持室内清洁、舒适、温湿度适宜;②做好口腔护理;③对患儿提供抚慰等支持性护理活动。

2.疾病护理

(1)对腹胀明显者,立即进行胃肠减压并做好胃肠减压的护理。观察腹胀改善情况及引流液颜色、质和量。一般不宜使用止痛药。

(2)遵医嘱给予抗生素控制感染。

(3)密切观察病情,及时通知医生处置。

①观察并记录大便情况(量、次数、颜色及性质),及时送检大便标本。每次便后用温水清洗臀部,并涂鞣酸软膏,防止臀红。

②密切注意肠鸣音变化、腹痛、腹胀及腹部体征,若患儿出现肠穿孔、腹膜炎等,立即通知医生。如考虑手术,需做好术前准备及术前教育。

③记录生命体征及神志、尿量变化。患儿一旦出现面色发灰、精神萎靡、四肢发凉、脉搏细弱,提示中毒性休克,应迅速建立静脉通路,并按医嘱补量,改善微循环,纠正脱水、电解质紊乱及酸中毒。

3.健康指导

帮助家长掌握有关饮食控制、臀部及口腔卫生的护理知识;指导家长观察病情并了解病情转归,如需手术治疗,能取得家长理解和配合。

第四节　肠套叠

肠套叠是指某段肠管及其相应的肠系膜套入邻近肠腔内引起的一种绞窄性肠梗阻,为婴幼儿最常见的急腹症之一。1岁以内多见,以4～10个月婴儿多发,2岁以后逐减,5岁后罕见。男女之比为4:1,发病季节以春秋季节多见。

(一)病因与发病机制

病因尚未完全明了,与以下因素有关,如表9-4所示。

表9-4　肠套叠可能病因与发病机制表

病因	发病机制
饮食改变	4～10个月添加辅食引起肠道不适应导致的功能紊乱
回盲部解剖因素	婴儿回盲部游动性大,肠系膜相对长,淋巴组织丰富,受炎症刺激后引起回盲部充血、水肿、肥厚并牵拉肠管形成套叠
病毒感染	国内报道与腺病毒、轮状病毒感染有关
肠痉挛及自主神经失调	食物、炎症、腹泻、细菌或寄生虫毒素等刺激促发肠蠕动紊乱或逆蠕动而引起套叠
遗传因素	近年报道有家族发病史

(二)临床表现

小儿肠套叠分婴儿肠套叠(2岁以内者)和儿童肠套叠,临床以前者多见。

1.婴儿肠套叠

(1)腹痛:为最早症状,常见既往健康肥胖的婴儿,突然出现阵发性有规律的哭闹,持续10～20 min,伴手足乱动、面色苍白、出汗、拒食、表情痛苦,然后安静或入睡,间歇5～10 min或更长又反复发作。阵发性哭闹与肠系膜被牵拉和套叠鞘部强烈收缩有关。

(2)呕吐:早期为乳汁、乳块或其他食物,后转为胆汁,晚期呕吐粪便样液体。

(3)果酱样血便:婴儿肠套叠的特征。多在发病后6～12 h排黏液果酱样血便,数小时后可重复排出或做直肠指检时发现血便。

(4)腹部肿块:触诊应在两次哭闹间歇期进行,右上腹肝下触及腊肠样、有弹性、表面光滑、稍活动或有压痛的包块,右下腹有空虚感。晚期腹胀或腹肌紧张时不易触及。

(5)全身情况:依就诊早晚而异,早期一般尚好,体温正常,但有苍白、食欲减退或拒乳。晚期精神萎靡或嗜睡,有脱水和电解质紊乱的表现。发生肠坏死或腹膜炎时,全身情况恶化,出现中毒性休克等症状。

(6)肛门指检:适于就诊较早患儿,尽管无血便,但肛门指检发现直肠有黏液血便,对诊断本病有重要价值。

2.儿童肠套叠

儿童肠套叠与婴儿肠套叠比较,症状不典型,起病缓慢,也有阵发性腹痛,但间歇期长,呕吐较少见,便血出现晚或仅有肛门指检时指套上有血迹,很少有严重脱水及休克表现。腹部多能触及腊肠样包块。

(三)实验室检查

1.腹部超声

腹部超声为首选检查方法:在肠套叠横断面上显示为"同心圆"或"靶环"征;在纵切面上,呈"套筒"征。

2.空气灌肠

由肛门注入气体,在 X 射线透视下可见杯口阴影,能清楚看见套叠头的块影。一般用于诊断,同时进行灌肠复位。

3.钡剂灌肠

可见套叠部分充盈缺损和钡剂前端的杯口影。此检查只用于慢性肠套叠的疑难病例。

(四)治疗要点

1.非手术疗法

(1)适应证与禁忌证。

①适应证:肠套叠病程在 48 h 之内,全身情况良好,无明显脱水及电解质紊乱和腹胀、腹膜炎表现。

②禁忌证:病程大于 48 h,全身情况差,如严重脱水及电解质紊乱、高热或休克;高度腹胀、腹部压痛、肌紧张等腹膜刺激征者;反复套叠,怀疑或确诊为继发性肠套叠;小肠型肠套叠;年龄小于3个月的婴儿肠套叠。

(2)方法:①空气灌肠应首选,即通过肛门注入空气,以空气压力将肠管复位;②B超监视下水压灌肠;③钡剂灌肠复位是最早复位肠套叠的灌肠疗法,目前国内较少应用。

2.手术疗法

手术用于灌肠不能复位的失败病例、肠套叠超过 48～72 h 及可疑肠坏死、腹膜炎的晚期病例。手术方法包括单纯手法复位、肠切除吻合术、肠造口术等。

(五)护理措施

1.术前护理

(1)密切观察病情。

①根据患儿入院后病情轻重,立即进行常规或急救护理。

②观察腹痛部位、性质、范围和腹部扪及腊肠样包块;有无继续呕吐和果酱样血便。

③非手术治疗效果观察:密切观察患儿腹痛、呕吐、腹部包块情况。若患儿经空气(或钡剂)灌肠复位治疗后症状缓解,常表现为拔出肛管后排出大量臭味的黏液血便和黄色粪水;安静入睡,无阵发性哭闹及呕吐;腹部平软,肿块消失;口服活性炭 0.5～1 g,6～8 h 由肛门排出黑色炭末。

④观察生命体征、意识状态、严格记录 24 h 液体出入量,注意有无水、电解质紊乱;有无腹膜炎征象,做好手术前准备。

(2)饮食管理:患儿入院后应禁食,对需要手术治疗的患儿,要问清最后 1 次进食时间,以确保手术前禁食 4～6 h。

(3)迅速建立静脉通道,按医嘱输液、输血、使用止血药、抗生素,纠正电解质紊乱。

(4)向家长介绍各种治疗方法的目的,解除家长心理负担,争取对治疗和护理的配合。同时,加强患儿心理护理,做必要的安慰,适当解决疑虑。

(5)做好手术前准备:如患儿经空气(或钡剂)灌肠复位后仍烦躁不安,阵发性哭闹,仍触及腹部包块,应怀疑肠套叠还未复位或又发生新的套叠,应立即通知医师并做好术前准备,包括备皮、按医嘱做青霉素皮试、插胃管并妥善固定、测体温、按时注射术前针等。

2.术后护理

(1)做好常规护理及观察。①术后给予卧床、吸氧、监测心电图。②观察伤口敷料有无潮湿或渗血,防止吻合口瘘和感染。③注意胃肠减压通畅,记录减压液的量和性质。术后排气、排便后可拔除胃肠引流管。④根据病情给予适当的卧位(如抬高床头),预防腹胀及肠粘连。⑤注意膀胱充盈情况。

(2)观察体温:患儿术后 3 d 内体温在 38.5 ℃以下,考虑为手术热,不用药物降温;但 4～5 d 体温转为高热,提示有感染的可能,应报告医生。

(3)饮食管理:根据病情禁食 1～2 d,禁食期间每天口腔护理 2 次;胃肠功能恢复正常后开始由口进食,一般为流食,以后按医嘱饮食;若术后 4 d 病情仍不允许进食,可从胃管给予少量肠内营养。

第五节　先天性巨结肠

先天性巨结肠是临床表现以便秘为主,病变肠管神经节细胞缺如的一种消化道发育畸形,又称"先天性无神经节细胞症"。发病率为 1/5000～1/2000,男性多于女性,男女之比为(3～4)∶1,有家族发病倾向。

(一)病因与发病机制

本病与早期胚胎阶段微环境改变及易感基因有关,有分析证实本病是一种遗传性疾病,其表达形式是常染色体显性、常染色体隐性和多基因形式。其基本病理变化是病变肠管缺乏神经节细胞;病变肠管的自主神经系统分布紊乱、神经递质含量异常等。

先天性肌间神经节的缺如使病变肠段失去正常的间歇性收缩和放松的推进式蠕动,而发生一个总的收缩,导致肠段经常处于痉挛状态,所以粪便通过发生障碍。在形态学上分为痉挛段、移行段和扩张段三部分。

(二)临床表现

多数患儿出生后 2 d 内无胎粪或仅有少量胎粪排出,2～3 d 出现腹胀、拒食、呕吐等低位性肠梗阻症状。一般经灌肠排出奇臭粪便和气体后好转,但不能排尽肠内积粪,逐渐出现顽固性便秘,患儿 3～7 d 甚至 1～2 周排便 1 次。

腹胀、呕吐、便秘影响营养吸收,导致患儿营养不良、贫血、发育迟缓。

体检:最突出的体征为腹胀,可见肠型和蠕动波;左下腹触及粪石块物,肠鸣音亢进。

直肠指检:壶腹部空虚,拔指后可排出恶臭气体及大便。

(三)并发症

1.小肠结肠炎

小肠结肠炎为本病常见的并发症,新生儿期更易发生。患儿出现高热、严重腹胀、呕吐、排出恶臭并带血稀便。患儿常死于腹膜炎、肠穿孔等。

2.肠穿孔

常见穿孔部位为乙状结肠和盲肠,新生儿多见。

3.继发感染

败血症、肺炎等。

(四)实验室检查

1.放射学检查

诊断率为 80 %。

(1)腹部立位 X 射线平片:显示低位结肠梗阻,近端肠管扩张,有"气液平面",而病变肠段不含气体,盆腔无气体。

(2)钡剂灌肠:诊断率在 90 %左右,可显示痉挛段及其上方的肠管扩张,钡剂潴留超过 24～48 h仍未排出。

2.直肠、肛管测压

方法安全简便,主要测定直肠、肛门括约肌的反射性压力变化,患儿压力升高。2 周内新生儿可出现假阴性,故不适用。

3.直肠肌层活体组织检查

判断病变肠段神经节细胞的有无,尚无髓鞘的神经纤维增多是病理组织学诊断的主要标准。

4.肌电图检查

患儿直肠和乙状结肠远端的肌电图波形低矮、频率低、不规则、波峰消失。

(五)治疗要点

(1)全身情况较好者,尽早施行根治术,即切除无神经节细胞肠段和部分扩张结肠。近年根治术的年龄趋向在新生儿期完成。应在术前进行灌肠、扩肛,纠正脱水、电解质紊乱及酸碱失衡,加强支持疗法,改善全身状况。

(2)对无条件行根治术或全身情况较差或并发小肠结肠炎的患儿,先行结肠造口术,待全身情况好转、肠梗阻及小肠结肠炎症状缓解后,再行根治手术。

(六)护理措施

1.手术前护理

(1)饮食护理:给予高热量、高蛋白无渣饮食,禁食水果,以配合更好的洗肠。此外,术前 1 d需禁食,可饮水。

(2)治疗并发症:如肺炎、肠炎,注意预防感冒,以免延误手术。

(3)心理护理:对患儿态度要和蔼、耐心,消除其紧张情绪,对较大患儿应做必要解释工作,如术前洗肠目的及重要性,以取得配合。

(4)清洁肠道,解除便秘。

①给予缓泻药、润滑药,如蜂蜜口服,帮助排便。

②使用开塞露、扩肛等刺激括约肌诱发排便。

③清洁灌肠是一项既简便又经济的有效措施。用生理盐水,每天 1 次,每次 50～100 mL,反复数次,直到积粪排尽为止,通常为 10～14 d。为确保灌肠效果,减少副作用,要求:灌肠前先在钡剂灌肠照片上了解病变范围,肠曲走向,以便确定肛管插入方向、深度;选择软硬粗细适宜的肛管,插管时应以轻柔手法按肠曲方向缓慢推进,遇阻力时应退回或改变方向、体位后再前进。防止操作粗暴引起结肠穿孔;肛管应插过狭窄段;忌用清水灌肠,以免发生水中毒。应用等渗盐水反复冲洗,每次抽出量与注入量相等或稍多,同时揉腹以促进灌肠液及粪便排出;如流出液不畅,应考虑肛管口被大便阻塞、肛管扭转或插入深度不够,可做相应处理;如灌洗仍困难,大便硬而成团或呈大块状时,可灌入 50 ％硫酸镁溶液 20～30 mL,以刺激排便。

(5)密切观察病情:尤其注意有无小肠结肠炎的征象,如高热、腹泻、排出奇臭粪液、伴腹胀、脱水、电解质紊乱等,并做好手术前准备。

(6)做好术前准备:术前 2 d 口服抗生素;检查脏器功能,如有问题做相应处理。术前晚、术日晨彻底清洁、洗肠。

(7)健康指导:向家长说明治疗方法,减轻心理负担,争取对治疗和护理的配合。

2.手术后护理

(1)常规护理:肠蠕动未恢复前禁食,行胃肠减压,防止腹胀。监测生命体征并记录 24 h 输液量、尿量。每 2 h 冲胃管 1 次并记录胃液量、颜色及性质。每天口腔护理 2 次,3 d 后进流食。

(2)体位:保护患儿四肢,采取仰卧蛙式位,便于清洁肛周。

(3)观察病情。①观察体温、腹胀及大便情况。如体温升高、大便次数增多,肛门处有脓液流出,直肠指检扪得吻合口裂隙,表示盆腔感染,可按医嘱用抗生素;如术后无排气、排便,腹胀明显,与病变肠段切除不彻底,或吻合口狭窄有关。②观察伤口敷料有无渗出、肛周有无渗血、渗液,预防伤口感染。

3.健康教育

(1)指导家长训练患儿的排便功能。

(2)术后 2 周左右每天扩肛 1 次,坚持 3～6 个月。

(3)定期随访,确定有无吻合口狭窄。

第十章　呼吸系统疾病的护理

呼吸系统疾病是小儿常见病,以急性上呼吸道感染、支气管炎、支气管肺炎为多见。呼吸系统疾病不仅发生率高,而且危害也极其严重,这与小儿呼吸系统解剖、生理特点密切相关。

第一节　小儿呼吸系统解剖生理特点

一、解剖特点

呼吸系统以环状软骨为界,划分为上、下呼吸道。上呼吸道包括鼻、鼻窦、咽、咽鼓管、会厌及喉;下呼吸道包括气管、支气管、毛细支气管、呼吸性毛细支气管、肺泡管及肺泡。

1.上呼吸道

(1)鼻:鼻腔相对短小,无鼻毛,后鼻道狭窄,黏膜柔嫩,血管丰富,易于感染;炎症时易充血肿胀出现鼻塞,导致呼吸困难、张口呼吸,影响吮乳。

(2)鼻窦:鼻腔黏膜与鼻窦黏膜相连续,且鼻窦口相对较大,故急性鼻炎时易导致鼻窦炎,以上颌窦及筛窦最易感染。

(3)鼻泪管:较短,开口瓣膜发育不全,上呼吸道感染时易引起结膜炎。

(4)咽鼓管:较宽、短、直,呈水平位,故鼻咽炎易致中耳炎。

(5)咽:咽部狭窄且垂直。腭扁桃体在1岁末逐渐增大,至4~10岁时达高峰,14~15岁时逐渐退化,故腭扁桃体炎多见于年长患儿,1岁以内少见。

(6)喉部:喉部呈漏斗形,相对较窄,软骨柔软、黏膜柔嫩,富有血管及淋巴组织,发生炎症时易引起局部水肿,导致呼吸困难和声音嘶哑。

2.下呼吸道

(1)气管及支气管:相对狭窄、黏膜血管丰富,软骨柔软,缺乏弹力组织,黏液腺分泌不足,气道较干燥,纤毛运动差,清除能力弱,易发生感染并导致呼吸道阻塞。右侧支气管粗短,为气管直接延伸,因此异物易进入右侧支气管。

(2)肺:小儿肺的弹力纤维发育差,血管丰富,间质发育旺盛,肺泡小而数量少,使肺的含血量相对多而含气量少,易于感染并易引起间质性肺炎、肺不张及肺气肿等。

3.胸廓

婴幼儿胸廓较短呈桶状,肋骨呈水平位,膈肌位置较高,使心脏呈横位;胸腔较小而肺相对较大。呼吸肌发育差,呼吸时胸廓运动不充分,肺的扩张受到限制,不能充分通气和换气;小儿纵隔相对较大,纵隔周围组织松软、富于弹性,胸腔积液或积气时易致纵隔移位。

二、生理特点

1.呼吸频率和节律

小儿年龄越小,呼吸频率越快(表10-1);婴幼儿由于呼吸系统发育不完善,易出现呼吸节律不齐,尤以早产儿、新生儿明显。

表 10-1　各年龄小儿呼吸、脉搏频率表

年龄	呼吸/bpm	脉搏/bpm	呼吸∶脉搏
新生儿	40～45	120～140	1∶3
1岁以内	30～40	110～130	1∶4～1∶3
2～3岁	25～30	100～120	1∶4～1∶3
4～7岁	20～25	80～100	1∶4
8～14岁	18～20	70～90	1∶4

2.呼吸形态

婴幼儿呼吸肌发育差,呼吸时胸廓的活动范围小而横膈活动明显,呈腹膈式呼吸;随着年龄的增长,呼吸肌逐渐发育,膈肌下降,肋骨由水平位逐渐倾斜,胸廓前后径和横径增大,出现胸腹式呼吸。

3.呼吸功能

小儿肺活量、潮气量、气体弥散量均较成人小,而气道阻力较成人大,故各项呼吸功能的储备能力均较低。当患呼吸道疾病时,易发生呼吸衰竭。

4.血气分析

婴幼儿的肺活量不易检查,但可通过血气分析了解氧饱和度水平及血液酸碱平衡状态。小儿动脉血气分析正常值如表10-2所示。

表 10-2　小儿动脉血气分析正常值表

项目	新生儿	2岁以内	2岁以后
氢离子浓度/(mmol/L)	35～50	35～50	35～50
PaO_2/mmHg	60～90	80～100	80～100
$PaCO_2$/mmHg	30～35	30～35	35～45
HCO_3^-/mmol/L	20～22	20～22	22～24
BE/(mmol/L)	−6～+2	−6～+2	−4～+2
SaO_2/(mmol/L)	0.900～0.965	0.950～0.970	0.955～0.977

三、免疫特点

小儿呼吸道的非特异性及特异性免疫功能均较差。新生儿和婴幼儿的纤毛运动差,咳嗽反射和气道平滑肌收缩功能亦差,难以有效清除吸入的尘埃及异物颗粒。婴幼儿体内的免疫球蛋白含量低,尤以分泌型IgA(S IgA)为低,且肺泡巨噬细胞功能不足,乳铁蛋白、溶菌酶、干扰素、补体等数量和活性不足,故易患呼吸道感染。

第二节 急性上呼吸道感染

急性上呼吸道感染,简称"上感",是小儿最常见的疾病,主要指鼻、鼻咽和咽部的急性感染。亦常用"急性鼻咽炎""急性咽炎""急性腭扁桃体炎"等名词诊断。该病全年均可发生,以冬春季多见。

(一)病因

此病 90 % 以上由病毒引起,如呼吸道合胞病毒、流行性感冒病毒、副流感病毒、腺病毒、鼻病毒、柯萨奇病毒、单纯疱疹病毒、EB 病毒等。病毒感染后可继发细菌感染,常见有溶血性链球菌、肺炎链球菌等。由于上呼吸道的解剖、生理和免疫特点,婴幼儿易患呼吸道感染,若有维生素 D 缺乏性佝偻病、营养不良、贫血等,则易发生反复上呼吸道感染使病程迁延。气候改变、空气污浊、护理不当等容易诱发本病。

(二)临床表现

症状轻重不一,与年龄、病原体和机体抵抗力有关。

1.一般类型上感

(1)症状:婴幼儿局部症状不明显而全身症状重;年长患儿全身症状轻,以局部症状为主。①局部症状:流涕、鼻塞、喷嚏、咳嗽、咽部不适和咽痛等。②全身症状:发热、畏寒、头痛、咳嗽、拒奶、乏力等,可伴有呕吐、腹泻、腹痛、烦躁,甚至热性惊厥;部分患儿发病早期可有脐周围阵发性腹痛,无压痛,与发热所致肠痉挛或肠系膜淋巴结炎有关。

(2)体征:可见咽部充血,水肿及咽部滤泡,腭扁桃体充血,下颌淋巴结肿大、触痛;肠道病毒感染者可出现不同形态皮疹;肺部听诊一般正常。

2.两种特殊类型上感

(1)疱疹性咽峡炎:病原体为柯萨奇 A 组病毒,好发于夏秋季。主要表现为急起高热、咽痛、流涎、拒食、呕吐等。体检可见咽充血,咽腭弓、腭垂、软腭等处黏膜上有 2～4 mm 大小灰白色的疱疹,周围有红晕,疱疹破溃后形成小溃疡。病程 1 周左右。

(2)咽结合膜热:病原体为腺病毒(3 型、7 型),好发于春夏季,可在集体小儿机构中流行。临床以发热、咽炎、结膜炎为特征,主要表现为高热、咽痛、眼部刺痛、畏光、流泪等。体检可见咽充血,一侧或双侧滤泡性眼结膜炎,结膜充血明显,颈部及耳后淋巴结肿大。病程为 1～2 周。

(3)并发症:婴幼儿上感可并发中耳炎、鼻窦炎、咽后壁脓肿、腭扁桃体周围脓肿、颈淋巴结炎、喉炎、支气管炎及肺炎等。年长患儿可因链球菌感染而并发急性肾炎及风湿热。病毒引起的上感还可引起心肌炎、脑炎等。

(三)实验室检查

血常规检查:病毒感染者白细胞计数正常或偏低;细菌感染者白细胞计数增高,中性粒细胞计数增高。

(四)治疗要点

(1)以支持疗法及对症治疗为主,防治并发症。强调多休息,保持良好的环境,多饮水,补充维生素 C。

(2)抗病毒药物常用利巴韦林,配合中药治疗。有继发细菌感染或发生并发症者,可选用抗生素,如确为链球菌感染者,应用青霉素,疗程为 10~14 d。

(五)护理措施

1.基础护理

(1)促进舒适,注意环境温度,保持室内温度为 18~22 ℃,湿度为 50 %~60 %,保持室内空气清新,每天通风 2 次以上。衣被厚薄适度,以利于散热,出汗后应及时更换衣服,避免因受凉而使症状加重或反复。

(2)保证营养和水分的摄入,鼓励患儿多饮水,给予易消化和富含维生素的清淡饮食。

(3)加强口腔护理,保证口腔清洁。咽部不适或咽痛时可用温盐水或复方硼砂含漱液漱口、含服润喉片或应用咽喉喷雾剂等。

(4)及时清除鼻腔及咽喉部分泌物,保证呼吸道通畅。鼻塞严重时应先清除鼻腔分泌物后用盐酸羟甲唑啉滴鼻液,每次 1~2 滴,每天 2~3 次,对因鼻塞而妨碍吮奶的婴儿,宜在哺乳前 15 min 滴鼻,使鼻腔通畅,保证吮吸。

2.疾病护理

(1)维持体温正常。

①密切观察体温变化:当体温超过 38.5 ℃时,给予物理降温,如头部、腋下及腹股沟处置冰袋冷敷、温水擦浴或冷盐水灌肠等。按医嘱给予退热药,嘱多饮水。定时监测体温,并准确记录。

②预防热性惊厥:既往有热性惊厥史的患儿,要注意及时降温,必要时可遵医嘱用镇静药。当高热患儿出现惊厥先兆时,立即通知医生,就地抢救,保持安静,按小儿惊厥处理。

(2)病情观察。

①密切观察体温变化,警惕热性惊厥的发生。

②经常观察口腔黏膜及皮肤有无皮疹,注意咳嗽的性质及神经系统症状等,以便能早期发现麻疹、猩红热及流行性脑脊髓膜炎等急性传染病。

③如有咽后壁脓肿时,应及时报告医生,同时要注意防止脓肿破溃后,脓液流入气道引起窒息。

④遵医嘱用药,并注意药物反应。

3.健康指导

(1)指导家长掌握上呼吸道感染的预防知识和护理要点,熟悉相应的应对技巧,如患儿的居室要经常通风,保持室内空气清新;加强体格锻炼,多进行户外活动,以增强机体的抵抗力;气候变化时及时增减衣服,避免过热或过冷;呼吸道疾病流行期间,尽量避免去人多拥挤的公共场所。

(2)合理饮食起居,保证充足的营养和睡眠,鼓励母乳喂养,及时添加辅食。

(3)积极防治各种慢性病,如佝偻病、营养不良及贫血等,按时预防接种。

(4)在集体小儿机构中,如有上感流行趋势,应早期隔离患儿,必要时进行空气消毒。

第三节　急性感染性喉炎

急性感染性喉炎为喉部黏膜急性弥漫性炎症,以犬吠样咳嗽、声音嘶哑、喉鸣、吸气性呼吸困难为特征,多发生在冬春季节,以婴幼儿多见。

(一)病因

病毒或细菌感染引起,常为上呼吸道感染的一部分。有时可在麻疹或其他急性传染病的病程中并发。

(二)临床表现

起病急,症状重,可有不同程度的发热、声音嘶哑、犬吠样咳嗽、吸气性喉鸣和三凹征。一般白天症状轻,夜间入睡后喉部肌肉松弛,分泌物阻塞导致症状加重。严重者迅速出现烦躁不安、吸气性呼吸困难、发绀、心率加快等缺氧症状。体检可见咽部充血,间接喉镜检查可见喉部及声带充血、水肿。

临床上按吸气性呼吸困难的轻重,将喉梗阻分为 4 度。Ⅰ度:安静时无症状,活动后出现吸气性喉鸣和呼吸困难,肺部听诊呼吸音清晰,心率无改变。Ⅱ度:安静时有喉鸣和吸气性呼吸困难,肺部听诊可闻及喉传导音或管状呼吸音,心率增快(120～140 bpm)。Ⅲ度:除上述喉梗阻症状外,患儿因缺氧而出现烦躁不安,口唇及指(趾)发绀,双眼圆睁,面容惊恐,出汗,肺部听诊呼吸音明显减弱,心音低钝,心率快(140～160 bpm);Ⅳ度:患儿呈衰竭状态,昏睡或昏迷、抽搐、面色苍白,由于无力呼吸,三凹征可不明显,肺部呼吸音几乎消失,仅有气管传导音,心音低钝,心律失常。

(三)治疗要点

1.保持呼吸道通畅

吸氧、雾化吸入,消除黏膜水肿。

2.控制感染

常用青霉素类、氨基糖苷类或头孢菌素类等,有气急、呼吸困难时,及时静脉输入足量广谱抗生素。

3.应用糖皮质激素

应用抗生素同时给予糖皮质激素,以减轻喉头水肿,缓解症状,常用泼尼松,1～2 mg/(kg·d),分次口服;或用地塞米松静脉推注,每次 2～5 mg;继之 1 mg/(kg·d)静脉滴注,用 2～3 d,至症状缓解。

4.对症治疗

对烦躁不安者,给予镇静药异丙嗪。

5.气管切开

对有严重缺氧征象或有Ⅲ度喉梗阻者,及时行气管切开术。

(四)护理措施

1.基础护理

(1)保持室内空气清新,温湿度适宜,减少对喉部的刺激,减轻呼吸困难。

（2）促进舒适,置患儿舒适体位,保持患儿安静,尽可能将所需要的检查及治疗集中进行,以保证患儿的休息。

（3）补充足量的水分和营养,喂饭、喝水时,避免患儿发生呛咳。

2.疾病护理

（1）改善呼吸功能,保持呼吸道通畅。

①依据缺氧程度及时吸氧,用 1％～3％的麻黄碱和糖皮质激素超声雾化吸入,可消除喉头水肿,恢复气道通畅。

②按医嘱给予抗生素、激素治疗,以控制感染,减轻喉头水肿,缓解症状。

（2）维持正常体温,观察体温变化,体温超过 38.5 ℃时给予物理降温。

（3）慎用镇静药,若患儿过于烦躁不安,遵医嘱给予异丙嗪,以达到镇静和减轻喉头水肿的作用。避免使用氯丙嗪,以免使喉头肌松弛,加重呼吸困难。

（4）密切观察病情变化,根据患儿三凹征、喉鸣、发绀及烦躁等表现,正确判断缺氧的程度,发生窒息后及时抢救,随时做好气管切开的准备,以免因吸气性呼吸困难而窒息致死。

3.健康指导

（1）向家长解答患儿病情,讲解该病一般医学知识,减轻其紧张和恐惧心理。

（2）指导家长正确护理患儿,如加强体格锻炼,适当进行户外活动。

（3）积极预防上呼吸道感染和各种传染病,定期预防接种。

第四节　急性支气管炎

急性支气管炎是指由各种致病源引起的支气管黏膜的急性炎症,气管常同时受累,故又称为"急性气管支气管炎",对婴幼儿多见。常继发于上呼吸道感染,或为一些急性呼吸道传染病（麻疹、百日咳等）的一种临床表现。

（一）病因

凡能引起上呼吸道感染的病毒或细菌,均可引起支气管炎,常为混合感染。免疫功能低下、特异性体质、营养不良、佝偻病和支气管局部结构异常等,均为本病的危险因素;气候变化、空气污染、化学因素的刺激为本病的诱发因素。

（二）临床表现

大多先有上呼吸道感染症状,咳嗽为主,初为刺激性干咳,以后有痰且有时带血。婴幼儿全身症状较明显,常有发热、食欲缺乏、乏力、呕吐、腹胀、腹泻等症状,一般无气促和发绀。体检:双肺呼吸音粗,或有不固定的散在的干、湿啰音。

婴幼儿可发生一种特殊类型的支气管炎,称为"哮喘性支气管炎",又称"喘息性支气管炎",系指婴幼儿时期以喘息为突出表现的急性支气管炎。患儿除有上述临床表现外,主要特点:①多见于 3 岁以下,有湿疹或其他过敏史的患儿;②咳嗽频繁,并有呼气性呼吸困难,伴喘息,夜间或清晨较重,或在哭闹、活动后加重,肺部叩诊呈鼓音,听诊两肺布满哮鸣音及少量粗湿啰音;③有反复发作倾向,但大多患儿随年龄增长而发作减少,至 4～5 岁停止发作,但有少数患儿可发展为支气管哮喘。

(三)实验室检查

1.血常规检查

病毒感染者的白细胞计数正常或偏低,细菌感染者的白细胞计数增高。

2.胸部 X 射线检查

多无异常改变,或有肺纹理增粗,肺门阴影加深。

(四)治疗要点

1.控制感染

对有发热、痰多而黄,考虑细菌感染者,使用抗生素。

2.对症治疗

止咳、化痰、平喘等。刺激性咳嗽者常用复方甘草合剂、急支糖浆等;喘息者可用氨茶碱,也可行超声雾化吸入。一般不用镇咳药或镇静药,以免抑制咳嗽反射,影响痰液咳出。

(五)护理措施

1.基础护理

(1)保持室内空气清新,避免对流风,温湿度适宜,减少对支气管黏膜的刺激,以利于排痰。

(2)保证充足的水分及营养供给,注意休息,减少活动。

(3)保持口腔清洁。婴幼儿可在进食后喂适量的温开水,以清洁口腔;年长患儿应在晨起、餐后、睡前漱洗口腔。

2.疾病护理

(1)保持呼吸道通畅。①卧位时可抬高头胸部,并经常变换患儿体位,拍击背部,促进排痰;指导并鼓励患儿有效咳嗽,采用超声雾化吸入或蒸汽吸入,以湿化呼吸道,必要时用吸引器清除痰液,保持呼吸道通畅。②按医嘱使用抗生素、止咳祛痰及平喘药,并注意观察药物疗效及副作用。③哮喘性支气管炎的患儿,注意观察有无缺氧症状,必要时吸氧。

(2)维持体温正常:密切观察体温变化,当体温高于 38.5 ℃时,采取物理降温或按医嘱给予药物降温,以防发生惊厥。

3.健康指导

参阅本章第二节。

第五节　肺炎

肺炎是指由不同病原体或其他因素所致的肺部炎症,以发热、咳嗽、气促、呼吸困难和肺部固定湿啰音为共同的临床表现。肺炎是婴幼儿时期的常见病,就全球而言,肺炎致死病例占 5 岁以下小儿死亡总数的 1/4～1/3,占我国住院小儿死亡的第一位,是我国儿童保健重点防治的"四病"之一。肺炎一年四季均可发病,以冬春季节多见。

常用的分类方法如下。

1.按病理分类

大叶性肺炎、支气管肺炎、间质性肺炎等。

2.按病因分类

①感染性肺炎:如病毒性肺炎、细菌性肺炎、真菌性肺炎、支原体肺炎、衣原体肺炎、原虫性肺炎;②非感染性肺炎:吸入性肺炎、过敏性肺炎等。

3.按病程分类

①急性肺炎:病程少于1个月;②迁延性肺炎:病程为1～3个月;③慢性肺炎:病程多于3个月。

4.按病情分类

①轻症肺炎:呼吸系统受累;②重症肺炎:除呼吸系统受累外,其他系统也受累,且全身中毒症状明显。

5.按临床表现典型与否分类

①典型性肺炎;②非典型性肺炎。

(一)病因与发病机制

引起肺炎的病原体有病毒、细菌等。病毒中最常见的为呼吸道合胞病毒,其次为腺病毒、流行性感冒病毒等;细菌中以肺炎链球菌多见,其他有葡萄球菌、链球菌、革兰氏阴性杆菌等。低出生体重、营养不良、维生素D缺乏性佝偻病、先天性心脏病等患儿易患本病,且病情严重,易迁延不愈。

病原体多由呼吸道入侵,也可经血行入肺,引起支气管、肺泡、肺间质炎症。支气管因黏膜水肿而管腔变窄;肺泡壁因充血水肿而增厚,肺泡腔内充满炎性渗出物,从而造成通气和换气功能障碍,导致低氧血症与高碳酸血症。由于缺氧,患儿呼吸与心率加快,出现鼻翼扇动和三凹征。由于病原体毒素的作用,重症患儿常伴有毒血症,引起不同程度的感染中毒症状。缺氧、二氧化碳潴留及毒血症可导致循环系统、消化系统、神经系统的一系列症状及水、电解质与酸碱平衡紊乱,严重时可发生呼吸衰竭。

(二)临床表现

1.支气管肺炎

支气管肺炎为小儿最常见的肺炎,多见于3岁以下婴幼儿。

(1)轻症:仅表现为呼吸系统症状和相应的肺部体征。

①症状:大多起病急,主要表现为发热、咳嗽、气促和全身症状。发热:热型不定,多为不规则热,新生儿和重度营养不良儿可不发热,甚至体温不升。咳嗽:较频,初为刺激性干咳,以后有痰,新生儿则表现为口吐白沫。气促:多发生在发热、咳嗽之后。全身症状:精神不振、食欲减退、烦躁不安、轻度腹泻或呕吐。

②体征:呼吸加快,40～80 bpm,可有鼻翼扇动、点头呼吸、三凹征、唇周发绀。肺部可听到较固定的中、细湿啰音,病灶较大者可出现肺实变体征。

(2)重症肺炎:除呼吸系统症状和全身中毒症状外,常有循环、神经和消化系统受累的表现。

①循环系统:常见心肌炎、心力衰竭。心肌炎表现为面色苍白、心动过速、心音低钝、心律

失常,心电图显示 ST 段下移、T 波低平或倒置。心力衰竭表现:呼吸突然加快,大于 60 bpm,极度烦躁不安,明显发绀、面色发灰;心率增快,大于 180 bpm;心音低钝、有奔马律;颈静脉怒张;肝脏迅速增大;尿少或无尿;颜面或下肢水肿等。

②神经系统:烦躁或嗜睡,脑水肿时出现意识障碍、反复惊厥、前囟隆起、脑膜刺激征等。

③消化系统:常有食欲缺乏、腹胀、呕吐、腹泻等;重症可引起中毒性肠麻痹和消化道出血,表现为严重腹胀、肠鸣音消失、便血等。

2.几种不同病原体所致肺炎的特点

(1)呼吸道合胞病毒性肺炎:呼吸道合胞病毒感染所致,多见于 2 岁以内,尤以 2～6 个月婴儿多见。喘憋为突出表现,2～3 d 病情加重,出现呼吸困难和缺氧症。肺部听诊可闻及哮鸣音、呼气性喘鸣,肺基底部可听到细湿啰音。临床表现为两种类型。①毛细支气管炎:有上述临床表现,但中毒症状不严重。肺部 X 射线常显示肺气肿和支气管周围炎,有时可见小点片状阴影或肺不张。②间质性肺炎:全身中毒症状较重,呼吸困难明显,肺部体征出现较早,胸部 X 射线呈线条状或单条状阴影增深,或互相交叉成网状阴影,多伴有小点状致密阴影。

(2)腺病毒肺炎:以腺病毒 3 型、7 型为主要病原体。①本病多见 6 个月至 2 岁婴幼儿;②起病急骤、全身中毒症状明显,呈稽留热,咳嗽较剧,可出现喘憋、呼吸困难、发绀等;③肺部体征出现较晚,常在发热 4～5 d 开始肺部出现湿啰音,以后因病变融合而呈现肺实变体征;④胸部 X 射线改变出现较肺部体征为早,可见大小不等的片状阴影或融合成大病灶,肺气肿多见,病灶吸收需数周至数月。

(3)葡萄球菌肺炎:包括金黄色葡萄球菌及白色葡萄球菌所致的肺炎,多见于新生儿及婴幼儿。临床起病急、病情重、发展快。多呈弛张热,婴幼儿可呈稽留热。中毒症状明显,面色苍白、咳嗽、呻吟、呼吸困难。肺部体征出现早,双肺可闻及中、细湿啰音,易并发脓胸、脓气胸。常合并循环、神经及消化系统功能障碍。

(4)肺炎支原体肺炎:由肺炎支原体引起,多见于年长儿,婴幼儿发病率也较高。以刺激性咳嗽为突出的表现,有的酷似百日咳样咳嗽,咳黏痰,甚至带血丝,常有发热,病程为 1～3 周。而肺部体征常不明显,仅有呼吸音粗糙,少数闻及干、湿啰音。婴幼儿起病急,呼吸困难、喘憋和双肺哮鸣音较突出。部分患儿出现全身多系统的临床表现,如心肌炎、心包炎、溶血性贫血、脑膜炎等。肺部 X 射线分为四种改变:①肺门阴影增粗;②支气管肺炎改变;③间质性肺炎改变;④均一的实变影。

(5)流感嗜血杆菌肺炎:由流感嗜血杆菌引起。近年来,该病有上升趋势,多见于 4 岁以下的小儿,常并发于流行性感冒病毒或葡萄球菌感染者。起病较缓,病情较重,全身中毒症状明显,有发热、痉挛性咳嗽、呼吸困难、鼻翼扇动、三凹征、发绀等,体检肺有湿啰音或肺实变体征。易并发脓胸、脑脊髓膜炎、败血症、心包炎、中耳炎等。胸部 X 射线表现多种多样。

(6)衣原体肺炎。①沙眼衣原体肺炎多见于 6 个月以下的婴儿,可于产时或产后感染,起病缓,先有鼻塞、流涕,后出现气促、频繁咳嗽,有的酷似百日咳样阵咳,但无回声,偶有呼吸暂停或呼气喘鸣,一般不发热。胸部 X 射线呈弥漫性间质性改变和过度充气。②肺炎衣原体肺炎多见于 5 岁以上小儿,发病隐匿,体温不高,咳嗽逐渐加重,两肺可闻及干、湿啰音。X 射线显示单侧肺下叶浸润,少数呈广泛单侧或双侧浸润。

（三）实验室检查

1.外周血检查

①血细胞检查：病毒性肺炎白细胞总数大多正常或降低；细菌性肺炎白细胞总数及中性粒细胞计数增高，并有核左移；②四唑氮蓝（NBT）试验：细菌感染时 NBT 阳性细胞增多，正常为 10 ％以下，若超过 10 ％提示细菌感染，病毒感染时则不增加；③C 反应蛋白（C-reactive protein，CRP）：细菌感染时，血清 CRP 浓度增高，而非细菌感染时则升高不明显。

2.病原学检查

检查可做病毒分离或细菌培养，以明确病原体。血清冷凝集试验在 50 ％～70 ％的支原体肺炎患儿中可呈阳性。

3.胸部 X 射线检查

支气管肺炎早期肺纹理增粗，以后出现大小不等的斑片阴影，可融合成片，可伴有肺不张或肺气肿。

（四）治疗要点

治疗要点主要为控制感染，改善通气功能，对症治疗，防治并发症。

1.控制感染

根据不同病原体选用敏感抗生素控制感染；使用原则为早期、联合、足量、足疗程，重症患儿宜静脉给药；用药时间持续至体温正常后 5～7 d，临床症状消失后 3 d；抗病毒可选用利巴韦林等。

2.对症治疗

止咳、平喘、保持呼吸道通畅；纠正水、电解质与酸碱平衡紊乱，改善低氧血症。

3.糖皮质激素的应用

中毒症状明显或严重喘憋、脑水肿、感染性休克、呼吸衰竭者，可应用糖皮质激素，常用地塞米松，疗程为 3～5 d。

4.防治并发症

发生感染性休克、心力衰竭、中毒性肠麻痹、脑水肿等，应及时处理。对脓胸和脓气胸者，应及时进行穿刺引流。

（五）护理措施

1.基础护理

（1）保持病室环境舒适，空气流通，温湿度适宜，定时开窗通风，避免直吹或对流风。尽量使患儿安静，避免哭闹，以减少氧消耗。不同病原体肺炎患儿应分室居住，以防交叉感染。

（2）饮食宜给予易消化、营养丰富的流质、半流质饮食，多喂水。少量多餐，避免过饱影响呼吸。喂哺时应耐心，哺母乳者应抱起喂，防止呛咳。重症不能进食时，给予静脉营养。保证液体的摄入量，以湿润呼吸道黏膜，防止分泌物干结，利于痰液排出；同时防止发热导致的脱水。

（3）置患儿于有利于肺扩张的体位并经常更换，或抱起患儿，以减少肺部淤血和防止肺不张。

（4）正确留取标本，以指导临床用药。

2.疾病护理

(1)保持呼吸道通畅。

①及时清除口鼻分泌物,对分泌物黏稠者,应用超声雾化或蒸汽吸入;分泌物过多影响呼吸时,应用吸引器吸痰。

②帮助患儿转换体位,翻身拍背。其方法是五指并拢,稍向内合掌,由下向上、由外向内的轻拍背部,以帮助痰液排出,防止坠积性肺炎。根据病情或病变部位进行体位引流。

③按医嘱给予祛痰药,指导和鼓励患儿进行有效的咳嗽。

(2)改善呼吸功能。

①凡有缺氧症状,如呼吸困难、口唇发绀、烦躁、面色灰白等情况时,应立即给氧。一般采用鼻导管给氧。氧流量为 0.5~1 L/min,氧浓度不超过 40 %,氧气应湿化,以免损伤呼吸道黏膜。对缺氧明显者,可用面罩给氧,氧流量为 2~4 L/min,氧浓度为 50 %~60 %。若出现呼吸衰竭,则使用机械通气正压给氧。

②按医嘱使用抗生素治疗肺部炎症、改善通气,并注意观察药物的疗效及副作用。

(3)维持体温正常:对发热者,应注意体温的监测,警惕热性惊厥的发生,并采取相应的降温措施。

(4)密切观察病情。

①若患儿出现烦躁不安、面色苍白、呼吸加快(大于 60 bpm)、心率增快(大于 160 bpm)、出现心音低钝或奔马律、肝短期内迅速增大等心力衰竭的表现,应及时报告医生,立即给予吸氧、减慢输液速度。若患儿突然口吐粉红色泡沫痰,应考虑肺水肿,可给患儿吸入经20 %~30 %乙醇湿化的氧气,每次吸入时间不宜超过 20 min。

②密切观察意识、瞳孔等变化,若患儿出现烦躁、嗜睡、惊厥、昏迷、呼吸不规则等,提示颅内压增高,有脑水肿、中毒性脑病的可能,应立即报告医生并配合抢救。

③若患儿病情突然加重,烦躁不安,体温持续不降或降而复升,咳嗽和呼吸困难加重,面色发绀,患侧呼吸运动受限等,提示并发了脓胸或脓气胸,及时配合医生进行胸穿或胸腔闭式引流。

④密切观察有无腹胀、肠鸣音减弱或消失、呕吐、有无便血等。若腹胀明显伴低钾血症者,按医嘱补钾;有中毒性肠麻痹时,给予腹部热敷、肛管排气、禁食、胃肠减压等,以促进肠蠕动,消除腹胀,缓解呼吸困难。

3.健康指导

(1)向家长介绍患儿病情,讲解疾病的有关知识和护理要点。

(2)宣传肺炎预防的相关知识,如不随地吐痰、咳嗽时用手帕或纸巾捂嘴等良好个人卫生习惯,防止疾病传播。冬春季节注意室内通风,尽量避免带小儿到公共场所。

(3)指导家长给患儿合理营养,提倡母乳喂养;加强体质锻炼,多进行户外活动;注意气候变化,及时增减衣服,避免着凉;按时预防接种和健康检查,积极防治原发病。

第六节　支气管哮喘

支气管哮喘,简称"哮喘",是由嗜酸性粒细胞、肥大细胞和 T 淋巴细胞等多种炎性细胞参与的气道慢性炎症性疾患。这种气道炎症使易感者对各种激发因子具有气道高反应性,并可引起气道缩窄。表现为反复发作的喘息、呼吸困难、胸闷或咳嗽等症状,常在夜间和(或)清晨发作、加剧,可自行缓解或治疗后缓解。其发病率近年呈上升趋势,全球有 3 亿哮喘患者。2000年,我国儿科哮喘协作组对 43 个城市 0～14 岁儿童进行哮喘患病情况调查,患病率在0.5 %～3.3 %。以 1～6 岁患病较多,大多在 3 岁以内起病。

(一)病因与发病机制

1.病因

哮喘的病因较为复杂,与遗传和环境因素有关。哮喘是一种多基因遗传病,患儿多具有过敏体质(特异性反应性体质),多数患儿既往有婴儿湿疹、变应性鼻炎、药物或食物过敏史,不少患儿有家族史。

2.诱发因素

(1)外在变应原:如接触或吸入螨、花粉、真菌、动物毛屑等。

(2)感染:上呼吸道细菌或病毒感染,哮喘儿童体内可存有细菌、病毒等的特异性 IgE,如吸入相应的抗原则可引起哮喘。

(3)空气中的刺激物:如烟、汽油、味道强烈化学制剂、油漆等。

(4)气候变化:如寒冷刺激、空气干燥、大风等。

(5)药物:如阿司匹林、β 受体阻滞剂等。

(6)食物:如牛奶、鸡蛋、鱼虾、食品添加剂等。

(7)其他:如过度兴奋、大哭大笑、剧烈运动等。

3.发病机制

气道高反应是哮喘的基本特征,气道慢性(变应性)炎症是哮喘的基础病变。机体在发病因子的作用下,免疫因素、神经和精神因素及内分泌因素的参与,导致了气道高反应性和哮喘发作。

(二)临床表现

(1)婴幼儿发病前往往有 1～2 d 的上呼吸道感染,起病较缓;年长患儿大多在接触变应原后发作,起病较急。哮喘发作前常有刺激性干咳、连续打喷嚏、流泪等先兆,接着咳大量白黏痰,伴以呼气性呼吸困难和哮吼声,被迫采取端坐位。

体检:可见胸廓饱满,呈吸气状,叩诊鼓音,听诊双肺布满哮鸣音。重症患儿呼吸困难加剧时,呼吸音明显减弱,哮鸣音随之消失。发作间歇期可无任何症状和体征。

哮喘发作以夜间更为严重,一般可不用或用平喘药后缓解。若哮喘急剧严重发作,经合理应用拟交感神经药物,仍不能在 24 h 内缓解,称为哮喘持续状态。

(2)分类特点。

①婴幼儿哮喘:指年龄 3 岁以下者的哮喘。特点:a. 喘息发作次数大于等于 3 次;b. 肺部

闻及呼气相哮鸣音;c.具有特异性体质,如过敏性湿疹、过敏性鼻炎等;d.家长有哮喘病史;e.除外其他引起喘息的疾病。凡具有 a、b 和 e 者为婴幼儿哮喘;如喘息发作只 2 次,并具有 b 和 e 者为可疑哮喘或哮喘性支气管炎。

②儿童哮喘:指年龄 3 岁以上者的哮喘。特点:喘息反复发作;发作时双肺闻及哮鸣音;支气管扩张药有明显疗效;除外其他引起喘息、胸闷和咳嗽的疾病。

③咳嗽变异性哮喘:又称"过敏性咳嗽"或"隐性哮喘"。特点:咳嗽持续或反复发作超过 1个月,常在夜间或清晨发生,痰少,运动后加重;临床无感染征象,或长期抗生素治疗无效;平喘药(支气管扩张药)可缓解咳嗽发作;有过敏史或过敏家族史;或气道呈高反应性,支气管激发试验阳性;或变应原皮试阳性;除外其他引起慢性咳嗽的疾病。

(三)实验室检查

1.外周血检查

嗜酸性粒细胞计数增高(大于 $300 \times 10^6/L$)。

2.X 射线检查

肺透亮度增加,呈过度充气状,肺纹理增多,并可见肺气肿或肺不张。

3.肺功能检查

显示换气流率和潮气量降低,残气容量增加。

4.血气分析

PaO_2 降低,病初 $PaCO_2$ 可降低,病情严重时 $PaCO_2$ 增高,酸碱值下降。

5.变应原检测

皮肤点刺试验、特异性 IgE 测定等,有助于明确变应原。

(四)治疗要点

1.祛除病因

避免接触变应原,去除各种诱发因素。

2.控制发作

解痉和抗感染治疗,用药物缓解支气管痉挛,减轻气道黏膜水肿和炎症,减轻黏痰分泌。常用药物:①支气管扩张药(β 素受体激动药、茶碱类药物、抗胆碱类药物);②糖皮质激素;③抗生素。

吸入治疗是首选的药物治疗方法。

3.处理哮喘持续状态

①吸氧、补液、纠正酸中毒;②静脉滴注糖皮质激素;③应用支气管扩张药;④静脉滴注异丙肾上腺素;⑤给予镇静药;⑥必要时采用机械呼吸。

4.预防复发

①免疫治疗,如脱敏疗法;②应用色甘酸钠、酮替芬等药物,降低气道高反应性;③吸入维持量糖皮质激素,控制气道反应性炎症;④加强体格锻炼,增强体质。

(五)护理措施

1.基础护理

(1)保持室内空气清新,温湿度适宜。

(2)活动与休息:提供安静、舒适的环境,以利于患儿休息。协助患儿日常生活,指导合理活动,依病情逐渐增加活动量,尽量避免情绪激动及紧张的活动。患儿活动前后,监测其呼吸和心率情况,活动时如有气促、心率加快可休息,必要时吸氧。

(3)心理护理:哮喘发作时守护并安抚患儿,缓解其恐惧心理,满足其合理要求,促使患儿放松。向患儿或家长讲述哮喘的诱因,治疗过程及预后,指导家长以正确的态度对待患儿,充分发挥患儿主观能动性,使其学会自我护理、预防复发,鼓励其战胜疾病的信心。

2.疾病护理

(1)缓解呼吸困难。

①取舒适坐位或半坐位,以利患儿呼吸,采用体位引流以协助患儿排痰。

②给予氧气吸入,浓度以 40 %为宜,根据情况给予鼻导管或面罩吸氧。定时进行血气分析,及时调整氧流量,使 PaO_2 保持在 9.3~12.0 kPa(70~90 mmHg)。

③指导和鼓励患儿做深而慢的呼吸运动。

④监测生命体征,注意有无呼吸困难及呼吸衰竭的表现,必要时立即给予机械呼吸,以及做好气管插管的准备。

⑤按医嘱给予支气管扩张药和糖皮质激素,并注意观察疗效和副作用。

(2)维持气道通畅。

①给予雾化吸入,胸部叩击,以促进分泌物的排出,病情许可采取体位引流;对痰多无力咳出者,及时吸痰。

②保证患儿摄入足够的水分,以降低分泌物的黏稠度。

③若有感染,遵医嘱给予抗生素。

(3)密切观察病情。

①当患儿出现烦躁不安、发绀、大汗淋漓、气喘加剧、心率加快、血压下降、呼吸音减弱、肝在短时间内急剧增大等情况,立即报告医生并积极配合抢救。

②警惕发生哮喘持续状态,若发生哮喘持续状态,应立即吸氧并给予半坐卧位,协助医师共同处理。

(4)用药护理。

①使用吸入治疗时,应嘱患儿在按压喷药于咽部的同时深吸气,然后闭口屏气 10 s,可获得较好的效果。吸药后清水漱口可减轻局部不良反应。

②氨茶碱的有效浓度与中毒浓度很接近,长期用药,需做药物浓度监测,其有效浓度以10~20 $\mu g/mL$ 为宜。注意观察有无胃部不适、恶心、呕吐、头晕、头痛、心悸及心律失常等氨茶碱的副作用。

③拟肾上腺素类药物的副作用主要是心动过速、血压升高、虚弱、恶心、变态反应等,应注意观察。

④糖皮质激素是目前治疗哮喘最有效的药物,长期使用可产生二重感染、肥胖等副作用,当患儿出现身体形象改变时,要做好心理护理。

3.健康指导

(1)指导呼吸运动:呼吸运动可以强化横膈呼吸肌,在执行呼吸运动前,应先清除患儿呼吸道的分泌物。呼吸运动包括腹部呼吸运动、向前弯曲运动、胸部扩张运动。

(2)介绍有关防护知识:①增强体质,预防呼吸道感染;②协助患儿及家长确认哮喘发作的原因,避免接触变应原,去除各种诱发因素;③使患儿及家长能辨认哮喘发作的早期征象、症状及适当的处理方法;④提供出院后使用药物资料(如药名、剂量、用法、疗效及副作用等);⑤指导患儿和家长选用长期预防及快速缓解的药物,并做到正确安全用药;⑥及时就医,以控制哮喘严重发作。

第十一章 循环系统疾病的护理

第一节 先天性心脏病

一、概述

先天性心脏病,是胎儿时期心脏血管发育异常而导致的畸形,是小儿最常见的心脏病。发病率为活产婴儿的 7 ‰～8 ‰,年龄越小,发病率越高。心脏在胚胎发育阶段,受到某些因素影响,导致心脏某个部位的发育停顿或异常,均可造成先天性心脏血管畸形。

先天性心脏病致病因素可分为两类:遗传因素和环境因素。遗传因素,单基因突变在先天性心脏血管畸形中,可伴有心脏外畸形,占 1 ‰～2 ‰。临床可见马方综合征和努南综合征。染色体畸变,占 4 ‰～5 ‰,多伴有心脏外其他畸形。临床可见唐氏综合征、13-三体综合征、18-三体综合征。多基因突变,多数为心血管畸形不伴有其他畸形。先天性代谢紊乱,体内某种酶的缺乏,如糖原贮积病等。环境因素很多,重要的原因有宫内感染(风疹、流行性感冒、流行性腮腺炎和柯萨奇病毒感染等)、孕母缺乏叶酸、与大剂量放射线接触、药物影响(抗癌药、甲苯磺丁脲等)、患有代谢性疾病(糖尿病、高钙血症)或能造成宫内缺氧的慢性疾病。所以,先天性心脏病可能是胎儿周围的环境和遗传因素相互作用的结果。

此病根据左右心腔或大血管间有无分流和临床有无发绀,可分为三类。

1.左向右分流型

在左右心之间或与肺动脉之间具有异常通路。在正常情况下,体循环的压力高于肺循环的压力,左心压力高于右心压力,血液从左向右侧分流,故平时不出现发绀。当剧烈哭闹或任何原因使肺动脉或右心室压力增高并超过左心室时,血液自右向左分流,可出现暂时性发绀。常见房室间隔缺损或动脉导管未闭。

2.右向左分流型

多见复杂性先天性心脏病,因右心系统发育异常,静脉血流入右心后不能全部流入肺循环,达到氧合作用,有一部分或大部分自右心或肺动脉流入左心或主动脉,直接进入体循环。出现持续性发绀。根据肺血流量的多少,将右向左分流分为肺缺血性(法洛四联症、三尖瓣闭锁)和肺充血性(完全性大动脉转位、永存动脉干等)。

3.无分流型

心脏左右两侧或动静脉之间无异常通路或分流。通常无发绀,只有在心力衰竭时才发生。梗阻型常见疾病,如肺动脉口狭窄和主动脉缩窄等,反流型二尖瓣关闭不全、肺动脉瓣关闭不全等,其他类型的心脏病少见,如主动脉弓畸形、右位心等。

二、常见先天性心脏病

(一)动脉导管未闭

动脉导管未闭是指出生后动脉导管持续开放,血流从主动脉经导管分流至肺动脉,进入左心,并产生病理生理改变。动脉导管未闭占先天性心脏病发病总数的 9%～12%,女比男多,男女之比 1:3。

1.临床表现

临床症状的轻重,取决于导管管径粗细和分流量的大小。动脉导管较细,症状较轻或无症状。导管粗大者,分流量大,表现为气急、咳嗽、乏力、多汗、生长发育落后等。偶见扩大的肺动脉压迫喉返神经而引起声音嘶哑。严重肺动脉高压时,产生差异性发绀,下肢发绀明显,杵状趾。查体可见:胸骨左缘第 1～2 肋间有响亮的连续性机器样杂音,占据整个收缩期和舒张期,伴震颤,传导广泛;分流量大时心尖部可闻高流量舒张期杂音;肺动脉瓣第二音(pulmonary second heart sound,P_2)增强或亢进;周围血管征阳性,血压脉压增大,大于等于 5.3 kPa(40 mmHg);可见甲床毛细血管搏动;触到水冲脉;可闻及股动脉枪击音等。常见并发症为充血性心力衰竭、感染性心内膜炎、严重肺动脉高压晚期艾森门格综合征。

2.实验室检查

(1)X 射线检查

分流量小者可正常;分流量大者左心房、左心室增大;肺动脉高压者,右心室也明显增大。

(2)心电图

导管细者,心电图无改变,分流量大者左心房、左心室大;双心室增大;肺动脉高压者,以右心室肥厚为主。

(3)超声心动图

超声心动图对诊断极有帮助,二维超声心动图可以直接探查到未闭合的动脉导脉,常选用胸骨旁肺动脉长轴观或胸骨上主动脉长轴观。脉冲多普勒在动脉导管开口处可探测到典型的收缩期与舒张期连续性湍流频谱。彩色多普勒血流显像可直接见到分流的方向和大小。

3.治疗要点

(1)药物治疗。

吲哚美辛(消炎痛):强心、利尿、抗感染。

(2)导管介入堵闭术。

①适应证:不合并必须外科手术的其他心脏畸形。年龄通常大于等于 6 个月,体重大于等于 4 kg,动脉导管最窄直径大于等于 2.5 mm。可根据大小及形状选用不同的封堵器。

②禁忌证:依赖动脉导管未闭生存的心脏畸形;严重肺动脉高压导致右向左分流;重症感染性疾病等。

(3)外科手术结扎。

手术适宜任何年龄,1 岁以内婴儿反复发生呼吸道感染、心力衰竭等,合并其他心脏畸形者,应手术治疗。

4.预后

动脉导管的介入治疗或手术治疗效果良好,手术病死率小于 1%。

(二)房间隔缺损

房间隔缺损占小儿先心病 10 ％左右,男女比例为 1∶3～1∶2。按缺损部位可分为原发孔(I 孔型),占所有房间隔缺损 15 ％,缺损位于心内膜垫与房间隔交接处;常累及房室瓣等结构,引起二尖瓣前瓣裂、三尖瓣隔瓣裂也称"部分型心内膜垫缺损";静脉窦型房间隔缺损,占所有房间隔缺损 5 ％,分上腔型和下腔型。上腔型房间隔缺损,缺损位于上腔静脉入口处,右上肺静脉常经此处异位引流右心房;下腔型房间隔缺损,缺损位于下腔静脉开口处,常伴有肺静脉畸形引流入右心房。冠状静脉窦型房间隔缺损,占所有房间隔缺损的 2 ％,缺损位于冠状静脉窦上端与左心房间,造成左心房血流经冠状静脉窦缺口分流右心房。

1.临床表现

房间隔缺损的临床表现随缺损的大小而不同。缺损小者,仅在体检时发现胸骨左缘第 2～3 肋间有收缩期杂音,婴儿和儿童期多无症状。缺损大者,由于体循环血量减少,表现为气促、乏力和影响生长发育,当哭闹、患肺炎或心力衰竭时,右心房压力可超过左心房,出现暂时性发绀。查体可见生长发育落后、消瘦,心前区较饱满,心尖冲动弥散,心浊音界扩大,胸骨左缘第 2～3 肋间可闻见 3～4 级收缩期喷射性杂音,肺动脉瓣第二音增强或亢进,并呈固定分裂。

2.实验室检查

(1)X 射线检查。

心脏外形呈现轻、中度扩大,以右心房、右心室增大为主,肺动脉段突出,肺门血管影增粗,可见肺部"舞蹈"征,肺野充血,主动脉搏影缩小。

(2)心电图。

电轴右偏＋90°～＋180°。不完全性右束支传导阻滞,部分患儿尚有右心房和右心室肥大。

(3)超声心动图。

M 型超声心电图可显示右心房和右心室内径增大和室间隔矛盾运动。二维超声心动图可见房间隔回声中断,并可显示缺损的位置和大小。多普勒彩色血流显像可观察到分流的位置、方向且能估测分流的大小。

3.治疗要点

(1)内科治疗。

强心、利尿、抗感染、扩张血管及对症治疗。

(2)导管介入堵闭术。

①适应证:年龄大于等于 3 岁,直径大于等于 4 mm,不合并必须外科手术的其他心脏畸形。

②禁忌证:静脉窦型房间隔缺损,活动性感染性心内膜炎;出血性疾病;重度肺动脉高压导致右向左分流,左心房发育差;等等。

(3)外科治疗。

原发孔型及静脉窦型房间隔缺损,一般外科手术治疗。

4.预后

自然关闭:小型房间隔缺损(直径小于 3 mm),1 岁前有可能自然关闭。儿童时期大多数可保持正常生活,常因杂音不典型而延误诊断。缺损较大者,分流量较大,分流量占体循环血量的 30 % 以上,不经治疗活至成年时,有可能出现肺动脉高压,一旦出现艾森门格综合征即为手术和介入治疗禁忌证。

(三)室间隔缺损

室间隔缺损是最常见的先天性心脏病,占先天性心脏病的 25 %～40 %,单独存在约占 25 %,也可与其他心脏畸形同时存在。按缺损的部位、缺损边缘组织性质,最多见为膜周部缺损,占 60 %～70 %,位于主动脉下,由膜部与之接触的 3 个区域(流入道、流出道或小梁肌部)延伸而成。肌部缺损,占 20 %～30 %,又分为窦部肌肉缺损(肌部流入道)、漏斗隔肌肉缺损(嵴上型或干下型)及肌部小梁部缺损。其临床表现与缺损的大小有关。

1.临床表现

如表 11-1 所示。

表 11-1　室间隔缺损临床表现表

缺损程度	缺损直径/cm	临床表现	杂音程度
小型缺损	<0.5	生长发育基本正常	胸骨左级第 3～4 肋间响亮粗糙的全收缩期杂音,肺动脉第二心音稍增强
中型缺损	0.5～1.0	生长发育缓慢,可见乏力、气短、多汗	左缘第 3～4 肋间可闻 3～4 级粗糙的全收缩期杂音,肺动脉第二心音增强
大型缺损	>1.0	生长发育迟缓,喂养困难,可见呼吸急促,常出现心力衰竭	左缘第 3～4 肋间可闻 3～5/6 级全收缩期反流性杂音,伴有收缩期震颤肺动脉高压者肺动脉第二心音亢进

2.实验室检查

(1)X 射线检查。

小到中型缺损者心影大致正常或轻度左心房、左心室增大。大型缺损者,肺纹理明显增粗增多,左心室、右心室均增大。重度肺动脉高压时,右心室大为主,肺动脉段明显凸出,肺门血管呈"残根状"。

(2)心电图。

小型室缺心电图正常。分流量大者,左心房大、左心室肥厚或双心室肥厚,重度肺动脉高压时以右心室肥厚为主。流入部隔瓣下缺损者,心电图改变常有类似心内膜垫缺损,电轴左偏,avF 导主波向下及 I 度房室传导阻滞。

(3)超声心动图。

二维超声心动图及彩色多普勒血流显像示:室间隔连续性中断,可判定室间隔缺损的部位和缺损的直径大小;心室水平由左向右分流束(晚期肺动脉高压可出现右向左分流);可探测跨隔压差并计算出分流量和肺动脉压力。

3.治疗要点

(1)内科治疗。

强心、利尿、抗感染、扩张血管及对症治疗。用抗生素控制感染,强心苷、利尿药改善心脏功能。对合并肺动脉高压者,应用血管扩张药,合理应用抗生素,控制肺部感染,争取手术时机。

（2）导管介入性堵闭术。

①适应证：膜部缺损，年龄大于等于 3 岁，室缺距主动脉瓣大于等于 3 mm；肌部室缺大于等于 5 mm 或术后残余分流。

②禁忌证：活动性感染性心内膜炎；心内有赘生物、血栓；重度肺动脉高压伴双向分流者。

（3）外科治疗。

小型室间隔缺损不需手术治疗，一般不影响寿命。中到大型可手术治疗。

4.预后

30 ％～60 ％膜部室缺和肌部室缺可自行关闭，多在 5 岁以前，小型缺损关闭率高。中、重型缺损者，婴儿期可反复出现呼吸道感染，形成重度肺动脉高压，逆向分流形成艾森门格综合征而危及生命。

（四）法洛四联症

法洛四联症是一种常见的发绀型先天性心脏病。占先心病的 12 ％～14 ％。本病四种病理改变为肺动脉狭窄、室间隔缺损、主动脉骑跨和右心室肥厚。其中以肺动脉狭窄为主要畸形。

1.临床表现

（1）发绀。

主要临床表现为发绀，其程度和出现早晚与肺动脉狭窄程度有关。多于出生后 3～6 个月逐渐出现发绀。见于毛细血管丰富的部位，如唇、指（趾）、甲床、球结膜等处。因患儿长期处于缺氧状态中，可使指、趾端毛细血管扩张增生，局部软组织和骨组织也增生性肥大，出现杵状指（趾）。因血液中血氧含量降低，活动耐力差，稍一活动即可出现气急、发绀加重。

（2）蹲踞症状。

蹲踞是法洛四联症活动后常见的症状。患儿活动后，常主动蹲踞片刻。蹲踞时下肢屈曲，体循环阻力增大，右向左分流减少；蹲踞时下腔静脉回心血量减少，体循环血氧饱和度增加，使缺氧症状暂时得到缓解。

（3）缺氧发作。

婴儿期常有缺氧发作史，其机制可能为机动刺激右心室流出道的心肌，使之发生痉挛和收缩，右心室流出道阻塞。临床可见患儿呼吸急促、烦躁不安、发绀加重，重者发生晕厥、抽搐、意识丧失，甚至死亡。发作可持续数分钟或数小时。哭闹、排便、感染、贫血或睡眠苏醒后均可诱发。

查体：可见患儿发育落后，口唇、面部、外耳郭亦有发绀，舌色发暗，杵状指（趾）；心前区略隆起，胸骨左缘第 2～4 肋间有 2～3 级收缩期喷射性杂音，杂音响度与狭窄程度成反比；肺动脉第二心音减弱。

常见并发症：脑血管意外（栓塞、出血）；脑脓肿；感染性心内膜炎；红细胞增多症或相对性贫血。

2.实验室检查

（1）外周血象。

血红蛋白、红细胞计数、血细胞比容均升高。

（2）动脉血氧分压。

动脉血氧饱和度低于正常值。

(3)X射线检查。

心影呈靴形心,肺血减少;25％病例合并右位主动脉弓;约5％病例合并永存左上腔静脉畸形。

(4)心电图。

典型法洛四联症电轴右偏,右心室肥厚,右心房肥大。

(5)超声心动图。

二维超声心动图左心室长轴切面可见主动脉内径增宽,骑跨在室间隔上,室间隔中断,可判断主动脉骑跨程度;大动脉短轴切面可见右心室流出道及肺动脉狭窄。右心室、右心房内径增大,左心室内径缩小。彩色多普勒显示收缩期以蓝色为主的血流束从右心室通过室间隔部位进入左心室及主动脉内。

3.治疗要点

(1)缺氧发作。

①立即予以膝胸体位;②吸氧、镇静;③吗啡 0.1～0.2 mg/kg,皮下或肌内注射;④β受体阻滞剂盐酸普萘洛尔每次 0.05～0.10 mg/kg 加入 10％葡萄糖注射液稀释后缓慢静脉注射,必要时 15 min 后再重复 1 次;⑤纠正代谢性酸中毒,给予碳酸氢钠 1 mmol/kg,缓慢静脉注入,10～15 min 可重复应用。

(2)每天摄入足够水分。

出现腹泻、发热时,及时补充液体。对缺氧发作频繁者,应长期口服盐酸普萘洛尔预防发作,剂量为 2～6 mg/(kg·d)。分 3～4 次口服。

4.预后

本病未经治疗者,平均存活年龄 15 岁。施行根治术治疗预后较好。术后长期随访,远期生存率为 80％左右。患儿心功能达Ⅰ～Ⅱ级,能从事正常活动。

三、先天性心脏病患儿的护理

1.休息

休息是恢复心脏动能的重要条件。因休息可使组织耗氧量减少,心率降低,心脏负荷变小,心脏收缩力增强,射血增多,临床表现有所缓解。

(1)学龄前患儿:在接受治疗和护理中,依从性较差,易出现烦躁,剧烈哭闹,导致病情加重。可遵医嘱给镇静药、避免哭闹、减轻心脏负荷,避免病情恶化。

(2)学龄儿童:能部分服从治疗和护理计划,自我控制能力差,活动量相对较大,不理解休息有利于疾病恢复的原理,护理人员需对患儿耐心讲解疾病知识,使其认识到休息重要性,自觉地遵守作息时间。

(3)青少年患儿:对疾病有部分了解,思想负担重,护理人员需认真细致地做思想工作,使患儿树立战胜疾病的信心,积极配合医疗、护理。

(4)对心功能不全的重症患儿,如出现呼吸困难、心率上升、烦躁不安、肝大、水肿等症状,需立即报告医师,遵医嘱给镇静药,需绝对卧床休息、密切观察尿量、严格记录出入量。

2.病室环境要求

(1)室内温度适宜,为 20～22 ℃,湿度为 55％～60％,空气新鲜,环境安静。

(2)根据患儿病情程度,室内备有抢救设备,如急救车、吸痰器、吸氧设备、心电监护仪等。

3.体位要求

(1)无心力衰竭时,可采用舒适的任何体位,使身心处于放松环境中,利于疾病恢复。

(2)发生心力衰竭时,可采用半坐位或坐位,使回心血量减少,减轻心脏负荷,减少心肌耗氧量,防止心力衰竭加重。

4.注意观察病情

防止并发症发生:观察患儿情绪、精神、面色、呼吸、脉率、脉律、血压等。患儿突然烦躁,哭闹、呼吸加快、拒奶,听诊或数脉发现心律不齐、期前收缩、心率加快,立即报告医师,遵医嘱对症处理,详细记录病情变化。

5.预防并发症

(1)注意观察、防止法洛四联症患儿因活动、哭闹、便秘引起缺氧发作,一旦发生应将小儿置于膝胸卧位,给予吸氧,并与医生配合,给予吗啡及盐酸普萘洛尔抢救治疗。

(2)法洛四联症患儿血液黏稠度高,发热、出汗、吐泻时,体液量减少,加重血液浓缩,易形成血栓,因此要注意供给充足液体,必要时可静脉输液。

(3)观察患儿有无心率增快、呼吸困难、端坐呼吸、吐泡沫样痰、水肿、肝大等心力衰竭的表现。如出现上述表现,立即置患儿于半卧位,给予吸氧,及时与医生取得联系并按心力衰竭护理。

6.饮食护理

心功能不全的患儿需准确记录出入量,饮食应是高蛋白质、高维生素、清淡易消化的食物,对喂养困难的小儿要耐心喂养,以少量多餐为宜。注意控制水及钠盐的摄入,学龄患儿入量按 $60\sim70$ mL/(kg·d),婴幼儿按 $70\sim80$ mL/(kg·d),盐量 $0.5\sim1$ g/d。每天保证热量摄入。

7.对症护理

(1)呼吸困难的护理:呼吸频率增快,发绀明显或出现三凹征时,让患儿卧床休息,抬高床头,呈半坐位或坐位,低流量氧气吸入,烦躁者遵医嘱给镇静药。

(2)水肿的护理:①给无盐或少盐易消化饮食;②尿少者,遵医嘱给利尿药;③每周测量体重 2 次,严重水肿者每天测体重 1 次;④定时翻身预防压疮的发生,如皮肤有破损应及时处理。

(3)咳嗽的护理:抬高床头,备好吸痰器、痰瓶,必要时协助患儿排痰;详细记录痰量、性质、应送痰培养检查;咳嗽剧烈者,应遵医嘱给止咳药物;严重肺水肿,痰稠不易咳出,超声雾化稀释痰液,协助痰液排出,保持呼吸道通畅;病情发生变化,立即配合医师抢救。

(4)注意大便通畅,防止便秘:多食含纤维素丰富的食物;患儿三天无大便,应立即报告医师处理,遵医嘱给缓泻药,防止发生意外。

8.药物治疗护理

(1)服用洋地黄药物前数脉搏 1 min,儿童小于 60 bpm 或大于 100 bpm,婴儿小于 80 bpm 或大于 160 bpm,应停药并通知医生。

(2)口服洋地黄药物时,剂量一定要准确。如为地高辛水剂药物,可用 1 mL 针管抽取后,直接口服。应避免与其他药物同时服用,如服用维生素 C 药物时,应间隔 30 min 以上,以免影响洋地黄药物的疗效。

(3)应用利尿药物时,应熟悉利尿药物的药理作用;注意水、电解质的平衡,防止低钾引起药物的毒性作用。

(4)用药后,应观察药物的作用,如心音有力、脉搏减慢、脉搏搏动增强、呼吸平稳、口唇和指甲发绀好转等。

(5)观察中毒反应,应注意观察以下几项指标的变化:①胃肠道反应:食欲缺乏、恶心、呕吐、腹泻;②神经反应:头晕、嗜睡、黄视、复视;③心血管反应:房室传导阻滞、房性及室性期前收缩、室性心动过速、心室颤动、心律失常。

9.预防感染

注意天气变化,及时加减衣服,避免受凉引起呼吸系统感染。

10.健康教育

指导家长掌握先天性心脏病患儿的日常护理,建立合理的生活习惯,合理用药,预防感染和其他并发症。

第二节　病毒性心肌炎

心肌炎是指因感染或其他原因引起的局灶性或弥漫性的心肌间质炎性渗出的心肌纤维的变性或坏死,导致不同程度的心功能障碍和周身症状性的疾病。心肌炎是小儿时期较常见的心脏病之一。能引起心肌炎的病原有很多种,主要是病毒,现已知病毒有 20 余种,常见的有柯萨奇病毒、脊髓灰质炎病毒、流行性感冒病毒、EB 病毒、腺病毒等,大多数无症状,但极少数重症者可暴发而致命。

(一)病因与发病机制

本病的发病机制尚不完全清楚。随着分子病毒学、分子免疫学的发展,揭示病毒性心肌炎的发病机制涉及病毒对感染的心肌细胞直接损害和病毒触发人体自身免疫反应而引起心肌损害。

(二)临床表现

病毒性心肌炎患儿出现心脏症状前 2～3 周有上呼吸道感染或其他病毒疾患史。根据临床症状和客观检查指标,将其分为以下三期。

1.急性期

病程在 6 个月以内,病毒性心肌炎分型,如表 11-2 所示。

表 11-2　病毒性心肌炎急性期分型表

	临床表现	体格检查	心电图	实验室检查
轻型	多汗、面色苍白、心悸、气短、胸闷、头晕、乏力	听诊第一心音低钝	ST-T 改变	心肌肌钙蛋白↑
中型	除上述症状外,乏力为主要表现	心脏略大,心音钝、肝增大	心率过速或过缓,心律不齐	心肌肌钙蛋白↑,乳酸脱氢酶同工酶↑
重型	呈暴发型,起病急骤,病情发展迅速,烦躁、呕吐、心前区痛	心音低钝、心脏扩大、肝增大、尿量减少、水肿	各种室上性、室性期前收缩、房室传导阻滞等	心肌肌钙蛋白↑,乳酸脱氢酶同工酶↑

2.迁延期

急性期过后,临床症状反复出现,客观指标迁延不愈,病程多在半年以上。

3.慢性期

进行性心脏增大,反复心力衰竭或心律失常发生,病情时轻时重,病程长达1年以上。

(三)治疗要点

1.休息

一般应休息至症状消除后3～4周;心脏扩大者,休息应不少于6个月。在恢复期应限制活动至少3个月。

2.保护心肌药物

(1)大量维生素C治疗:维生素C是一种较强的抗氧化剂,有清除自由基的作用,从而保护心肌,改善心肌功能;开始时需大剂量维生素C,加入葡萄糖液静脉滴注,每天1次,疗程为3～4周。

(2)果糖-1,6-双磷酸:可改善心肌细胞代谢,增加心肌能量,并可抑制中性粒细胞自由基生成,疗程为1～3周。

(3)辅酶Q10:对受病毒感染的心肌有保护作用,持续应用2～3个月。

(4)芪冬颐心口服液:主要成分有黄芪、麦冬、金银花、龟甲等。它对柯萨奇病毒有明显的抑制作用,能增强心肌收缩力和改善心肌供血。

(四)护理措施

(1)卧床休息至热退后3～4周,病情基本稳定后,逐渐增加活动量,但休息不小于6个月。有心脏扩大的患儿,卧床休息半年至1年以上。

(2)给以高热量、高蛋白质、高维生素、清淡易消化营养丰富的饮食,少量多餐。多食新鲜蔬菜及水果(含维生素C),但不要暴饮暴食,以免胃肠道负担过重,机体抵抗力下降,易外感风寒,引发疾病。

(3)遵医嘱给予营养心肌药物,向患儿及家长讲明药物治疗的重要性。嘱患儿按时服药、坚持服药,不能因自觉症状好转,认为疾病痊愈而放松治疗,使疾病复发。

(4)保持大小便通畅,防止便秘发生。

(5)保持情绪稳定,避免情绪紧张及激动,调动机体的免疫系统,发挥自身的抗病能力,使疾病得以恢复。

(6)保护性隔离,应积极预防各种感染,避免去人多的公共场所,防止各种感染的发生。

(7)出院后1个月、3个月、6个月、1年到医院检查。

第三节　心内膜弹力纤维增生症

心内膜弹力纤维增生症,又称"心内膜硬化症",是小儿较为常见的一种心肌病。病理改变以心内膜弥漫性增厚为主要特征,可为原发性,亦可为继发性。

(一)病因与发病机制

1.病因

病因不清,可能与病毒感染有关。流行病调查显示病毒尤其是柯萨奇B病毒流行与心内膜弹力纤维增生症发生率有一定相关性;也有人认为与遗传有关,9%的病例呈家族发病,遗传方式可能为常染色体遗传。

2.病理改变

心内膜弹力纤维增生症主要累及左心室,其次为左心房,然后为右心房,右心室较少。左心室增大,室间隔向右侧突起,心脏呈球形增大。心内膜弥漫性增厚,以流出道明显,心内膜肌小梁间隙消失,心室内壁平滑光亮。心内膜和内膜下纤维组织增生,心肌细胞肥大。大多数患儿心脏收缩功能减弱,射血分数下降,心排血量减少。因心肌的收缩功能储备不足,机体遇到感染时,容易出现充血性心力衰竭。

(二)临床表现

2/3的病儿发病均在1岁以内。根据症状可分为三型。

1.暴发型

年龄多发生在出生6周以内。起病急,突然出现呼吸困难、面色苍白、口周发绀、烦躁不安、拒食、呕吐等症状,肺部可闻及干、湿啰音,肝大、水肿、尿少等心力衰竭的表现,可至猝死。

2.急性型

此型常发生于出生后6周至6个月。起病较快,但心力衰竭不如暴发型急剧。常并发肺炎,部分病儿因心腔内附壁血栓脱落而发生脑栓塞。

3.慢性型

发病稍缓慢,年龄多在6个月以上,症状同急性型,生长发育缓慢,可因反复发作心力衰竭而死亡。

4.体征

心脏明显向左扩大,心尖冲动减弱,心音低钝,心力衰竭时常有肝增大。

(三)实验室检查

1.X射线检查

可见心脏阴影增大,心脏呈球形或普大形,肺血管纹理正常或增多。

2.心电图

P-R间期可轻度延长,左心室肥厚伴有ST-T改变。

3.超声心动图

左心室腔明显扩大,心肌收缩力减弱,射血分数下降,左心房增大,心内膜回声增强。

(四)治疗要点

强心、利尿、抗感染。

(五)护理措施

(1)保持室内安静,卧床休息,若心功能不全时,可给予半坐位或坐位。

(2)保证充足睡眠,避免哭闹,必要时,给予镇静药。

(3)给予低钠、高蛋白质、高热量、高维生素易消化的流质或半流质饮食,少量多餐,不可一次进食量过大,以免引起心力衰竭。吃奶患儿,可给予4%的奶糕,并用汤勺喂养。呼吸困难者,餐前给予高流量氧气吸入5~10 min。

(4)对口服洋地黄药物者,使用时应严格掌握用药剂量,并观察药物作用及毒性反应。心肌病患儿对洋地黄药物敏感,易发生毒性反应。

(5)使家长及患儿了解按时服药和控制水钠摄入的重要性,同时讲解药物的作用与副作用。出现副作用时,应及时就诊。

(6)注意天气变化,随时增减衣服。不去人多的公共场所,防止交叉感染。

(7)做好心理护理,帮助家长树立战胜疾病的信心。

(8)做好出院指导工作,定期进行门诊复查,监测病情变化。

第四节　血管迷走性晕厥

血管迷走性晕厥(vasovagal syncope)是儿童晕厥中最常见的病因,约占所有晕厥患儿的80 %。它主要是指患儿在站立时由于过多的血液淤积在下肢和腹腔中,导致回心血量的减少,从而激发了贝-雅反射(Bezold-Jarisch reflex),导致心脏抑制、血压下降、脑血流减少而发生晕厥。晕厥前兆和发生,使患儿有不良的躯体反应,严重影响儿童身心健康的成长。为了防止和减少晕厥前兆和晕厥的发生,在日常生活中,加强护理是十分必要的。

(一)临床表现

以年长儿多见,平均年龄在 12 岁左右。女性多于男性,比例为 2∶1～3∶1,病程长短不一,从一天或持续到几年,晕厥发生次数,1 次到几十次不等,晕厥持续时间一般较短,约5 min,其诱发因素常为持久站立、闷热环境及情绪紧张等,而且大部分患儿在晕厥前有晕厥先兆,包括头晕、面色苍白、视物模糊或眼前发黑、恶心、多汗,少数患儿出现胸闷、心悸、头痛、呕吐、耳鸣、腹痛等症状。

(二)实验室检查

1.倾斜试验

停用血管活性药物至少 5 个半衰期以上,患儿要求至少禁食 3 h。让患儿倾斜站立45 min,倾斜角度为 60°～80°。

其结果阳性标准,如表 11-3 所示。

根据阳性结果将血管迷走行晕厥分为三型,如表 11-4 所示。

表 11-3　倾斜试验阳性标准表

血压	心率/bpm	心电图
收缩压≤10.67 kPa(80 mmHg) 舒张压≤6.67 kPa(50 mmHg) 平均压下降≥25 %	4～6 岁<75 6～8 岁<65 8 岁以上<60	窦性停搏代之交界性逸搏心率;一过性二度或二度以上房室传导阻滞及长达 3 s 的心脏停搏

表 11-4　血管迷走性晕厥分型表

分型	心率	血压	发病率
心脏抑制型	心动过缓	收缩压下降	可见
血管抑制型	心率增快或轻度减慢	血压下降明显	最常见
混合型	心率明显下降	血压明显下降	多见

(三)治疗要点

1.药物治疗

(1)β₂受体阻滞剂：能减少对心脏压力感受器刺激，阻止循环中高水平的儿茶酚胺。

(2)氟氢可的松：盐皮质激素，能促进肾对钠的重吸收而增加血容量，影响压力感受器敏感性，增加血管对缩血管物质的反应，减轻迷走神经活性，发挥对血管迷走性晕厥治疗作用。

(3)α₂受体激动剂：通过增加外周血管阻力与减少静脉血容量发挥作用。米多君是该类的代表药物。

(4)5-羟色胺再摄取抑制剂：5-羟色胺能导致迷走神经介导的心动过缓和血压下降。代表药物为帕罗西汀和舍曲林。

2.起搏器

一般不主张使用起搏器治疗血管迷走性晕厥，除非反复发作心脏停搏，停搏时间渐延长患儿。起搏器主要适用于心脏抑制性占优势的晕厥患者。

(四)护理措施

(1)晕厥发生时，立即取平卧位，头偏向一侧，给予0.9％盐水或糖水口服至症状缓解。

(2)发生晕厥前兆时，可做下部身体运动，双脚与肩平宽分开站立，双手扶膝，做蹲起动作；也可以将重心放在一侧腿部，另一侧腿离地，前后有节奏的摆动；等容收缩训练可增加肌肉泵的作用及提高下肢静脉的张力，双腿交叉使大腿和腹部肌肉紧张，使静脉血液回流到动脉系统，也可有效预防晕厥发作。

(3)教育患儿及家长认识血管迷走性晕厥是一种自限性的良性病症，通过训练和药物治疗，可达到痊愈。

(4)避免一种姿势长时间站立，减少在湿度或温度较大房间中的逗留时间。洗澡时，保持室内空气流通，水的温度不易过高等。如有晕厥先兆出现时，应迅速采取平卧位，也可取坐位或蹲位，以减少血液在肢体远端和腹部聚集，增加回心血量和外周血管阻力，增加心排血量，提升血压，增加脑灌注。

(5)日常训练。脚离墙壁15 cm，将头靠在墙壁上站立，每天2次，第1周每天进行3 min，第2周每天5 min，第3周每天7 min，第4周可延长至15 min以上的训练。也可让患儿或家长每天用干毛巾搓患儿的上肢和下肢的皮肤，每次至少15 min，每天至少1次，目的是刺激神经，促进血管神经调节功能的恢复。

(6)饮食护理。应给予足够的盐类物质和液体摄入，尤其晨起饮用250 mL生理盐水，以增加机体血容量。在晕厥先兆发生时，发挥"抵抗重力"的作用，能够有效预防晕厥的发生。在饮食上要比普通儿童多摄入一些含钠食物，如多食用馒头、面条等，菜中多放点盐，可有效防止晕厥发生。

第十二章 造血系统疾病的护理

第一节 小儿造血和血液特点

(一)造血特点

小儿造血分为胚胎期造血和生后造血。

1.胚胎期造血

造血首先在卵黄囊出现,其次在肝,最后在骨髓,因而形成三个不同的造血阶段。

(1)中胚叶造血期:在胚胎第3周开始出现卵黄囊造血,之后在中胚叶组织中出现广泛的原始造血成分,其中主要是原始的有核红细胞。在胚胎第6周后,中胚叶造血开始减退。

(2)肝造血期:肝造血约从胚胎9周开始,第4~5个月达高峰期,以后逐渐减退;胎儿期6个月后,肝造血逐渐减退;出生4~5 d完全停止。肝造血先是产生有核红细胞,以后产生粒细胞和巨核细胞。

(3)骨髓造血期:胚胎第6周时骨髓腔发育已初具规模,但造血功能在第6个月后才逐渐稳定,其中红细胞系、粒细胞系及巨核系细胞均增生活跃;出生2~5周,骨髓是唯一的造血场所。

2.生后造血

(1)骨髓造血:胚胎造血的继续。骨髓是生后主要的造血器官。婴儿期所有骨髓均为红骨髓,全部参与造血以满足生长发育的需要。5~7岁长骨骨干开始出现黄骨髓,18岁时红骨髓仅限于在脊柱、胸骨、肋骨、颅骨、锁骨、肩胛骨、骨盆及长骨近端,但黄骨髓仍有潜在的造血功能,当需要增加造血时,它可转变为红骨髓而恢复造血功能。小儿在出生后头几年缺少黄骨髓,造血的代偿潜力低,造血需要增加时,就会出现骨髓外造血。

(2)骨髓外造血:在正常情况下,骨髓外造血极少。婴儿期发生严重感染或溶血性贫血时,造血需要增加,较易出现髓外造血。肝细胞恢复到胎儿时期的造血状态,表现为肝、脾和淋巴结的增大,外周血中可出现有核红细胞或幼稚中性粒细胞。

(二)血液特点

各年龄期小儿的血象不同。

1.红细胞数和血红蛋白量

由于胎儿期组织处于缺氧状态,故红细胞数和血红蛋白量较高,出生时红细胞数为$(5.0\sim7.0)\times10^{12}/L$,血红蛋白量为150~230 g/L,出生6~12 h因进食较少和不显性失水,红细胞数和血红蛋白量往往比出生时高些。因生理性溶血和血容量增加,出生后10 d,红细胞数和血红蛋白量比出生时降低20%;随着自主呼吸的建立,血氧含量增加,红细胞生成素减少,骨髓暂时性造血功能降低,而婴儿生长发育迅速,血循环量迅速增加等因素,至 2~3 个月时红细胞数降为 $3.0×10^{12}$/L 左右,血红蛋白量降为 110 g/L 左右,出现轻度贫血,称为"生理性贫血"。生理性贫血呈自限性经过,3 个月以后,红细胞生成素的生成增加,红细胞数和血红蛋白量又缓慢增加。

2.白细胞数与分类

初生时白细胞总数为 $(10~30)×10^9$/L,生后 10 d 左右逐渐下降为 $12×10^9$/L;1 岁以后为 $(5~10)×10^9$/L。

白细胞分类主要是中性粒细胞与淋巴细胞比例的变化。出生时中性粒细胞约占 65%,淋巴细胞约占 30%。随着白细胞总数的下降,中性粒细胞比例也相应下降。出生 4~6 d 时两者比例约相等;之后淋巴细胞约占 60%,中性粒细胞约占 35%,至 4~6 岁时两者又相等;7 岁后白细胞分类与成人相似。

3.血小板数

小儿血小板数与成人相似,为 $(150~250)×10^{12}$/L。

4.血容量

小儿血容量较成人多。新生儿血容量约占体重的 10%,半均为 300 mL;儿童血容量占体重的 8%~10%;成人血容量占体重的 6%~8%。

5.血红蛋白的种类

小儿出生时,血红蛋白以胎儿血红蛋白为主,平均占 70%,出生后,胎儿血红蛋白迅速为成人型血红蛋白所代替。1 岁时胎儿血红蛋白不超过 5%,至 2 岁时不超过 2%。胎儿血红蛋白水平升高,为 β-珠蛋白生成障碍性贫血的特征。

第二节 营养性缺铁性贫血

缺铁性贫血是体内铁缺乏使血红蛋白合成减少而引起的一种小细胞低色素性贫血。以 6 个月至 3 岁发病率最高,学龄前儿童患病率为 23.35%,是我国重点防治的小儿疾病之一。

(一)病因与发病机制

1.铁缺乏常见病因

(1)先天性储铁不足:早产儿、双胎、胎儿失血、孕母患缺铁性贫血可致胎儿储存铁减少。

(2)铁摄入不足:食物中铁供应不足是导致小儿缺铁性贫血的主要原因。单纯牛乳、人乳、谷类等食物含铁量均低。未及时添加铁剂丰富食物喂养的婴儿和年长儿及偏食儿常导致缺铁。

(3)生长发育快:婴儿期、青春期的儿童生长发育快,早产儿生长发育更快,其铁的需要量相对增多,易发生缺铁。

(4)丢失过多和(或)吸收减少:正常婴儿每天排铁量比成人多。用未经加热的鲜牛奶喂养婴儿、肠息肉、膈疝、钩虫病等导致的慢性小量肠出血,致使铁丢失过多。慢性腹泻、反复感染可减少铁的吸收,增加铁消耗,影响铁利用。

2.发病机制

铁是构成血红蛋白必需的原料。铁缺乏时,血红蛋白合成减少,而缺铁时对细胞的分裂、增殖影响较小,红细胞数量减少的程度不如血红蛋白减少的明显,而形成小细胞低色素性贫血。同时,缺铁可影响肌红蛋白的合成,可使某些酶(细胞色素 C 及过氧化酶、单胺氧化酶、腺苷脱氨酶等)的活性降低,这些酶与生物氧化、组织呼吸、神经介质的合成和分解有关。铁缺乏时,因酶活性下降,细胞功能发生紊乱,而导致一系列非血液系统症状,导致小儿神经精神行为、消化、免疫、肌肉运动等功能异常。

(二)临床表现

任何年龄均可发病,以 6 个月至 3 岁多见。起病缓慢,皮肤黏膜逐渐苍白,以唇、口腔黏膜、甲床最明显,伴有头发枯黄、倦怠乏力、异食癖(喜食泥土、煤渣等)。重者可出现口腔炎、舌乳头萎缩、吸收不良综合征、反甲、心脏扩大或心力衰竭等。铁对神经功能有影响,贫血可使患儿行为及智力发生改变,如烦躁不安、精神不集中及记忆力减退,年长儿童可诉头晕、眼前发黑、耳鸣等。由于骨髓外造血反应,肝、脾可轻度肿大,年龄越小,贫血越重,肝、脾肿大越明显。由于细胞免疫功能低下,易合并感染等。

(三)实验室检查

血象可见红细胞数、血红蛋白量低于正常。涂片可见红细胞大小不一,以小细胞为主,中央淡染区扩大,平均红细胞容积小于 80 fl;平均红细胞血红蛋白含量小于 26 pg;平均红细胞血红蛋白浓度小于 31 %;红细胞分布宽度大于 14 %。网织红细胞数正常或轻度减少,白细胞数、血小板数无特殊改变。

骨髓象以幼红细胞增生活跃,以中、晚幼红细胞为主。各期红细胞体积均较小,胞质量少,边缘不规则,染色偏蓝,显示胞质成熟程度落后于胞核。骨髓铁染色细胞外铁减少或消失,铁粒幼细胞数小于 15 %。

血清铁小于 10.7 μmol/L,转铁蛋白饱和度小于 15 %。

(四)治疗要点

祛除病因,纠正不合理的饮食习惯,给以铁剂,尽快纠正贫血症状。

常用口服铁剂有硫酸亚铁、葡萄糖酸亚铁、富马酸亚铁。对口服不能耐受者,可肌内注射,常用药物有右旋糖酐铁等。

(五)护理措施

1.注意休息,适量活动,轻度贫血患儿可参加日常活动

对严重贫血者,应根据其活动耐力下降程度,制定规律的作息时间、活动强度及每次活动持续长度。

2.提倡母乳喂养,及时添加含铁丰富的食物,帮助纠正不良饮食习惯

合理搭配患儿的膳食,让家长了解动物血、黄豆、肉类含铁较丰富,是防治缺铁的理想食品;维生素 C 及肉类、氨基酸、果糖、脂肪酸可促进铁吸收,茶、咖啡、牛奶等抑制铁吸收,应避免与含铁多的食物同时食用。

3.服用铁剂的护理

铁剂对胃肠道的刺激,可引起胃肠不适及疼痛、恶心、呕吐、便秘或腹泻,故口服铁剂从小剂量开始,在两餐之间投药。可与维生素 C 同服,以利吸收;服铁剂后,牙往往黑染,大便呈黑色,停药后恢复正常,应向家长说明其原因,消除顾虑。观察疗效:铁剂治疗有效者,服药 3~4 d 后网织红细胞上升,1 周后可见血红蛋白逐渐上升;如服药 3~4 周无效,应查找原因。注射铁剂时应精确计算剂量,分次深部肌内注射,更换注射部位,以免引起组织坏死。

4.健康教育

讲解本病的病因、护理要点、预防知识。合理搭配饮食,纠正不良饮食习惯。介绍服用铁剂时注意事项。贫血纠正后,仍应坚持合理安排小儿膳食、培养良好的饮食习惯。对早产儿、低体重儿给予铁剂补充。

第三节　巨幼红细胞贫血

巨幼红细胞贫血是以骨髓中出现多数巨幼红细胞为突出表现的一类贫血,又称"营养性大细胞性贫血"。由于体内缺乏维生素 B_{12} 或叶酸,骨髓造血细胞 DNA 合成障碍,红细胞成熟停滞,生成减少。临床特点为贫血、虚胖、反应迟钝、震颤、红细胞减少较血红蛋白减少更明显。

(一)病因与发病机制

1.摄入不足

人体所需的维生素 B_{12} 主要从食物中摄取,含量较为丰富的食物有动物的肉、肝,禽蛋及海产品。胎儿经胎盘吸收维生素 B_{12},孕妇在妊娠期间缺乏维生素 B_{12} 的,则新生儿出生时,维生素 B_{12} 存量较低,若不及时添加辅食,易发生本病。年长患儿长期偏食亦可发生本病。

2.吸收障碍

维生素 B_{12} 进入胃部,与胃壁细胞分泌的糖蛋白结合,然后经末端回肠吸收,进入血循环与转钴蛋白结合,再运往肝储存。患儿患有慢性腹泻或吸收不良综合征时,可使叶酸和维生素 B_{12} 吸收减少。

3.需要量增加

机体生长发育迅速或有严重感染者,体内维生素 B_{12} 和叶酸的消耗增加。

4.其他

有肝病变者或长期服用某些药物(新霉素),可导致维生素 B_{12} 吸收障碍。大量应用广谱抗生素,抑制肠道细菌合成叶酸,可致体内叶酸缺乏。

吸收进体内的叶酸被二氢叶酸还原酶还原成四氢叶酸,后者是合成 DNA 必需的辅酶,维生素 B_{12} 在叶酸转变过程中具有催化作用,促进 DNA 的合成。当维生素 B_{12} 活叶酸缺乏时,可使 DNA 的合成减少,幼红细胞内 DNA 减少可影响细胞核的发育,但其胞质的血红蛋白的合成不受影响,故红细胞的胞体变大,形成巨幼红细胞。细胞体积过大,容易被破坏,形成贫血。

(二)临床表现

此病多见于 6 个月至 2 岁幼儿,起病缓慢,皮肤呈蜡黄色,睑结膜、口唇、指(趾)甲等处苍白,毛发细、稀黄,颜面轻度水肿或虚胖。常有厌食、恶心、呕吐、腹泻、舌炎、口腔溃疡及舌下溃疡消化道症状;可出现烦躁不安或呆滞、嗜睡、反应迟钝、智力及动作发育落后,肢体或全身震颤,甚至抽搐;常伴有肝、脾肿大,易发生感染和出血。重症者可有心脏扩大或出现心力衰竭。

(三)实验室检查

1.血象

血涂片可见红细胞胞体变大,中心淡染区不明显,甚至消失。红细胞数目减少较血红蛋白量降低更明显。血小板计数正常或减低。

2.骨髓象

骨髓增生活跃,以红细胞系增生为主。骨髓中出现较多的巨幼红细胞,是诊断本病的重要依据。各期红细胞体积增大,细胞核染色质疏松,细胞核发育落后于细胞质,巨核细胞核分叶过多。

3.血清维生素 B_{12} 浓度

血清维生素 B_{12} 浓度为 100 ng/L(正常值为 200~800 ng/L)。血清叶酸小于 3 μg/L(正常值为5~6 μg/L)。

(四)治疗要点

(1)去除诱因,加强营养,防治感染。

(2)维生素 B_{12} 肌内注射,每次 100 μg,每周 2~3 次;口服叶酸,每次 5 mg,每天 3 次,连服数周,至临床症状好转,血象恢复正常。单纯维生素 B_{12} 缺乏者,不用加叶酸,以免加重精神神经症状。

(五)护理措施

1.疾病护理

(1)注意休息,劳逸结合,根据患儿的耐力情况,安排其日常活动,协助满足日常生理活动。

(2)母乳喂养的患儿,及时添加辅食,添加含量丰富的维生素及叶酸食品,保证患儿从食物中摄取足够的维生素及叶酸。帮助年长患儿纠正不良饮食习惯,做到不挑食、不偏食。养成良好的进食习惯,保证营养素和能量的摄入。食用含维生素 C 较多的食物,维生素 C 能促进叶酸的吸收,可以提高疗效。

(3)对症护理:密切观察患儿的病情变化,对烦躁或肢体震颤的患儿,遵医嘱给予镇静药物。心力衰竭时,卧床休息,遵医嘱输血。积极治疗慢性腹泻,保证叶酸的肠道吸收。

(4)药物观察:治疗后 2~4 d 精神症状好转,网织红细胞 1 周增至高峰,贫血开始好转。

2.健康教育

讲解本病的病因及发生机制,讲解预防本病发生的卫生知识。提高乳母的营养水平,添加肉类食物。及时为婴儿添加易消化的辅食,保证足够维生素和叶酸的摄入。对年长患儿,注意食物搭配均衡,纠正不良饮食习惯。

(六)预后

精神症状发生时间短的患儿,治疗恢复较快。精神病变受累时间长、恢复较慢,甚至需要几个月时间。精神症状出现 6 个月以上开始治疗,恢复较为困难;治疗持续 6~12 个月者,神经系统症状无改善者,可能留下永久性损伤。

第四节　原发性血小板减少性紫癜

原发性(特发性)血小板减少性紫癜在小儿出血性疾病中最常见。年发病率为 1/10 万~8/10 万,临床上有前驱感染史,皮肤、黏膜出血,血小板减少,但骨髓巨核细胞数量正常或增多,出血时间延长,血块收缩不良。本病分为急性型与慢性两种。小儿多见急性型,10 ％~20 ％急性型患儿可转为慢性型。

(一)病因与发病机制

原发性血小板减少性紫癜是一种自身免疫性疾病,疾病经过呈自限性。体内产生血小板相关抗体(相关自身抗体)与血小板结合,导致单核巨噬系统对血小板吞噬、破坏增加,寿命缩短,从而引起血小板减少,吞噬过程主要发生在脾。患儿发病前 1~2 周多有病毒感染史,病毒感染使机体产生相应的抗体,而这些抗体与血小板发生交叉反应,使血小板破坏。血小板数量减少是出血的主要原因,患者血小板的功能减低、毛细血管脆性及通透性增加是出血的促进因素。

(二)临床表现

病程 6 个月内为急性型,病程超过 6 个月为慢性型。儿童中以急性型占多数,常见于 2~10 岁小儿,男女发病率无差异。大多数患儿在起病前 1~3 周有上呼吸道感染、水痘、传染性单核细胞增多症等,偶见接种疫苗后,以自发性皮肤、黏膜出血起病。表现为皮肤瘀点、瘀斑大小不等,遍及全身,四肢较多;常有鼻出血、牙龈出血,偶见便血、呕血、尿血和颅内出血。失血重者伴贫血。

本病为自限性疾病,85 ％~90 ％患儿于发病后 1~6 个月自然痊愈,治疗并不能影响该病的自然过程;有 10 ％~20 ％患儿转为慢性型,原因不清,可能与免疫失调有关。本病病死率为 1 ％,主要致死原因为颅内出血。

(三)实验室检查

1.血小板

血小板计数小于 $20 \times 10^{12}/L$,血红蛋白量、白细胞数一般正常。出血时间延长,凝血时间正常,血块收缩不良。如失血过多,可出现贫血。

2.骨髓象

巨核细胞正常或增多,成熟障碍。

3.束臂试验

阳性。

(四)治疗要点

急性期避免碰撞,防止外伤出血。出血严重者,卧床休息。

药物治疗:首选肾上腺皮质激素,激素可降低毛细血管通透性,抑制血小板抗体产生,减少血小板在脾内的破坏。常用泼尼松口服,1~2 mg/kg,2~3 周为 1 个疗程;也可应用大剂量丙种球蛋白[400 mg/(kg·d)],连续 4~5 d 静脉输入;严重出血危及生命者,输注血小板和红细胞;免疫抑制治疗,常用药物硫酸长春新碱、环孢素等;也可行脾切除。

(五)护理措施

1.疾病护理

(1)密切观察病情,观察皮肤瘀点(斑)、血小板数量变化。及时发现出血倾向。当外周血小板数小于 $20×10^9/L$ 时,常有自发性出血。如鼻出血、内脏出血、颅内出血,定时监测血压、脉搏、呼吸,观察面色的变化;如面色苍白加重,呼吸脉搏增快,出汗、血压下降提示失血性休克;若有烦躁不安、嗜睡、头痛、呕吐,甚至惊厥、颈抵抗,提示颅内出血。颅内出血常危及生命。

(2)止血:鼻、口黏膜出血可用浸有 1 ％盐酸麻黄碱或 0.1 ％肾上腺素的纱条、棉球或吸收性明胶海绵压迫局部。如上述压迫止血无效,立即采用其他止血措施。对严重出血者需配血,输注同血型血小板。

2.消除恐惧心理

患儿对出血及止血技术操作可能产生恐惧心理,表现哭闹、躁动、不合作,使出血加重。故术前需讲明道理,消除恐惧心理,争取患儿配合。

3.避免损伤

①床头、床栏用软塑料制品包扎,忌玩锐利玩具并限制剧烈活动,以免碰伤、刺伤、摔伤引起出血;②尽量减少肌内注射,防止深部血肿;③禁食坚硬和多刺的食物;④保持大便通畅,以免排便致腹压增高、诱发颅内出血。

4.预防感染

患儿病室应与感染病室分开。注意保持出血部位清洁。

5.健康教育

指导正确压迫止血与自我保护方法。不与感染患者接触,去公共场所须戴口罩,避免交叉感染。指导家长及患儿识别出血征象,如瘀点、黑粪,一旦发现出血,立即回院复查及治疗。

(六)预后

慢性型原发性血小板减少性紫癜可在数月或数年后自然恢复,10 岁以下发病患儿,5 年内缓解机会较大,但并无确切的预后因素。

第五节　血友病

血友病是一组遗传性凝血功能障碍的出血性疾病。包括:①血友病 A,即因子Ⅷ(或抗血友病球蛋白)缺乏症;②血友病 B,即因子Ⅸ或凝血活酶前质缺乏症;③血友病 C,即因子Ⅺ或凝血活酶前质缺乏症。血友病的发病率为 5/10 万～10/10 万,以血友病 A 较为常见。约 30 ％病例无阳性家族史。

(一)病因与发病机制

血友病 A 和血友病 B 均为 X-连锁隐性遗传。由女性传递,男性发病。血友病 C 属常染色体显性或不完全性隐性遗传,两性均可发病或传递疾病。女性携带者体内的因子水平可低于正常水平,基因突变是引致本病的原因。因子Ⅷ及因子Ⅸ缺乏可使内源性凝血过程的第一阶段中的凝血活酶生成减少,引起凝血障碍。

(二)临床表现

出血症状是本病的主要表现。轻微外伤后,出血不止。患者自幼年起常有皮肤瘀斑,皮下及肌肉血肿、黏膜出血、关节积血。膝关节最常受累,且常反复发生在同一关节。急性期出现关节红肿、疼痛,初发者可于数日或数周内血肿完全吸收,疼痛消失,功能恢复正常。关节反复出血者,血肿吸收不全,可致滑膜增厚,持续数月或数年后滑膜及骨质破坏,关节纤维化,导致关节强直畸形、功能丧失,最终导致慢性关节病。

(三)实验室检查

凝血时间延长,凝血酶原消耗不良,白陶土部分凝血活酶时间延长;纤维蛋白降解增加;血小板计数、出血时间、凝血酶原时间均正常。可直接测定因子Ⅷ及因子Ⅸ确立诊断。

(四)治疗要点

1.止血

尽快输注凝血因子。血友病 A 首选凝血因子Ⅷ浓缩剂,其次可选用冷沉淀剂、新鲜冷冻血浆、浓缩血小板、浓缩红细胞。血友病 B 首选凝血酶原复合物,次选新鲜冷冻血浆。氨基己酸、巴曲酶有利于止血。避免创伤,尽量避免手术及可能引起出血的护理操作。

2.基因治疗

血友病 B 基因治疗已获成功。

(五)护理措施

1.疾病护理

(1)预防出血的护理。①避免接触有危害或可以造成损伤的物品。②尽量避免肌内注射、深部组织穿刺。必须肌内注射时,应采用细小针头并在注射后延长按压时间。③避免手术。如必须外科手术时,应在术前、术中和术后补充所缺乏的凝血因子。

(2)止血:局部压迫。如皮肤出血时,行加压包扎止血;口腔、鼻黏膜出血可用 1∶1000 肾上腺素或吸收性明胶海绵压迫止血;关节出血可用弹性绷带加压包扎出血关节,并抬高患肢,保持在功能位,尽快输注所缺乏的凝血因子。出血期应密切观察生命体征变化,及早发现内脏及颅内出血,以便组织抢救。

(3)减轻疼痛:疼痛主要发生在出血的关节和肌肉部位,可选用对乙酰氨基酚;对出血部位可用冰袋冷敷,限制其活动。

2.预防致残

关节出血停止后,逐渐增加活动。对因反复出血已致慢性关节损害者,需指导其进行康复锻炼。

3.健康教育

指导家长让患儿养成安静的生活习惯,避免外伤损害引起出血。

(六)预后

若能控制诱发因素,恰当治疗并发症,患儿多能完全恢复。严重病例导致器官功能障碍,需积极支持治疗;若弥散性血管内凝血(disseminated intravascular coagulation,DIC)不能控制,病死率很高。

第六节 急性白血病

白血病是造血系统的恶性增生性疾病。其特点为造血组织中某一血细胞系统过度增生，进入血流并浸润各组织和器官，从而引起一系统临床表现。15岁以下儿童发病率在4/10万左右，好发年龄为10岁以内，90％以上为急性白血病，慢性白血病仅占3％～5％。

(一)病因与发病机制

白血病为克隆性疾病，即白血病有自己的干细胞、祖细胞、前体细胞，呈无限增殖和分化阻滞，失去原有的正常功能。

1.病因

病因较为复杂，可能为多种因素相互作用的结果。

(1)病毒感染：至今为止尚未证明某一病毒与儿童白血病有关。

(2)环境因素：电离辐射能引起白血病。小儿对电离辐射较为敏感，在曾经放射治疗胸腺大的小儿中，白血病发生率较正常小儿高10倍；妊娠妇女照射腹部后，其新生儿的白血病发病率比未经照射者高17.4倍。苯及其衍生物、氯霉素、保泰松和细胞毒药物均可诱发急性白血病。

(3)体质因素：白血病不属于遗传性疾病，但在家族中有多发性恶性肿瘤的情况。此外，同卵孪生儿中一个患急性白血病，另一个患白血病的概率为20％，比双卵孪生儿的发病数高12倍。以上现象均提示白血病的发生与遗传因素有关。

(4)免疫因素：有人认为白血病的发病与免疫功能异常有关。长期焦虑、紧张、反复病毒感染，导致免疫功能紊乱，推测与免疫监视异常，不能区别、捕获、消灭不正常细胞有关。

2.分类和分型

急性白血病的分类或分型对诊断、治疗和提示预后都有一定意义。

白血病根据细胞分化程度分为急性和慢性两大类。急性白血病又分为急性淋巴细胞白血病(急淋)和急性非淋巴细胞白血病(急非淋)，前者在小儿中的发病率较高，约占小儿白血病70％。

分型：分型标准尚无统一意见，根据全国小儿血液病会议提出的标准，将急性白血病分为两型——高危型急性淋巴细胞白血病和标危型急性淋巴细胞白血病。

(二)临床表现

各型急性白血病的临床表现基本相同，任何年龄均可发病。表现为贫血、发热、出血和白血病细胞浸润致肝、脾、淋巴结肿大和骨关节疼痛。起病大多较急，少数缓慢。早期症状有面色苍白、精神不振、乏力、食欲缺乏、鼻出血或牙龈出血等；随病情发展，贫血和出血症状加重；肝、脾、淋巴结肿大，其增大程度以急性淋巴细胞白血病较为显著。约25％患儿以长骨、肩、膝、腕、踝等关节疼痛为首发症状，并常伴有胸骨压痛。白血病细胞侵犯脑实质和(或)脑膜时即引起中枢神经系统白血病，常见症状为颅内压增高，出现头痛、呕吐、嗜睡、视盘水肿等；浸润脑膜时，可出现脑膜刺激征。

(三)实验室检查

实验室检查为确诊白血病和观察疗效的重要方法。

1.血象

红细胞计数及血红蛋白量均减少,网织红细胞数大多较低;白细胞总数增高,但粒细胞数减少,白细胞分类原始细胞和幼稚细胞占多数;血小板数减少。

2.骨髓象

骨髓检查是确立诊断和评定疗效的重要依据。骨髓象为该类型白血病的原始及幼稚细胞极度增生;幼红细胞和巨核细胞减少。但有少数患儿的骨髓表现为增生低下,其预后和治疗均有特殊之处。

脑脊液白细胞数大于 $5×10^6/L$,同时发现白细胞,则可诊断中枢性神经性白血病。

(四)治疗要点

诱导治疗,常用药物泼尼松、盐酸柔红霉素、左旋门冬酰胺酶、硫酸长春新碱。巩固治疗中,常用药物为环磷酰胺、盐酸阿糖胞苷、硫嘌呤、大剂量甲氨蝶呤、大剂量地塞米松。中枢神经白血病预防,维持治疗和加强治疗。疗程多为 2～3 年。

(五)护理措施

1.疾病护理

(1)休息:卧床休息,保持病室温度、湿度适宜,根据病情安排合适的作息时间,以活动后无症状为宜;长期卧床者,应常更换体位,预防压疮。

(2)预防感染:白血病患儿免疫功能减低,化疗药物对骨髓抑制导致成熟中性粒细胞减少或缺乏,使免疫功能进一步下降,因此白血病患儿应与其他患者分室居住。粒细胞及免疫功能明显低下者,应置单人房间,有条件者置于超净单人病室、空气层流室和单人无菌层流床。普通病室或单人病室需定期进行紫外光照射。限制探视者的人数及次数。工作人员及探视者在接触患儿之前要认真洗手。保持患儿口腔清洁,进食前后用温开水或口泰液漱口。选用柔软牙刷刷牙,以免损伤口腔黏膜。每天沐浴 1 次,减少毛囊炎和皮肤疖肿发生。勤换衣裤,保持大便通畅,便后用温水或盐水清洁肛门,以防止肛周脓肿形成。

2.应用化疗药物的护理

掌握化疗方案、给药途径,密切观察化疗药物的作用和毒性反应。鞘内注射时,药物浓度不宜过大,药液量不宜过多,应缓慢推入,术后需平卧 4～6 h,防止不良反应;化疗药物静脉注射时,需确认静脉通畅后方能注入;某些药物经光照引起分解,需用黑纸包裹或采用避光性输液器,以免药物分解。

3.饮食护理

增加营养,注意饮食卫生。给予高蛋白质、高维生素、高热量、易消化的饮食。鼓励患儿多进食,增强机体的抗病能力。

4.心理护理

让家长了解所用的化疗药物、剂量、副作用,以及可能出现的不良反应(如合并感染、出血、血尿、脱发等)。了解定期化验检查(血象、骨髓象、肝功能、肾功能、脑脊液等)的必要性,以及患儿所处的治疗阶段。使患儿能积极接受治疗,使治疗方案有效进行。热情帮助、关心患儿,建立起战胜疾病的信心。向家长及年长患儿介绍白血病有关知识。宣传儿童白血病预后的新进展,如急性淋巴细胞白血病完全缓解率在 95 ％以上,5 年以上存活率在 70 ％左右,部分患儿已获治愈。

5.缓解后的护理

白血病完全缓解后,患者体内仍残存的白血病细胞还需坚持化疗。化疗间歇期可出院,按医嘱给药及休养。已持续完全缓解 1～2 年者,化疗间歇期可上学,但应监测治疗方案执行情况,并教给家长进行护理的技术。

6.健康教育

鼓励患儿学习,注意锻炼,增强抗病能力,使患儿的疾病、心理均获得治疗。持续完全缓解停止化疗者,应嘱定期随访,以便及时发现复发征象。

(六)预后

急性淋巴细胞白血病,70 ％～75 ％患儿能无病存活 5 年以上。部分患儿复发后,经再次化疗或移植,能获得持久的二次缓解。总计长期存活者占 75 ％～80 ％。

第十三章　泌尿系统疾病的护理

第一节　概述

(一)解剖特点

1.肾

肾位于腹膜后脊柱两侧,左右各一,形似蚕豆。上极约平第12胸椎,下极约平第3腰椎,右肾略低。小儿年龄越小,肾相对越大,位置越低,2岁以后才达到髂嵴以上。肾表面有三层被膜:肾筋膜、肾脂肪囊、肾纤维膜。肾单位是肾的基本结构和功能单位,由肾小体和肾小管组成。其中肾小体似球形,包括肾小球和肾小囊;肾小管分为近端小管、细端、远端小管。

2.输尿管

婴幼儿输尿管长而弯曲,管壁肌肉及弹力纤维发育不全,容易扩张受压及扭曲,容易造成尿潴留,导致泌尿系统感染。

3.膀胱

婴儿膀胱位置比年长儿和成人高,尿液充盈时,其顶部常在耻骨联合以上,腹部触诊易扩及膀胱;随着年龄的增长,逐渐降入骨盆内,膀胱的容量(mL)约为(年龄+2)×30。

4.尿道

女婴尿道较短,新生儿尿道长度仅为1 cm,尿道外口暴露,且接近肛门,易被粪便污染,上行感染较男婴多。男婴尿道口较长,但常因包茎过长,污垢积聚易引起上行感染。

(二)生理特点

1.肾是维持机体内环境稳定的主要器官

新生儿出生时肾单位数量已达成人水平,但其生理功能尚不完善,其肾小球滤过率平均为20 mL/(min·1.73 m²),1周时达成人的1/4,3～6个月为1/2,6～12个月为3/4,1～1.5岁达成人水平。所以,新生儿及婴幼儿对水和钠的负荷调节较差,在应急的状态下往往不能做出相应的反应,容易发生水钠潴留。

2.酸碱平衡

新生儿及婴幼儿因碳酸氢盐肾阈为19～21 mmol/L,泌 H^+ 产胺能力低,排内源性固定酸量少,血浆中碳酸氢钠水平低,容易发生酸中毒。

(三)排尿及尿液特点

1.排尿

婴儿出生后不久开始排尿,最迟至出生后36 h,生后头几天摄入量少,每天4～5次,1周后,新陈代谢旺盛、摄入量增多,但膀胱容量小,每天20～25次;1岁,每天15～16次;1岁半后,可自行控制排尿;学龄前及学龄期儿童每天 6～7 次。

2.尿液特点

正常小儿的尿液为淡黄色,但个体差异较大。尿量与液体的摄入量、温度、食物种类、活动量及精神因素有关。婴儿每昼夜尿量为 400～500 mL,幼儿为 500～600 mL,学龄前儿童为 600～800 mL,学龄儿童为 800～1400 mL。一昼夜学龄儿童尿量小于 400 mL,学龄前儿童小于 300 mL,婴幼儿小于 200 mL 者为少尿;一昼夜尿量小于 30 mL 者,为无尿。

第二节　急性肾小球肾炎

急性肾小球肾炎,简称"急性肾炎",是一组由不同病因所致的感染后免疫反应引起的急性弥漫性肾小球炎性病变,以急性起病、血尿(常伴蛋白尿)、水肿和高血压症状为主要临床表现。本病多见于 5～14 岁儿童,男女比例为 2∶1。

(一)病因与发病机制

肾小球肾炎最常见的细菌是 A 组乙型溶血性链球菌引起的上呼吸道感染或皮肤感染后的一种免疫反应。根据菌体细胞壁的 M 蛋白,将其分为若干型。呼吸道感染引起的肾炎,常见的致病型为 12、4、1、3、25、49 型。

细菌感染后,多数通过抗原刺激机体产生相应的抗体,形成抗原抗体复合物,沉积在肾小球毛细血管并激活补体,释放出多种生物活性产物,引起免疫反应和炎症反应,使肾小球毛细血管丛产生病理和功能变化,导致肾小球毛细血管腔狭窄,甚至阻塞;肾小球血流量减少,滤过率下降,体内水钠潴留,出现一系列临床表现。

(二)临床表现

每年秋冬季为急性肾炎发病高峰期,可呈局部流行。发病年龄以 5～10 岁小儿多见,小于 2 岁者少见。本病常有前驱感染史,呼吸道感染潜伏期为 6～21 d,平均 10 d,皮肤感染者则相对较长,一般为 14～28 d。临床表现轻重不一,起病初期,可有乏力、厌食、恶心、呕吐、头晕及腰部钝痛等非特异性症状。

主要表现为水肿,由眼睑及面部开始,晨起明显,可波及全身,多为轻、中度水肿,指压凹陷不明显。少尿、血尿,30 ％～50 ％患儿表现为肉眼血尿;尿色多为洗肉水样或茶色,镜检可见大量红细胞。轻者仅为镜下血尿。肉眼血尿在 1～2 周消失,镜下血尿可持续 3～6 个月,个别更长。蛋白尿一般不重,持续时间较短。发病后第 1 周高血压比较多见,可有头晕、眼花、恶心等感觉,第 2 周随着尿量增多后降至正常。个别可持续 3～4 周。

严重病例:少数患儿在起病的 2 周内出现严重循环充血及心力衰竭、高血压脑病、急性肾衰竭。病情可急剧恶化,甚至危及生命。

(三)实验室检查

1.尿常规

尿蛋白阳性,多为＋～＋＋＋,为非选择性的蛋白尿。镜下可见大量红细胞,可见透明、颗粒、红细胞管型。尿常规一般在 6～8 周后转为正常。

2.血液检查

可见轻、中度贫血,红细胞沉降率轻度上升,多在2～3个月恢复正常。血清总补体C2及C3均降低,多在4～8周恢复正常。其下降程度与病情的严重程度及预后无关。

3.抗链球菌溶血素"O"大多数增高

可持续6个月左右。抗脱氧核糖核酸B低度均可增高。

4.肾功能及血生化检查

一过性氮质血症,尿素氮及肌酐可轻度增高。低钠血症、高钾血症,高氯性代谢性酸中毒。

(四)治疗要点

本病属于自限性疾病,目前治疗主要为彻底清除感染灶,对症治疗,防治急性期严重表现。

1.清除感染病灶,彻底消灭抗原

根据药物敏感试验,选择有效的抗生素。一般应用青霉素7～10 d。

2.休息

早期绝对卧床休息,待病情好转后逐渐增加活动量。

3.饮食

给予低盐、高糖、高维生素、含适量蛋白质和脂肪的饮食。

4.对症治疗

利尿常用噻嗪类、髓袢利尿药物,如氢氯噻嗪、呋塞米等;降压可用钙通道阻断药或血管紧张素转换酶抑制剂,如硝苯地平、卡托普利;严重循环充血时,可应用硝普钠静脉治疗,减轻心脏的前后负荷,也可通过血滤治疗,达到迅速脱水的目的。

(五)护理措施

1.疾病护理

(1)休息:起病2周内卧床休息,增加肾血流量,原尿滤出增多,同时减轻心肌耗氧量,减轻心脏负荷;防止严重并发症发生。出现高血压和心力衰竭者,则要绝对卧床休息,护理人员应协助一切生活护理。水肿消退、血压正常、肉眼血尿消失,可在室内轻度活动;病后2～3个月尿液检查高倍视野红细胞10个以下,红细胞沉降率正常后可以上学,但要避免体育活动;阿迪氏计数正常后,可恢复正常活动。

(2)饮食管理:给予高糖、高维生素、适量蛋白质和脂肪的低盐饮食。高糖饮食,可防止体内蛋白质分解,加重氮质血症。急性期1～2周,食物中的氯化钠摄入量控制在1～2 g/d,水肿消退后3～5 g/d。对水肿严重、尿少、氮质血症者,应限制水及蛋白质的摄入。用简单易懂的语言向患儿及家长讲解饮食治疗的重要性,避免食用含钠食品。水肿消退、血压恢复正常后,逐渐由低盐饮食过渡到普通饮食。因小儿生长发育快,对盐及蛋白质的需要较高,不宜过久限制。

(3)观察病情。

尿量:每周测体重2次,水肿严重者,每天测体重1次,观察水肿变化的程度;每周留晨尿2次,进行尿常规检查;准确记录24 h的液体出入量。

血压:每30～60 min巡视病房,观察患儿有无头痛、呕吐、眼花等症状,发现问题及时通知医生。

2.预防并发症的护理

密切观察患儿生命体征的变化,水肿严重者如出现烦躁不安、呼吸困难、心率增快,不能平卧,肺底可闻湿啰音,肝增大等,要立即报告医生,立即让患儿半卧位,给予吸氧,遵医嘱给予利尿药,还可静脉滴注硝普钠或酚妥拉明,降低循环血量,减轻心脏负荷。必要时给予洋地黄制剂,剂量宜偏小,症状好转后停药。

对通过休息、利尿,血压仍不能控制者,可给予降压药,如钙通道阻滞剂、肾素-血管紧张素转换酶抑制剂等药物进行治疗。如效果不好,可静脉输入硝普钠,其作用是使血管平滑肌舒展,迅速达到降压效果,同时还可扩张肾血管,改善肾血流,并有减轻心脏前后负荷的作用,故对高血压脑病尤其是伴肺水肿者适宜。此药滴入 0.5～1 min 即起作用,临床应用需监测血压的变化,视血压情况调整速度,此药物滴注过程中应避光(常以黑纸包裹)。配制后 12 h 或液体变色,不能再用。应用降压药物时,应定时测量血压,检查降压效果,并防止药物不良反应的发生。

3.健康指导学

医护人员要充满信心,态度和蔼、亲切地关心体贴患儿,使患儿消除紧张心理。讲解有关肾炎知识,增强患儿和家长战胜疾病的信心。创造一个良好的休养环境,解除活动受限带来的紧张情绪。对恢复期患儿要组织一起讲故事、看电视、下棋、补习文化课,丰富住院生活,使患儿精神愉快地接受治疗。

(六)预后

急性链球菌感染后肾炎属自限性疾病,预后良好。通过 2 周的治疗,大部分患儿可消肿,血压恢复正常。肾功能异常者也多于 2 周内恢复。血尿消失可达数月或 1 年左右。少部分患儿留有高血压或肾功能受损,应定期随访。

第三节　原发性肾病综合征

原发性肾病综合征是由多种病因引起肾小球滤过膜对血浆蛋白通透性增高,大量蛋白自尿中丢失并引起一系列病理生理改变的临床症候群。此病以大量蛋白尿、低蛋白血症、全身性高度水肿和高脂血症为主要特征。原发性肾病综合征分为单纯性肾病、肾炎性肾病、先天性肾病,以单纯性肾病多见。

(一)病因与发病机制

原发性肾病的病因尚不十分清楚,可能与机体 T 细胞免疫功能紊乱有关,原发性肾病综合征的患儿 T 淋巴细胞总数及 T 辅助细胞数降低,T 抑制细胞数升高;活动期有 IL-2 受体、CD69 及转铁蛋白受体表达增加等 T 淋巴细胞被激活的征象;患儿单核细胞经刀豆素刺激后,能产生血管通透因子,可增强血管通透性。另发现患儿的 T 淋巴细胞产生肾小球通透因子,导致大量尿蛋白丢失。同时,原发性肾病综合征有较高的变态反应伴发率,血清 IgE 增高,临床可见的变态反应性疾病可引起本病复发。在同一家族中发病和单卵双胞胎同时发病,显示本病有遗传基础。

蛋白尿是由于肾小球毛细血管通透性增加,蛋白质滤过性增强而形成。大量蛋白从尿中漏出,导致血浆渗透压下降,水和电解质由血管内向组织间隙渗透。在血容量下降、醛固酮分泌增加、抗利尿激素分泌增多、利钠因子减少等作用下,水肿进一步加重。

高脂血症的发生,是由于低蛋白血症促使肝合成蛋白增加,其中大分子的脂蛋白难以从肾排出。

本病分为微小病变型和非微小病变型两大类。微小病变型多见(约占 80 %),单纯性肾病综合征为次型。非微小病变型则为一组不同类型的原发性肾小球疾病,常见的有系膜增生性肾小球肾炎、局灶段肾小球硬化、膜增殖性肾炎、膜性肾炎和膜性肾病。

(二)临床表现

1.单纯性肾病

单纯性肾病是小儿肾病综合征最常见的类型。发病年龄 2~7 岁,男女性别比为 2：1。

本病多数起病缓慢,初起时一般情况尚好,以后面色苍白、精神萎靡、食欲减退。主要表现为高度水肿,水肿呈凹陷性,从眼睑、面部和踝部开始,逐渐加重,波及全身。水肿最显著部位为颜面、下肢及阴囊,有时伴有胸腔积液、腹水,胸腔积液、腹水较多时可致呼吸困难,阴囊水肿,行走不便,阴囊皮紧张、变薄、透亮甚至渗液,水肿严重时尿量减少。水肿可反复出现,迁延很久。

大量蛋白尿:尿中有大量蛋白,以中分子量清蛋白为主,每天丢失蛋白大于 2 g,尿蛋白常与水肿呈平行关系。

低蛋白血症:血浆蛋白显著降低,以清蛋白下降为主,造成清蛋白与球蛋白比例倒置。

高胆固醇血症:血胆固醇明显增加,三酰甘油和低密度脂蛋白亦增高。

2.肾炎性肾病

患儿年龄常在 7 岁以上,无性别差异,水肿一般显著,但也可极轻,不易察觉。除有单纯性肾病的四大症状外,常伴有明显的持续性或发作性高血压、血尿、氮质血症及补体低下。

(三)实验室检查

1.单纯性肾病

尿蛋白定性多为＋＋＋~＋＋＋＋,24 h 定量大于 50 mg/kg,尿中无红细胞或仅含少量(离心尿小于 10 个/HP)。

2.肾炎性肾病

尿蛋白定性多为＋＋~＋＋＋,可有持续性镜下血尿或发作性肉眼血尿。血浆总蛋白明显降低,清蛋白小于 30 g/L,清蛋白/球蛋白比例倒置,血胆固醇增高,大于 5.72 mmol/L,有时超出正常值的 2~4 倍。血小板增加,红细胞沉降率明显上升,多在 100 mm/h 以上。肾炎性肾病补体 C3 下降,尿素氮大于 10.7 mmol/L。

(四)并发症

1.感染

本症抗感染力的下降是由于 IgG 自尿中丢失、血中有免疫抑制因子、巨噬细胞功能障碍,此外也与长期服用激素等药使免疫功能下降有关。常见的感染有呼吸道、皮肤、尿路及腹腔感染。

2.电解质紊乱

长期忌盐或应用利尿药过多,以及感染、呕吐、腹泻等因素,可引起低钠血症,还可以发生低钾血症,尤其是在应用肾上腺皮质激素的利尿期,如不及时补充钾盐,则易发生。蛋白尿常伴有与蛋白结合的钙的排出,使用肾上腺皮质激素治疗时,肠道钙吸收不良,可发生低钙惊厥或引起骨质疏松。

3.高凝状态及血栓形成

低蛋白血症时,肝合成凝血物质也增加(高脂血症的血小板聚集力增强)。血容量减少,血流缓慢,易促使血栓形成,以肾静脉血栓形成多见。此时,患儿突发腰痛、血尿、少尿,甚至肾衰竭。

4.低血容量甚至休克

此症多见于起病或复发的患儿,或有呕吐、腹泻的患儿,利尿药的使用加重了组织脱水的发生,表现为血压偏低、直立性低血压、皮肤发花等症状,重者可出现休克。

5.急性肾衰竭

因血容量不足,导致肾前性肾衰竭,也可因肾小球滤过率下降、伴发间质性肾炎、间质性水肿等,阻塞肾小管,使近端肾小管和肾小囊内静水压增高,导致肾小球有效滤过率下降。

(五)治疗要点

休息、应用肾上腺皮质激素、对症治疗、利尿、防治感染、免疫抑制剂治疗、抗凝治疗。

1.激素疗法

激素疗法常用泼尼松,根据病情的类型及患儿对药物的反应,分别采用8周短疗程、4~6个月中疗程、9~12个月长疗程的治疗方法。短疗程常用于初治的单纯性肾病,中、长疗法用于复治的、多发的单纯性肾炎或肾炎性肾病。

2.复发或反复治疗

延长激素治疗时间、免疫抑制剂,如环磷酰胺、环孢素、氮芥等。

皮质激素耐药治疗继续诱导缓解,也可采用甲泼尼龙冲击疗法。

3.辅助治疗

抗凝、降脂治疗。

(六)护理措施

1.疾病护理

保持床铺清洁、干燥、平整,无渣屑,衣服应宽松以免损伤皮肤。卧床患儿每2h翻身1次,骨隆突处可用温水或30％红花酒精擦浴,防止压疮发生。阴囊水肿者,可用丁字带将阴囊托起,局部保持干燥,有渗出者应垫上消毒敷料以防感染。除去皮肤胶布时,动作要轻柔,避免损伤皮肤。夏季应避免蚊虫叮咬,引起皮肤感染,同时剪短指甲避免抓破皮肤。护理操作时,应注意无菌操作,水肿严重者避免肌内注射,以免引起注射部位感染及深部脓肿。与感染患儿分室居住,每天用紫外线照射房间2次,减少探视,保证室内空气清新,温度适宜,预防呼吸道感染。做好会阴部清洁,每天用3％硼酸坐浴2次,预防尿路感染。护理人员要关心、体贴患儿,做好生活护理,解决患儿的需要。鼓励患儿表达自己的感受,主动听取患儿及家长的意见,了解其对有关治疗、预后的想法。讲解此病出现的临床表现、治疗的重要性、疾病用药知识。组织同室患儿讲故事、看书、做活动量小的游戏。创造良好的环境,使患儿愉快接受治疗。

2.休息

重度水肿者卧床休息,一般患儿可在室内做轻微活动,病情缓解3～6个月(包括服用激素者),可逐渐恢复就近上学。避免体育活动。

3.饮食管理

保证热量的摄入,给予易消化的高热量、高维生素、优质蛋白饮食。大量蛋白尿者,蛋白质摄入量不宜过多,每天在2 g/kg。水肿严重者,应短时间限制盐的摄入。服用激素食欲增加者,应适当限制热量的摄入,防止体重增加过快。补充钙和维生素 D,以防骨质疏松。服用环磷酰胺后出现食欲减退,要调整饮食谱,增进食欲。

4.使用利尿药护理

注意观察病情,当患儿出现食欲减退、精神萎靡、全身肌肉无力、腹胀、肠鸣音减弱、心音低钝等低钾表现时要报告医生。定期抽血查电解质,遵医嘱补钾。

5.肾上腺皮质类固醇治疗的护理

肾上腺皮质类固醇治疗时,其不良反应有皮质醇增多症、高血压、糖尿、骨质疏松、易感染等,一般无须治疗,停药后可消失,数月可恢复正常。用药物期间要密切观察病情变化,防止感染及自发性骨折发生。病情好转后,可改为隔日晨起顿服疗法。隔日顿服可大大减轻其对体内自身皮质醇分泌的抑制作用。

6.免疫抑制剂治疗的护理

频繁复发或病情反复者、激素依赖者、激素耐药者、激素治疗有严重不良反应者,可联合使用免疫抑制剂治疗,常用环磷酰胺,口服2～3 mg/(kg·d),8～12周1个疗程,总量不超过200～250 mg/kg。静脉冲击疗法每次用量8～12 mg/kg,连用2 d,停2周再用,2～3个月后改为每月1次,总量100～120 mg/kg。该药副作用有骨髓抑制、肝功能损害、脱发、胃肠反应、出血性膀胱炎及性腺损害等,所以药物冲击时,鼓励患儿多饮水,同时观察尿量、尿色的变化。每周复查白细胞和血小板1～2次,当白细胞计数少于$4\times10^9/L$,血小板计数少于$50\times10^9/L$时应停止用药,待回升后在继续用药。

7.健康教育

介绍本病的病程、预后及护理要点,讲解激素对本病治疗的重要性,取得患儿及家长的配合。合理休息,有计划地安排作息时间。注意安全,避免摔伤或骨折。积极预防各种感染,预防变态反应性疾病。

8.预后

原发性肾病综合征预后与病理类型和激素治疗效应密切相关。激素敏感者预后良好。激素耐药者预后较差,随访10～15年,40%～50%的患儿可发展为肾功能不全,并发症可影响预后,部分患儿可死于感染或栓塞并发症。

第四节　泌尿道感染

泌尿道感染是小儿常见的感染性疾病,指病原体侵入泌尿系统而引起的尿路炎症,感染可累及尿道、膀胱、肾盂和肾实质,临床以脓性尿液或菌尿为特征,可有尿路刺激症状、发热、腰痛等全身症状。本病可累计各年龄组儿童,新生儿期泌尿道感染发病率为 1.0 %～1.4 %,男女比例为(2.8～5.4)：1,男多于女;学龄前男女比例无显著差异,学龄期一般女性多于男性,男女比例1：3。

(一)病因与发病机制

1.病原体

本病主要为细菌感染,常见的致病菌为革兰氏阴性菌,主要是大肠埃希菌,占首次泌尿道感染80 %,其次为变形杆菌、克雷伯菌及副大肠埃希菌等,少数为粪链球菌和金黄色葡萄球菌,偶见病毒、支原体、真菌。

2.易感因素

小儿易患泌尿系感染与其解剖生理特点有关。①由于婴幼儿肾盂和输尿管较宽,管壁肌层发育不全,弯曲度较大,容易压扁,出现扭转,引起尿潴留和上行性感染。②新生儿、小婴儿的免疫功能差,感染多为血行播散。③小儿再发性和慢性泌尿系感染常与先天畸形和膀胱输尿管尿液反流有关,小儿肾盂输尿管连接处狭窄,后尿道瓣膜较成人多见,易引起尿路梗阻。婴幼儿时期由于在膀胱壁内行走的输尿管短,排尿时关闭不完全而致反流,细菌随反流上行导致感染。

3.感染途径

①上行感染:致病菌由尿道口至膀胱,经输尿管上行至肾盂、肾实质,而发生感染。粪便污染尿道口是小儿泌尿道感染的主要途径,女婴多于男婴。②血行感染:多发生于新生儿及小婴儿,是败血症或体内化脓性病灶所致,以金黄色葡萄球菌多见。③其他:少数为淋巴通路及邻近器官或组织直接扩散所致,尿路检查和器械操作也可引起。

小儿时期的泌尿道感染易引起肾瘢痕形成,瘢痕形成不仅影响肾的正常发育,其后 10 %发生高血压,少数患儿还将发展为肾功能不全。

(二)临床表现

根据临床病程长短而分为急性泌尿道感染(病程小于 6 个月者)或慢性泌尿道感染(病程大于6 个月者)。

1.急性泌尿道感染

患儿的年龄不同,症状亦有差异。小儿泌尿道感染若无症状,仅在普查时发现,称为无症状菌尿。

(1)新生儿期:多为血行感染所致。症状轻重不等,以全身症状为主,如发热、食欲缺乏、呕吐、腹泻、烦躁或嗜睡、体重不增、发灰等,部分患儿可有惊厥或黄疸,尿常规检查和尿培养检查阳性。

(2)婴幼儿期:以全身症状为主,如发热、轻咳、腹泻、腹痛、腹胀、生长发育迟缓、尿臭、嗜睡、惊厥等。部分患儿排尿时出现哭闹、排尿中断或夜间遗尿。

(3)儿童期:下尿路感染时多仅表现为尿频、尿急、尿痛等膀胱刺激症状,少数可伴有终末血尿及遗尿。上泌尿道感染时,全身症状较为突出,表现为发热、寒战、腰痛、呕吐,全身症状明显。下尿道感染以膀胱刺激症状为主,表现为尿频、尿急、尿痛。

2.慢性泌尿道感染

病情迁延或反复急性发作达 6 个月以上,症状轻重不一,患儿常有间歇性发热、腰酸、进行性贫血,可有脓尿及细菌尿。

(三)实验室检查

1.尿常规

清洁中段尿,离心沉淀后白细胞计数大于 5 个/HP 应考虑泌尿道感染,若白细胞聚集成堆或见白细胞管型则可诊断。

2.尿培养及菌落计数

菌落计数大于 10 万/mL,提示真性血尿;若菌落计数为 1 万～10 万/mL,男童有诊断价值,女童可疑;但若有明显症状或两次培养为同一细菌,仍有诊断价值。

3.尿液直接涂片找菌

若在油镜下每个视野都能找到 1 个以上细菌,则提示可能有尿路感染。

4.B 型超声检查和静脉肾盂造影

了解肾受损程度和有无畸形、梗阻等。

5.核素扫描

肾动态扫描有助于了解肾功能,判断尿路梗阻;二巯基琥珀酸扫描对了解肾瘢痕形成有诊断价值。

6.肾实质损伤指标

血尿素氮、肌酐和内生肌酐清除率,了解肾小球滤过功能;尿浓缩试验,了解肾远端小管功能;肾小管近端重吸收功能则可通过尿 β_2-微球蛋白、α_1-微球蛋白来判断。

(四)治疗要点

积极控制感染,消灭致病菌,防止复发,保护肾。

1.一般治疗

休息,多饮水,注意外阴清洁。

2.用药原则

选择广谱、强效杀菌、血尿及肾组织浓度高、毒性小、不易产生抗药性的药物,如氨苄西林、头孢类,或根据尿培养及药敏试验结果选择抗生素。对上尿路感染的患儿,常采用血药浓度高的广谱抗生素,下尿路感染选用尿浓度高的抗生素;治疗有效时,24 h 菌尿消失,2～3 d 症状好转。若 2～3 d 症状无改善或菌尿持续存在,则应调整药物,也提示患儿存在尿路畸形的可能,应及时调整药物。

3.用药方案

急性上尿路感染可选择一种抗生素静脉给药,或同时加用口服药物 7～14 d。新生儿及有全身症状的婴幼儿,均可按上尿路感染治疗。下尿路感染的患儿,可选择一种口服敏感药物口服给药,疗程为 5～7 d。慢性感染或频复发者,急性症状应足量用药,疗程相对延长 2～4 周;尿培养正常后,采用小剂量、长疗程预防治疗。

4.常用抗生素

青霉素类、头孢菌素类、磺胺类、呋喃妥因、奎诺酮类。

(五)护理措施

1.一般护理

急性期卧床休息。高热者应给予清淡、易消化的半流食;无发热者给予富含营养的普通饭。大量饮水,必要时静脉输液以增加尿量,减少细菌在尿道的停留时间,促进细菌毒素及炎性分泌物排出。保持外阴清洁,勤换内裤,婴幼儿勤换尿布,3％硼酸坐浴,每天 2 次。保持皮肤清洁,避免汗腺阻塞,可用温热水擦浴,并及时更换被汗液浸泡的衣被。幼儿不穿开裆裤,便后清洗臀部,保持清洁。女婴清洗外阴时从前向后擦,避免污染机会。

2.体温过高的护理

①每 4 h 测体温 1 次,并准确记录。②6 个月以下患儿以物理降温为主。体温超过 38 ℃时,给予物理或药物降温。降温 30～60 min 测体温 1 次并记录。

3.感染的护理

遵医嘱给予抗生素药物治疗。①呋喃妥因剂量为 8～10 mg/(kg·d),分 3 次口服。可引起胃肠反应,宜在饭后服用。②磺胺药常用制剂为复方磺胺甲唑,其剂量为 50 mg/(kg·d),分 2 次口服,一般疗程为 1～2 周。因在尿中形成结晶故应多饮水,并注意有无血尿、尿闭、药物疹等。还可选用氨苄西林、阿莫西林、头孢类等抗生素。

4.采集尿标本送检

尿标本必须新鲜清洁,使用抗生素前做尿培养。

5.健康教育

注意个人卫生,尤其是会阴部清洁。小婴儿勤更换尿布,指导幼儿不穿开裆裤,大便后清洗臀部,保持局部皮肤清洁。清洗外阴时,女婴自前向后擦洗,防止肠道细菌污染尿道,引起上行性感染。男性婴儿,注意清洗包皮,防止污垢引起感染发生。保持常饮水、不憋尿、保持大便通畅的好习惯;如患有蛲虫症,一定要根治。预防脓疱病、肺炎、败血症等疾病,以免细菌通过血液侵入泌尿道引起感染。

(六)预后

急性感染患儿经合理应用抗生素治疗,绝大多数者可迅速恢复。50％的泌尿道感染的患儿可复发或再次感染,尤其是合并尿路畸形或尿路梗阻的患儿,如不及时纠正,最终可发展为肾功能不全,预后不良。

第十四章　神经系统疾病的护理

第一节　概述

中枢神经系统是人体各种活动的最高调节部位,借兴奋和抑制两种活动过程来实现机体内部的各个器官和组织之间的生理功能相互协调和统一,以保证人体生理功能的正常进行。

1.大脑

小儿出生时大脑的重量约为 370 g,占体重的 10 ％～12 ％,为成年人脑重(1500 g)的 25 ％。3 岁时神经细胞分化基本完成,8 岁时接近成年人。小儿的脑耗氧量,在基础代谢状态下占总耗氧的 50 ％,而成年人则为 20 ％,缺氧的耐受性较成年人差。长期营养不良可引起脑发育落后。

2.脑脊液

小儿时期脑脊液正常值压力为 0.69～1.96(新生儿为 0.29～0.78)kPa,外观清凉透明,潘迪(Pandy)试验阴性,白细胞计数为[0～5(新生儿或小婴儿 0～20)]×10⁶/L,蛋白为 0.2～0.4(新生儿 0.2～1.2)g/L,糖为 2.2～2.4 mmol/L。

3.脊髓

小儿脊髓在出生时,发育已经较为成熟,重2～6 g,是成人脊髓重量的 1/5～1/4。脊髓的发育与运动发展的功能相平行,随着年龄的增长,脊髓加长增重。胎儿时,脊髓的末端在第 2 腰椎下缘,新生儿时达第 3 腰椎水平,随年龄增长,4 岁时达第 1 腰椎上缘。所以腰椎穿刺时,应以第 3～4 腰椎间隙为宜。

4.神经反射

小儿神经系统发育不成熟,神经反射具有相应的特点。出生时,存在以后逐渐消失的反射,如觅食反射、握持反射、拥抱反射在出生后 3～4 个月消失,颈肢反射在出生后 5～6 个月消失,吸吮反射在 1 岁左右完全消失。出生时存在以后永不消失的反射:角膜反射、瞳孔对光反射、咽反射、吞咽反射等,如这些反射减弱或消失,表示神经系统出现异常。出生时并不存在以后逐渐出现且永不消失的反射,如腹壁反射、提睾反射(4～6 个月后明显)、四肢肌腱反射。

5.反射检查

(1)深反射:肱二头肌腱反射、肱三头肌腱反射、膝腱反射、跟腱反射等。

(2)浅反射:角膜反射、咽反射、腹壁反射、提睾反射等。病理反射,如巴宾斯基征(2 岁以下小儿巴宾斯基征阳性可考虑为生理现象)、戈登征、霍夫曼征、查多克征等。

(3)脑膜刺激征:颈强直、凯尔尼格征、布鲁津斯基征等。

第二节　细菌性脑脊髓膜炎

细菌性脑脊髓膜炎指细菌感染所致化脓性脑脊髓膜炎,简称"化脑"。它是小儿时期常见的神经系统感染性疾病之一。其临床表现以发热、呕吐、头痛、烦躁、嗜睡、惊厥、脑膜刺激征及脑脊液改变为主要特征。随着以抗生素为主的综合治疗措施的临床应用,化脓性脑脊髓膜炎的预后已大为改观,但仍有较高的死亡率,神经系统后遗症也较为常见。美国资料显示,化脓性脑脊髓膜炎的人群中年发病率为5/10万~10/10万,5岁以下小儿发病率达87/10万,5岁以上者发病率为2.2/10万。2岁以内发病率为75%,高峰发病率发生在6~12个月。各种原因所致脑解剖缺陷和机体免疫功能异常,增加化脓性脑脊髓膜炎的发病率。

(一)病因与发病机制

化脓性脑脊髓膜炎常见的致病菌有脑膜炎奈瑟菌、流感嗜血杆菌、大肠埃希菌、肺炎双球菌、葡萄球菌等,其中脑膜炎奈瑟菌、流感嗜血杆菌最为多见。新生儿及出生不足2个月的患儿则以革兰氏阴性细菌为主,如大肠埃希菌、副大肠埃希菌等,阳性球菌可见金黄色葡萄球菌感染。出生2个月至儿童期时,以流感嗜血杆菌、脑膜炎奈瑟菌和肺炎双球菌为主。其传播途径主要是通过上呼吸道感染或皮肤等处的化脓性感染,由感染灶入血,并经血液循环波及脑脊髓膜,致病菌繁殖引起脑脊髓膜和脑组织的炎性改变。患儿脑组织表面特别是脑沟部位的蛛网膜下腔,可见炎性病变,脊髓表面也可波及。在病变及其伴有浅表皮质肿胀,脑实质出现不同程度的受累,可见脑室炎性改变。血管受累十分常见,炎性细胞浸润、内皮细胞增加及广泛的血管痉挛,可引起血管腔狭窄和闭塞,继发脑缺血或梗死。病理表现为脑皮质神经元可见固缩病变,局部皮质及白质可见苍白区或伴有出血。脑脊髓膜炎症的刺激和血管炎均可引起脑实质的水肿、坏死,促使细胞因子释放和血管通透性增加,炎症病变可使脑脊液循环发生障碍,导致脑水肿和颅压增高,甚至发生脑疝。

(二)临床表现

任何年龄均可发病。90%以上的病例可在出生后1个月至5岁发生。化脓性脑脊髓膜炎起病可分为两型。

(1)急骤起病:患儿起病急,发热、头痛、呕吐、烦躁、抽搐等,皮肤可迅速出现出血点或瘀斑,伴意识障碍、血压下降和弥漫性内出血等进行性休克的症状,脑膜刺激征阳性。若不及时治疗,24 h内则会出现死亡。病原菌常见于脑膜炎奈瑟菌。

(2)急性起病:发病前数日可有上呼吸道或胃肠道感染的症状,年长患儿可诉头痛、肌肉酸痛,婴幼儿则表现发热、呕吐、烦躁、易激惹、精神萎靡、目光凝视、惊厥、昏迷。病原菌常见于流感嗜血杆菌或肺炎双球菌,查体可见脑膜刺激征(颈强直、布鲁津斯基征及凯尔尼格征阳性)和颅内压增高(婴幼儿可有前囟饱满、颅缝增宽、双侧瞳孔反射不对称)。常见并发症为硬脑膜下积液、脑室管膜炎、脑积水、抗利尿激素异常分泌综合征失明或耳聋等。

(三)实验室检查

1.外周血象

(1)白细胞总数明显增高,可为$(20\sim40)\times10^9$/L。

(2)分类以中性粒细胞计数增加为主,占 80 %以上,伴有明显核左移。

2.脑脊液

(1)压力升高,外观浑浊或呈脓性,白细胞数明显增多,为500×10^6/L 以上,以中性粒细胞为主;蛋白升高多大于 1 g/L,糖和氯化物下降。

(2)涂片革兰染色找菌(阳性率为 70 %~90 %)。

3.特异性细菌抗原测定

利用免疫学方法检查患儿的脑脊液、血、尿等标本中的细菌抗原,是快速确定致病菌的特异方法,常见有对流免疫电泳、乳胶凝剂试验、免疫荧光试验等。

(四)治疗原则

早期用药、联合用药、坚持用药、对症处理。

1.抗生素治疗

及早采用病原菌敏感的,且脑脊液药物浓度能达到杀菌水平的抗生素。第三代头孢菌素脑脊液透过率较高。常用药物为头孢噻肟、头孢曲松。病原菌明确后,治疗应参照细菌药物敏感试验的结果,选用病原菌敏感的抗生素。

2.抗生素的选择

(1)流感嗜血杆菌脑脊髓膜炎:氨苄西林、头孢呋辛、头孢曲松。

(2)肺炎链球菌脑脊髓膜炎:青霉素。对青霉素相对耐药者,常选用头孢曲松、头孢噻肟;高度耐药者,可选择万古霉素。

(3)脑膜炎奈瑟菌脑脊髓膜炎:青霉素、第三代头孢菌素。

(4)革兰氏阴性菌:头孢噻肟、阿米卡星。

(5)金黄色葡萄球菌:萘夫西林、氨基糖苷类、头孢噻肟、头孢呋辛、万古霉素。

(6)新生儿脑脊髓膜炎:氨苄西林、氨基糖苷类、头孢呋辛、阿米卡星、头孢曲松。

3.疗程

疗程不少于 2 周;或治疗至临床症状消失,复查脑脊液,如正常时可按规定停止。所以早期、及时、正确的诊断对预后和恢复极为关键。如发热并伴有神经系统异常症状体征者,应及时做脑脊液检查,明确诊断,以免贻误治疗。

4.对症及支持治疗

(1)保持水电质的平衡。

(2)给予 20 %甘露醇注射液降低颅内压,防止脑疝的发生。

(3)对症处理:降温、止痉并纠正休克。

(4)加强支持治疗。

(5)并发症的治疗。①硬膜下积液:少量液体不必穿刺及处理,积液量大时,出现明显的颅内压增高及局部刺激症状,应穿刺放液,并根据病情需要注入对病原菌敏感的抗生素。②脑室管膜炎:可做侧脑室引流,以减轻脑室压力,并局部注入抗生素。③脑性低钠血症:适当限制液体入量,逐渐补充钠盐,纠正低钠血症。

(五)护理措施

1.一般护理

协助患儿洗漱、进食、大小便及个人卫生等生活护理。保持皮肤(尤其注意臀部)清洁、干燥,对大小便不能控制者,应及时更换床单位并冲洗肛周,及时更换污染的衣服,保持臀部皮肤清洁、干净,防止皮肤溃烂。每1~2 h翻身1次,并用人工皮粘贴于骨隆突处,保护皮肤。翻身时避免拖、拉、抻等动作,防止擦伤。减少探视的人员及探视次数,绝对卧床休息,治疗及护理工作应相对集中,减少不必要的干扰。保持患儿肢体在功能位上,防止足下垂等并发症的发生。

2.高热的护理

保持病室的温度为18~22 ℃,湿度为50 %~60 %。鼓励患儿多饮水,体温高于38 ℃时,应在30 min内使体温降至正常水平。降温的方法可用物理降温(头枕冰袋、乙醇擦浴、温水浴),药物降温(百服宁、泰诺、阿司匹林等),每4 h测体温1次,并记录。降温后30 min测体温1次,并用降温曲线标明。

3.饮食护理

保证足够的热量摄入,根据患儿的热量需要制订饮食计划,给予高蛋白质、高热量、高维生素饮食,少量多餐,每天4~6次。以减轻胃的饱胀,防止胃反流。每次进餐前后,做好口腔护理。观察患儿进食和呕吐情况,必要时,给予静脉输液补充热量。

4.观察病情对症处理

每15~30 min巡视病房1次,定时测量心率、脉搏、呼吸、血压并记录。嘱患儿侧卧位或头偏向一侧,防止窒息发生。密切观察患儿生命体征、神志、瞳孔的变化,如有异常(脉搏减慢、呼吸节律不规则、瞳孔不正大等圆、对光反射减弱或消失),立即报告医生并做好抢救准备。遵医嘱给予抗生素、镇静药、脱水药。观察患儿皮肤弹性、黏膜湿润的程度,准确记录24 h出入量,防止体液不足的发生。备好抢救药品及急救设备(氧气、吸痰器、人工呼吸机等)。

5.药物治疗的护理

了解各种药物的作用及副作用,了解各种药物配伍禁忌及使用要求,保证药物发挥最大的治疗效果。如脱水药应在30 min进入体内,有利于迅速提高血浆渗透压,降低颅内压力,防止脑疝发生;抗生素应按药物血浓度的周期给药,保持血浆中药物的浓度,减少细菌对药物产生耐药性。

6.心理护理

鼓励患儿及家长战胜疾病的信心,根据患儿及家长的情况,介绍病情、治疗和护理的目的,取得患儿及家长的配合及信任。

7.健康教育

预防化脓性脑膜炎,首先预防细菌引起的上呼吸道感染。对恢复期的患儿,应积极进行各种功能训练,减少或减轻后遗症。

第三节 中枢神经系统病毒感染

中枢神经系统病毒感染是世界各国儿童神经系统感染和死亡的主要原因之一。虽然疫苗接种能够预防部分病毒引起的神经系统严重疾病,但仍有许多病毒对中枢神经系统的结构与功能造成严重危害。国外报道70%的病毒性脑炎和脑脊髓膜炎发生在小儿出生后6~11个月,儿童发病者约占50%,男孩发病稍多,男女比例为1.4:1。由于各种病毒对神经组织部位具有不同的致病性,故临床特点不同:轻者可自行缓解;危重者可呈急进性过程,导致后遗症,甚至死亡。

(一)病因与发病机制

常见致病病毒有疱疹病毒、肠道病毒和呼吸道病毒,其次为虫媒体病毒(乙型脑炎病毒)、腮腺炎病毒。病毒感染人体大多通过皮肤、呼吸道、胃肠道侵入,经过侵入部位的初期复制形成病毒血症,再扩散至远处器官,特别是网状内皮系统,产生全身症状如寒战、发热、腹痛、腹泻、皮疹或关节疼痛。多数侵犯神经系统的病毒经血行进入神经系统,病毒在神经细胞内繁殖,可引起相应的细胞功能受损并刺激机体的免疫反应。脑炎典型的神经病理改变包括软脑脊髓膜炎、血管周围白细胞浸润及小胶质细胞增殖形成小胶质细胞小结。病理改变轻微,仅表现为脑水肿,重症者可发生严重的病理改变,如神经元死亡、组织坏死、胶质增生和囊性脑软化。

(二)脑炎与脑脊髓膜炎的临床表现

病前1~3周多有上呼吸道及胃肠道感染史。患儿呈急性或亚急性起病,主要症状为发热、恶心、呕吐,表情淡漠、嗜睡、意识障碍,重症者神志不清、谵妄、昏迷。神经系统的体征,可根据受累的不同部位出现不同的症状,常见有意识障碍、行为异常、持续或频繁惊厥、弥漫性或局灶性神经系统体征。

(三)实验室检查

早期患儿脑脊液压力增高、细胞增多,以淋巴细胞为主;蛋白质轻中度增高,糖和氯化物一般正常。

脑电图均有异常改变,主要为高波幅慢活动,呈弥漫性分布。疱疹病毒脑炎时,脑电图可记录到特征性异常改变,如周期性一侧癫痫样放电。

神经影像学检查对急性脑炎的诊断与评价具有重要的意义。

(四)治疗原则

抗病毒治疗,疑为疱疹病毒脑炎,应尽早给予阿昔洛韦。

(1)对症治疗(降温、止惊),改善脑循环,抢救呼吸衰竭和循环衰竭。

(2)控制脑水肿和颅内压力,可限制液体入量及脱水药物应用。

(五)护理措施

1.一般护理

主动向患儿介绍病房的环境与设施,介绍其与同病室的病友相识,减轻患儿的恐惧与焦虑心理。保持病室的清洁、整齐、干净、舒适,床单位干净、整齐、无渣屑。采用适当的保护措施,保护患儿安全。卧床期间,协助患儿洗漱、进食、大小便及个人卫生等。定时翻身,每2~4 h1次,预防压疮发生。做各种护理操作时,动作要轻柔,尽量集中操作,减少不必要的刺激。鼻饲患儿,每天口腔护理2~3次。保持口腔清洁,防止感染。保持瘫痪肢体的功能位,病情稳定后,进行肢体的主动和被动锻炼,促进患儿及早康复。

2.体温过高的护理

监测体温,观察体温热型及伴随的症状。每2~4 h测体温1次,体温高于38 ℃时,给予物理或药物降温。降温30~60 min时,再测体温,并记录。

3.营养失调护理

给予高热量、高蛋白质、高维生素、易消化的饮食,保证机体对能量的需求。对昏迷或吞咽困难者,应给予鼻饲。

4.昏迷的护理

患儿上身可抬高20°~30°,头偏向一侧,利于静脉回流,降低脑静脉窦压力,减轻颅内压。每2~4 h观察患儿的面色、神志、瞳孔的变化,测心率、脉搏、呼吸、血压1次并记录。保持呼吸道通畅,痰液黏稠不易咳出时,遵医嘱给予翻身、拍背、雾化吸入、吸痰,防止坠入性肺炎。对烦躁者,遵医嘱给予镇静药,防止加重脑缺氧。

5.健康教育

向家长讲明病情的恢复时间,取得家长的配合。按时接种各种疫苗,进行被动免疫。对恢复期的患儿,应积极进行各种功能训练,减少或减轻后遗症。

第四节 急性感染性多发性神经根炎

急性感染性多发性神经根炎又称"吉兰-巴雷综合征",是病毒感染而引起的免疫功能紊乱诱发的脱髓鞘病变。临床表现为急性、对称性、弛缓性肢体瘫痪,伴有周围性感觉障碍,病情严重者可引起呼吸肌麻痹而危及生命。本病全年发病,但以夏秋季为疾病的高发季节,农村多于城市,其好发年龄常为10岁以内,发病率为1.6/10万。

(一)病因

急性感染性多发性神经根炎的发病机制仍在研究之中。可能与细菌、病毒等前驱感染疾病所诱发的脱髓鞘病变,以及细胞和(或)体液免疫功能紊乱有关。65 %以上患儿患病前曾有病毒感染史。我国资料还证实,患本病的患儿的空肠弯曲菌感染率显著高于对照组人群。此外,受凉、疲劳也是本病的诱发因素。其病变主要发生在脊神经根,外周神经及脑神经均也可受累。病理改变为神经水肿、神经内膜淋巴细胞浸润、节段性髓鞘脱失等。

(二)临床表现

1.前驱感染

本病多发生于儿童,以3~6岁多见。一年四季均可发病,7~9月为高峰。多发生在起病前1~4周,为非特异性病毒感染,有数天的上呼吸道感染症候或轻度的肠道感染病史,部分患儿有受凉或劳累诱发因素。

2.起病初期

先有肌肉不适或疼痛,常出现下肢肢体无力、麻木、疼痛,尤其在大腿前后侧,疼痛感觉尤为明显,可伴有发热,2周内达到高峰。

3.运动障碍

自肢体远端开始,首先表现为行走无力、易摔倒,肌肉无力是呈对称性的,2～3 d发展到上肢、腰背、躯干,患儿不能坐起和翻身、手足下垂、肢体瘫痪等。随着病情的逐渐发展,肢体近端也呈弛缓性瘫痪。

4.脑神经障碍

脑神经障碍表现为不能抬头,吞咽困难,进食时有呛咳,患侧眼裂增大,鼻唇沟变浅或消失,口角向健侧歪斜。

5.呼吸障碍

呼吸肌麻痹后,可使呼吸浅表、咳嗽无力、声音微弱、呼吸困难。单纯的肋间肌麻痹,吸气时胸廓下陷,上腹隆起。如单纯的膈肌麻痹,则吸气时上腹部下陷。

6.自主神经障碍

自主神经受累时,表现可有视物不清、多汗、面色潮红、腹痛、直立性低血压、心律不齐,甚至发生心脏骤停。

7.感觉障碍

年长患儿可诉手足麻木、疼痛,早期可出现手套或袜套状感觉减退。

病情进展迅速者,24 h内即可出现包括肢体、呼吸肌及部分脑神经的完全瘫痪,少数病例可先有脑神经受累,从上往下进展,神经受累的程度和恢复的时间有显著个体差异,病情多在起病数日至1～2周发展最快,2～3周开始恢复,3～6个月完全恢复。疾病高峰3周后仍无恢复迹象者,一般预后不良;7%患者数月甚至数年内仍不恢复,或间歇加重。

(三)实验室检查

1.血液

中性粒细胞增多,血清 IgM、IgA、IgG 均有增高,IgM 增高最为显著。肌酸激酶可轻度升高。

2.脑脊液检查

发病时,蛋白含量逐渐增高,2～3周可达正常时的2倍;4周后,逐渐下降。细胞数正常,蛋白细胞分离现象为本病的特征,糖含量正常,细菌培养阴性。

3.肌电图检查

运动及感觉神经传导速度显著减慢,10岁以上的患儿神经传导速度更慢,神经传导速度的减慢往往与其外周神经髓鞘抗体升高一致。肌电图显示急性肌肉失神表现,混合肌肉动作电位幅度减低有纤颤电位。

(四)治疗原则

生命支持,对症处理。

(五)护理措施

1.呼吸功能维持

保持室内空气新鲜,温湿适宜,温度为 20～22 ℃,湿度为 55 ％～60 ％,每 2 h 观察患儿的神志、面色、呼吸、心律、心率、血压及胸廓起伏的深度,了解患儿呼吸肌及膈肌麻痹的情况。保持呼吸道通畅,鼓励患儿咳嗽,有咳嗽动作时,应双手挤压膈肌,协助排痰。及时清理口鼻腔分泌物。每天口腔护理 2～3 次。对呼吸困难者,应给予低流量氧气吸入。

患儿自主呼吸不能提供足够的氧气量时,可遵医嘱给予机械人工呼吸。评估患儿不能提供氧气的程度。保持最佳卧位及安静状态,烦躁者可给予镇静药。氯丙嗪、异丙嗪每次各1 mg/kg,间隔 6 h。每 1～2 h 监测呼吸机的各项指标,观察患儿的生命体征,每 1～2 h 给予翻身、拍背、雾化吸入 1 次,每次 15～20 min。气管滴药后 5 min,吸痰 1 次,分泌物增多时,可增加吸痰的次数。

2.皮肤的护理

保持床单位的干净、整洁、无渣屑。衣服无皱褶,可将衣服反穿在身上,便于进行操作。骨隆突处给予棉垫或气垫圈保护,也可用 30 ％～50 ％红花乙醇定时按摩,定时翻身,减轻局部皮肤压力,防止压力性溃疡发生。每天用温水擦浴 1 次,并做全身按摩。保持肢体的功能位,防止足下垂,对瘫痪的肢体做被动活动。每天评估皮肤的完整程度。

3.营养维持

监测患儿的营养摄入情况。每周测体重 1 次。给予高蛋白质、高热量、高维生素、易消化的饮食,少量多餐;根据患儿的咀嚼和吞咽能力,给予流食或半流食,并添加患儿喜爱的食品,促进食欲。对不能进食者,遵医嘱留置胃管,必要时,静脉给予高营养支持疗法。

4.预防感染

保持病室空气新鲜、温湿适宜。病室温度为 18～22 ℃,湿度为 55 ％～60 ％。病室每天空气消毒 2 次,缩短探视的时间并减少次数。严格执行无菌操作技术。与感染的患儿分室居住,尽量避免接触。根据天气变化增减衣服,防止受凉。

5.运动障碍的护理

评估躯体障碍的损伤程度。急性期,肢体做被动锻炼。恢复期,鼓励患儿自主活动,如吹气球、手握笔、持物、抬腿等,恢复肢体活动功能。协助生活护理,完成日常生活能力。

6.用药护理

在病程 2 周内给予静脉注射大剂量免疫球蛋白 400 mg/(kg·d),连用 5 d,是目前首选的治疗方案。应用血液用品前,向家属详细讲解其可能情况并签署知情同意书,并注意输液速度。对危重患儿,可采用糖皮质激素治疗,但存在争议,应用激素治疗时,注意激素治疗的副作用。

7.对症护理

每 4 h 测体温 1 次,保持体温在 36～37.4 ℃。体温增高时,可给予物理降温或药物降温,遵医嘱给予抗生素。

8.健康教育

向家长解释病情、治疗、护理及预后,以取得家长和患儿的密切配合,并树立战胜疾病的信心。指导家属对患儿进行功能康复训练,恢复呼吸、运动功能。

第五节　小儿癫痫

癫痫是一种发作性疾患,是由于大脑神经元异常过度同步化活动所引起的一过性体征及症状,是神经系统常见疾病之一。其患病率为 3‰~6‰。因脑内异常放电的部位和范围不同,临床表现出来的症状也不相同。有的为全身性发作,有的为部分性发作。其形式有的为一过性的意识障碍,有的为运动性抽搐、自主神经功能紊乱、感觉、情感异常或精神行为的异常。

(一)病因与分类

引起癫痫的病因很多,可分为特发性、症状性、隐源性三种。特发性癫痫是指根据现有的知识和诊断技术找不到大脑结构上的异常和代谢异常,可能与遗传有关,如三种家族性癫痫综合征的基因已定位在不同的染色体上:少年肌阵挛癫痫Ⅰ型、良性家族性新生儿惊厥、进行性肌阵挛癫痫中的 Unverricht-Lundborg 型。症状性癫痫,病因多种多样:常见的原因有中枢神经系统畸形、脑外伤、脑脊髓膜炎、脑炎、脑血管病、脑肿瘤、中毒性脑病等;一些代谢性疾病,如先天性脂类、糖、氨基酸等代谢异常等;或中毒,如药物、重金属等。隐源性癫痫未找到病因。

(二)临床表现

癫痫的发作形式多种多样,可分为两种:部分性发作和全身性发作。其主要区别为脑电图异常及临床有无意识丧失。

1.部分性发作

部分性发作又称局灶性或局限性发作,神经元过度放电源于脑的某一部位。其主要包括简单部分性发作及复杂部分性发作,这两种发作均可继发全身性发作。

运动性发作:发作形式多样,与脑运动皮质某一部位受损有关,表现为躯体某个部位发生抽动,如肢体、手、足、手指或面部某部位抽动,不伴有意识丧失。感觉性发作:表现为发作性躯体感觉异常及特殊感觉异常,如针刺感、麻木感、幻视、幻嗅、味觉异常等。自主神经症状性发作:发作时表现为上腹部不适、呕吐、面色苍白或潮红、出汗、竖毛、瞳孔散大或尿失禁等。精神症状发作:发作时常伴有不同程度的意识障碍,但意识不丧失,如对熟悉的环境感到陌生、人格解体等。

复杂性发作:发作时脑电图为单侧或双侧放电,弥散或局限于颞区或额颞区,伴有意识障碍。临床常见两种或两种以上简单部分发作内容,一般都有精神症状发作的表现。如不合时宜的动作、事后不能回忆等。

部分性发作演变为复杂性发作:表现全身强直-阵挛性发作、强直性发作或阵挛性发作。

2.全身性发作

全身性发作指发作一开始两侧半球同时放电,发作时伴有意识障碍。如失神发作,没有先兆,发作突然意识丧失,正在进行的活动停止,表现为谈话突然中断,行走时突然不前,发作过程为 2～3 s,长者可达 30 s 或更长。肌阵挛发作,发作时某个肌肉或肌群突然快速有力地收缩,表现为突然点头、躯干前倾或后仰等。阵挛性发作,有意识丧失,同一组肌群有规律的、长时间的肌阵挛,躯干和肢体有节律性抽动。强直性发作,是一种僵硬的强烈的肌肉收缩,躯体固定在某种姿势,持续时间为 5～20 s。强直-阵挛性发作,发作时突然意识丧失,全身骨骼肌强直性痉挛,跌倒,发出尖锐的叫声,之后面色发绀、双眼凝视、眼球上翻,10 s 后进入阵发痉挛期,全身节律性抽动,口吐白沫,阵挛后进入昏睡状态,时间从数分钟至数小时不等,醒后可诉头痛,对发作情形不能忆及。失张力发作,突然发生肌张力丧失,不能维持正常姿势。

3.分类不明的发作

按标准无法归为全身性发作和部分性发作的为分类不明的癫痫发作,包括新生儿发作、节律性眼运动、咀嚼动作、游泳式动作、颤抖和呼吸暂停等。

4.癫痫持续状态

癫痫发作持续 30 min 以上,或反复发作 30 min 以上,发作间期意识不恢复者,为癫痫持续状态。其癫痫持续状态的发作形式先是强直-阵挛性发作,开始为反复的强直期,以后则为长时间的反复的全身阵挛,发作间期意识不恢复。常见于癫痫治疗过程中突然停用抗癫痫药物、颅内感染、热性惊厥、电解质紊乱、缺氧缺血性脑病等。癫痫持续状态是儿科急症之一,需要及时给予治疗,尽快控制抽搐发作,减少并发症,保持生命功能。

5.实验室检查

如血糖、血钙、血脂、脑脊液等。脑电图是诊断癫痫极为有价值的辅助手段,间歇期检查其阳性率可在 50 % 以上。若重复检查,并适当选用过度换气、闪光刺激、睡眠及药物等诱发试验,其异常率可增加到 90 %。目前,临床多应用头皮电极脑电图,有常规脑电图、录像脑电图、24 h 脑电图等。神经影像学:凡癫痫为部分性发作者、有局灶性神经系统体征者、发病年龄较小者、脑电图有局限性异常慢波者、用抗癫痫药物治疗不佳者等,应做 CT、MIR、颅内 B 超等。

(三)治疗原则

完全控制发作,避免药物不良反应,提高生活质量。多数患儿在发作两次以上才需要用药。在合理用药的前提下,75 %～80 % 的患儿发作可得到理想的控制。

(1)按照癫痫及癫痫综合征的类型选择用药,以单种药物治疗为主。单药治疗无效和具有多种发作类型,可考虑联合用药。药物剂量个体化,并坚持长期规律服药。

(2)药物开始使用时,从总量的 1/2～2/3 剂量用起,逐渐增加全量(在医生指导下服用)。

(3)服药至癫痫病末次发作后 3～5 年,其中包括 1 年减药过程。药物减量停药过程要缓慢,与服药的时间长短成正比,服药时间长者,减量期相对较长。一般间隔 3～6 个月减量 1 次,每次减少全日总剂量 1/6～1/4。

(4)监测药物血浓度,根据发作控制程度调整药物的剂量和种类。同时,避免发生剂量相关性药物不良反应。

(5)常用药物,根据病情选用。

①苯巴比妥:用于各种形式部分性发作、强直-阵挛性发作和新生儿惊厥,也可用于小儿热性惊厥的预防治疗。

②卡马西平(得理多):为临床一线用药,对复杂部分性发作及有精神症状的癫痫有效。

③丙戊酸钠(德巴金):用于失神发作、肌阵挛、失张力发作,也可用于其他抗癫痫药物无效的各型癫痫。

④氯硝西泮:用于婴儿痉挛征、失张力发作。

⑤托吡酯(妥泰):抗痫谱广,除失神发作外,其他类型癫痫均有效。

⑥开浦兰(左乙拉西坦):与其他抗癫痫药物无相互作用,适宜联合用药治疗部分性发作、儿童肌阵挛性癫痫。

⑦苯妥英钠:用于癫痫持续状态。

(四)护理措施

1.培养生活习惯,注意安全

坚持学习,培养良好的生活习惯,保证充足的睡眠和休息。精神要愉快,情绪要稳定,避免危险的活动,如登高、游泳等。避免过度的兴奋和疲劳,指导学校和患儿对癫痫有正确的认识,防止各种诱发因素。

2.饮食管理

合理安排饮食,给予高营养、高热量、高维生素的饮食,多食新鲜蔬菜或水果,不要暴饮暴食,不饮含兴奋剂饮料,保持大便通畅。

3.预防感染

积极预防呼吸道感染,坚持凉水洗脸,增强自身机体的抵抗力。保持口腔清洁,每天盐水漱口 2~4 次,并与感染患儿分室居住,防止交叉感染的发生。

4.药物治疗的护理

坚持服药、按时服药是癫痫病治愈和好转的关键。要做好家长及患儿的思想工作,使其对服药有正确的认识,自觉地坚持服用药物。同时,在服药期间要定期检查患儿血象、肝肾功能、药物血浓度等,防止药物的副作用的发生。

5.发作时的护理

了解患儿抽搐的诱发因素并去除,了解癫痫发作时的前驱症状或表现。嘱患儿出现前驱症状时,应立即下蹲或平卧,大声呼叫,防止摔伤;如在床上发作时,可拉起床档防止坠床。癫痫发作时,应立即解开患儿衣领,去枕平卧,头偏向一侧,清除口腔分泌物,保持呼吸道通畅,防止误吸或窒息。在上下牙齿之间,可放置牙垫等物品,防止咬伤舌头。牙关紧闭时,不要强行撬开,以免损伤牙齿。密切观察患儿发作过程、间隙时间,每 30~60 min 观察患儿神志、瞳孔、呼吸、脉搏及面色变化并记录。对连续抽搐者,不可强行按压肢体以免引起骨折,并应及时清除口腔分泌物,保持呼吸道通畅。遵医嘱给予抗癫痫药物,如静脉注射地西泮药物时,应缓慢推入,同时应注意观察患儿呼吸及心率的变化。用脱水药物时,应快速静脉滴入,防止脑水肿导致脑疝的发生。对深昏迷的患儿,口腔应放置口咽通道,防止舌后坠引起呼吸道阻塞。如有呼吸困难者,应立即吸氧并备好人工呼吸机。患儿未彻底清醒前,应有专人陪护,防止患儿应精神恍惚而发生意外。如遇高热时,应立即给予物理和药物降温。

6.健康教育

在癫痫的治疗过程中,坚持服药、按时服药是癫痫治愈或好转的主要原因之一;在医生指导下,长期有规律地服药,是防止癫痫复发和控制药物副作用发生的有效保证。应告诚患儿和家长,不要急于求成,自行加大药物剂量,或者没有耐心,反复更换药物或治疗方案,这样反而延误了病情治疗。也不能在病情反复发作未能及时控制时,对治疗失去信心,自行停药,丧失治愈的时机。一般说来,癫痫在未发作间期,同正常人没有什么区别,有 50 %～60 %的患者,通过个体化的合理治疗完全控制发作,健康地生活和学习,甚至有少数人还可不治自愈。

(五)预防

做好婚前检查,防止近亲结婚,产前注意保护母体身体健康,避免产生对胎儿生长不利的影响因素。围生期防止产伤、窒息、感染等因素的发生。对有遗传代谢病倾向的家族的新生儿,应及早筛查并及时治疗。对热性惊厥的患儿,要防止其反复发作。

第六节　脑性瘫痪

脑性瘫痪简称"脑瘫",是出生前到出生后 1 个月内各种原因所致的非进行性脑损伤,主要表现为中枢性运动障碍及姿势异常,可伴有智力低下、癫痫、语言和视觉功能障碍。我国发病率为 1.8 ‰～4 ‰。

(一)病因与发病机制

多种原因可引起脑性瘫痪。一般将致病因素分为出生前、出生时和出生后:出生前因素常见胎儿时期感染、出血、缺氧和发育畸形及母亲的妊娠高血压综合征、糖尿病、腹部外伤和接触放射线等;出生时因素可见羊水吸入或胎粪吸入、脐带绕颈等所造成的窒息,或难产、产钳所致产伤、颅内出血等;出生后因素可见脑缺氧、严重的感染、外伤、胆红素脑病等。缺氧与出血在发病中占重要地位,脑组织对缺氧非常敏感,容易受累的部位依次为脑室周围白质、皮质下白质、大脑皮质背外侧部尾状核头部、尾状核丘脑沟、基底神经节、丘脑、下丘脑、脑桥、中脑、延髓。常有不同程度大脑皮质萎缩及脑室扩大,可有神经细胞减少及胶质细胞增生。脑室周围白质软化、变性,有多个坏死区或变性区及囊腔形成。近年来,发现部分脑瘫伴有癫痫的患儿,脑组织有脑沟回发育不良、神经元移行异常和灰质异位等早期脑发育缺陷。

(二)临床表现

根据临床脑性瘫痪运动性质,分为痉挛型、手足徐动型、共济失调型、强直型、震颤型、肌张力低下型、混合型。脑瘫除运动障碍外,可合并其他功能异常,如智力低下、癫痫、视力异常、听力障碍、认知行为异常等。

1.痉挛型

痉挛型约占全部患儿的 75 %,是最常见的脑瘫类型。病变波及锥体束系统,多表现为双侧屈肌张力过高,肩关节内收,肘关节屈曲,手指屈曲呈紧握拳状,拇指内收,紧握掌心中。下肢大腿内收肌张力增高,髋关节内旋,大腿外展困难。抱起时,两腿交叉成剪刀样,足跟悬空、足尖着地、上肢屈曲内收。轻症两手动作不灵敏,步态不稳。腱反射亢进或活跃、踝阵挛阳性,2 岁以后巴宾斯基征仍阳性。瘫痪形式可有四肢瘫、偏瘫、截瘫和单瘫。

2.手足徐动型

手足徐动型约占脑性瘫痪 20 %,病变主要在锥体外系,伴有难以用意志控制的不自主的动作,当进行有意识运动时,不自主、不协调及无效的运动增多。异常动作睡眠时消失,情绪激动时增强。有肌张力增高和肌张力减低两型。

3.共济失调型

共济失调型占脑性瘫痪1%~2%,病变主要在小脑,表现为步态不稳、旋前旋后交替动作差、肌张力低下、指鼻试验阳性等。

4.强直型

此型少见。病变主要在锥体外,系由于全身肌张力显著增高,身体异常僵硬,运动减少。常伴有严重智力低下。

5.震颤型

震颤型很罕见,以锥体外系病变为主,婴儿期肌张力降低和腱反射减弱,2岁后震颤和步态不协调,常伴有轻度智力低下。

6.肌张力低下型

此型表现为肌张力低下,四肢呈软瘫状俯卧位时,头不能抬起。

7.混合型

混合型以痉挛型和运动障碍型混合并存多见。此型常见智力低下、运动障碍,严重者可伴有癫痫发作、语言障碍、视觉和听觉障碍等。当网状结构受损时,可出现注意力不集中、动作过多,当病变损害延髓时,患儿可出现吞咽困难等。

(三)实验室检查

(1)脑干听觉诱发试验阳性率约为1:3。

(2)影像学检查可见脑萎缩、脑室扩大、脑室密度减低、脑积水、钙化灶及畸形等表现。

(3)部分脑电图检查可见异常。

(4)排除所有遗传代谢疾病,目前可进行血液或尿液的有机酸、氨基酸分析,也可进行基因分析。

(四)治疗原则

早发现,早治疗,促进各系统功能的恢复和正常发育,纠正异常姿势,减轻伤残程度。功能训练(躯体训练、技能训练、语言训练),手术治疗。

(五)护理措施

1.营养失调的护理

根据患儿的需要制订饮食计划,给予高蛋白质、高热量、高维生素的饮食,少量多餐,每天4~6次,提供愉快的进餐环境,鼓励患儿自己进食,挑选容易咽下的食品。同时,鼓励家长带患儿吃爱吃的食物,增加患儿的食欲感,保证足够的热量摄取。进餐时,患儿注意力要集中,如有疲劳感时,可适当休息,疲劳缓解后,继续用餐。协助进餐时,态度要和蔼,进食不可过快,保证患儿有充分的咀嚼时间。进食中,嘱患儿不要说话,以免发生误吸。每次进餐前后,做好口腔护理。对吞咽有困难者,遵医嘱给予鼻饲。

2.防止外伤与意外

床上需加床档保护,防止坠床。勿强行按压患侧肢体,以免引起骨折。锻炼活动时,注意周围环境,移开阻挡物体,并加以保护。

3.康复计划

制订个性化的康复计划，进行运动、语言功能训练，可同时采取多种方法帮助患儿训练。

4.药物治疗护理

早期可应用促神经生长的药物，如神经节苷脂、恩经复（注射用鼠神经生长因子）等。对伴有癫痫的患儿，正规应用抗癫痫药物，注意事项详见癫痫药物指导。

5.健康教育

向家属讲解疾病的特点是非进行性的，说明活动及锻炼的重要性，鼓励患儿每天活动各个关节。指导并协助患儿移动。对痉挛型患儿，除做按摩、推拿治疗外，应鼓励患儿多做某些动作及语言训练，锻炼肌肉的力量和耐力，协助肢体恢复。经过积极的康复训练，患儿的状况可得到有效改善，帮助家属树立战胜疾病的信心。

对患儿注意力不集中、学习困难、行为异常等，要具有耐心，并可向心理医生咨询，采取适当的教育方法教育患儿，使患儿全面发展。

第七节　注意缺陷障碍

注意缺陷障碍又称"儿童多动症"，以下简称"多动症"，主要表现为与年龄不相符的注意力分散，注意广度缩小，不分场合活动，情绪冲动并伴有认知障碍和学习困难，智力正常或接近正常。它是儿童期最为常见的精神卫生问题，其突出表现为注意力缺陷，以多动为主的行为障碍及冲动性。患病率为 3 ％～5 ％，男孩比女孩发病率高，为 4：1～9：1。

（一）病因与发病机制

病因不清，多项研究表明，儿童多动症的患者的家庭成员此障碍的患病率较高。说明遗传因素在本病中占有相当大的作用。环境因素如吸烟、饮酒，均可导致儿童尾状核和额叶发育出现异常。中度或重度铅暴露可损伤大脑组织。根据神经生理研究，儿童多动症可能存在脑发育迟缓和（或）脑发育偏离正常、脑觉醒水平异常，从而出现注意力缺陷多动性疾病，是以多动、注意力不集中、参与事件能力差，但智力基本正常为其特点的一组症候群。

（二）临床表现

多动症的症状多种多样，并常因年龄、环境和周围人对待态度的不同而有所不同。主要表现为四个方面：①活动过度始于幼儿时期，如从小摇篮或小车外爬；②注意力不集中，小儿易受环境影响，注意力集中时间短暂；③患儿还有情绪不稳、任性冲动、不能控制自己等；④学习困难，学龄儿童表现为上课不能遵守纪律，小动作多，容易激动，听觉辨别能力差，语言表达能力差，学习能力低，但智力正常。

（三）治疗原则

多动症的治疗有六项主要治疗原则：认知行为治疗、特殊教育项目、社会化技能、躯体训练项目、家长管理班、药物（精神兴奋药，如哌甲酯、苯丙胺）治疗等。联合治疗较单独治疗效果好。

（四）护理措施

1.一般护理

在患儿认知的范围内参与治疗。训练患儿讲话时要慢，吐字清晰，音调柔和，简明扼要。

提供适宜环境,减少感知刺激。针对患儿的行为特点,制定行为疗法给予治疗。指导患儿不做危险动作、防止受伤等。

2.心理护理

根据患儿临床表现,寻找病因,去除致病因素。理解、关心患儿,避免打骂、呵斥等不良刺激,要善于发现患儿的优点,给予表扬,以提高患儿的自信心。引导患儿开展正常的文体活动,克服冲动、破坏行为。培养良好的生活习惯,引导患儿遵守公共秩序和道德准则,循序渐进地培养注意力,提高办事效率。对于攻击行为应制止。家长应与学校取得联系,不要歧视患儿,共同教育、共同管理,使患儿的行为得到控制。

3.药物治疗的护理

除心理护理和教育外,应用精神兴奋药有一定的疗效,如哌甲酯、苯丙胺等,用药要从小剂量开始,定期用量表监测患儿症状及药物的副作用。

4.认知行为治疗

认知行为治疗对控制多动行为、冲动和侵略行为有效,通过教患儿停下来、看一看、听一听、想一想,改善和矫正行为。

5.社会化的技能

根据患儿的冲动行为而进行的训练,能减少攻击行为,提高儿童的社交能力及解决问题的技能。可让多动症儿童与富有同情心的儿童多接触,也可参加团队活动,提高社会化技能。

6.对家长双方的教育

(1)向他们讲解注意缺陷障碍的理论知识和应付儿童异常行为的方法,家长必须学习如何建立良好的方式来限制患儿的某些行为,指导患儿完成力所能及的家务劳动并负有一定责任。家长需要学习前后一致的、正确的、有效的行为矫正方式。

(2)对学校方面的教育:与学校老师建立联系,向他们讲解注意缺陷障碍的理论知识,以得到学校的帮助,教师能够经常观察患儿的不良行为,并针对其不良行为采取相应的对策,利于纠正其不良行为。让教师清楚了解患儿多动症的主要特征,采取适当方法进行教育。

第十五章　内分泌系统疾病的护理

第一节　先天性甲状腺功能减退症

先天性甲状腺功能减退症简称"甲减"，是由甲状腺激素合成或分泌不足所引起的疾病，又称"呆小病"或"克汀病"，是小儿最常见的内分泌疾病。根据病因不同可分为两类。①散发性：系先天性甲状腺发育不良、异位或甲状腺激素合成途径中酶缺陷所致。②地方性：多见于甲状腺肿流行的山区，系该地区水、土和饮食中缺碘所致。

(一)病因与发病机制

1.散发性先天性甲减

(1)甲状腺不发育或发育不良(亦称"原发性甲减")：先天性甲状腺功能低下的最主要的原因，约占 90 %。患儿甲状腺在宫内阶段即因不明原因发育不全，或形成异位甲状腺。

(2)甲状腺激素合成途径障碍(亦称"家庭性甲状腺激素合成障碍")：引起先天性甲状腺功能低下的第二位原因，多由甲状腺激素合成途径中本酶缺陷造成。

(3)促甲状腺素(thyroid stimulating hormone，TSH)缺乏(亦称"下丘脑-垂体性甲减")：因垂体分泌 TSH 障碍而造成甲状腺功能低下，常见于特发性垂体功能低下或下丘脑发育缺陷。

(4)母亲因素(亦称"暂时性甲减")：母亲在妊娠期服用抗甲状腺药物或母体存在抗甲状腺抗体，均可通过胎盘影响胎儿，造成暂时性甲减。

(5)甲状腺或靶器官反应性低下：均为罕见病。

2.地方性先天性甲减

多因孕妇饮食中缺碘，致使胎儿在胚胎期即因碘缺乏而导致甲状腺功能低下，从而可造成不可逆的神经系统损害。

(二)临床表现

甲状腺功能减退症的症状出现早晚及轻重程度与患儿残留的甲状腺组织多少及功能有关。有的在新生儿期即有症状，也有出生后数年才出现症状。主要特征为生长发育落后、智能低下、基础代谢率降低。

1.新生儿甲减

生理性黄疸时间延长在 2 周以上，同时伴有反应迟钝、喂养困难、哭声低、腹胀、便秘、声音嘶哑、脐疝、体温低、前囟较大、后囟未闭、末梢循环差、四肢凉、皮肤出现斑纹或硬肿现象等。

2.婴幼儿甲减

多数先天性甲减患儿常在出生 6 个月后出现典型症状。

(1)特殊面容:头大,颈短,皮肤苍黄、干燥,毛发稀少,面部黏液水肿,眼睑水肿,眼距宽,眼裂小,鼻梁宽平,唇厚舌大,舌常伸出口外。

(2)生长发育落后:身材矮小,躯干长而四肢短,上部量/下部量＞1.5,囟门关闭迟,出牙迟。

(3)生理功能低下:精神、食欲差,不善活动,安静、少哭,嗜睡,低体温,怕冷,脉搏及呼吸均缓慢,心音低钝,腹胀,便秘,第二性征出现晚,等等。

(4)智力低下:动作发育迟缓,记忆力和注意力降低,智力低下,表情呆板、淡漠,等等。

3.地方性甲减

因胎儿期缺碘而不能合成足量的甲状腺激素,以致影响神经系统的发育。临床表现为两组不同的症候群,有时会交叉重叠。

(1)"神经性"综合征:以共济失调型、痉挛性瘫痪、聋哑和智力低下为特征,但身材正常且甲状腺功能正常或仅轻度减低。

(2)"黏液水肿性"综合征:以显著的生长发育和性发育落后、黏液水肿、智能低下为特征,血清 T_4 降低、TSH 增高。

(三)实验室检查

1.新生儿筛查

采用出生后 2～3 d 的新生儿干血滴纸片检查 TSH 浓度作为初筛,结果大于 20 mU/L 时,再采集血标本检测血清 T_4 和 TSH 以确诊,为患儿早期确诊、避免神经精神发育严重缺陷的极佳防治措施。

2.血清 T_3、T_4 和 TSH 测定

T_3、T_4 下降,TSH 增高。

3.骨龄测定

手和腕部 X 射线摄片可见骨龄落后。

4.TRH 刺激试验

用于鉴别下丘脑或垂体性甲减。若试验前血 TSH 值正常或偏低,在 TRH 刺激后引起血 TSH 明显升高,表明病变在下丘脑;若 TRH 刺激后血 TSH 不升高,表明病变在垂体。

5.甲状腺扫描

甲状腺扫描可检查甲状腺先天缺如或异位。

6.基础代谢率测定

基础代谢率低下。

(四)治疗要点

(1)无论何种原因引起者,都应尽早开始甲状腺素的替代治疗,先天性甲状腺发育异常或代谢异常起病者需终身治疗,以维持正常生理功能。

(2)常用药物有甲状腺素干粉片和左甲状腺素钠,开始剂量应根据病情轻重及年龄大小而不同,并根据甲状腺功能及临床表现随时调整剂量,应使:①TSH 浓度正常,血清 T_4 正常或略偏高,以备部分 T_4 转化为 T_3;②每天 1 次正常大便,食欲好转,腹胀消失,心率维持在儿童 110 bpm、婴儿 140 bpm,智力进步。

(3)一般在出生 3 个月内即开始治疗者,不致遗留神经系统损害,因此治疗开始时间越早越好。

(五)护理措施

1.基础护理

(1)保暖:注意室内温度变化,适时增减衣服,避免受凉;加强皮肤护理。

(2)保证营养供给:指导喂养方法,供给高蛋白质、高维生素、富含钙及铁剂的易消化食物;对吸吮困难、吞咽缓慢者要耐心喂养,提供充足的进餐时间,必要时用滴管喂或鼻饲,以保证生长发育所需营养。

(3)保持大便通畅:指导防治便秘的措施;提供充足液体入量;多吃水果、蔬菜;适当增加活动量;每天顺肠蠕动方向按摩数次;养成定时排便的习惯;必要时采用大便缓泻药、软化剂或灌肠。

2.疾病护理

加强行为训练,提高自理能力,通过各种方法加强智力、行为训练,以促进生长发育,使其掌握基本生活技能。加强患儿日常生活护理,防止意外伤害发生。

3.健康指导

(1)指导用药:使家长及患儿了解终身用药的必要性,以坚持长期服药治疗,并掌握药物服用方法及疗效观察。甲状腺制剂作用缓慢,用药 1 周左右方达最佳效力。服药后要密切观察患儿生长曲线、智商、骨龄,以及血清 T_3 及 T_4 和 TSH 的变化等,随时调整剂量。药量过小,影响智力及体格发育;药量过大,则可引起烦躁、多汗、消瘦、腹痛和腹泻等症状。因此,在治疗过程中应注意随访,治疗开始时,每 2 周随访 1 次;血清 T_4 和 TSH 正常后,每 3 个月随访 1 次;服药 1～2 年,每 6 个月随访 1 次。

(2)宣传新生儿筛查的重要性:本病在内分泌代谢性疾病中发病率最高。早期诊断至为重要,出生后 1～2 个月即开始治疗者,可避免严重神经系统损害。

第二节　性早熟

性早熟指性发育启动年龄显著提前(较正常小儿平均年龄提前 2 个标准差以上)。一般认为女孩在 8 岁、男孩在 9 岁以前呈现第二性征,临床可判断为性早熟。本病女孩多见,男女之比约为 1∶4。

(一)病因与发病机制

性早熟的病因很多,可按下丘脑-垂体-性腺轴功能是否提前发动,将性早熟分为中枢性和外周性两类。

1.中枢性性早熟

中枢性性早熟亦称真性或完全性性早熟,是由于下丘脑-垂体-性腺轴功能过早启动,导致性腺发育和功能成熟。性发育的过程和正常青春期发育的顺序一致,只是年龄提前,主要包括特发性和继发性性早熟两大类。

(1)特发性性早熟:又称"体质性性早熟",是由于下丘脑对性激素的负反馈的敏感性下降,使促性腺激素释放激素过早分泌。女性多见,占女孩中枢性性早熟的 80 %～90 %。

(2)继发性性早熟:继发于中枢神经系统的器质性病变,男孩多见,约占男孩中枢性性早熟的 60 %。

2.外周性性早熟

外周性性早熟亦称假性或部分性性早熟,是非受控于下丘脑-垂体-性腺轴功能所引起的性早熟,有性激素水平升高,并促使第二性征发育,但下丘脑-垂体-性腺轴不成熟,无性腺发育。包括:①性腺肿瘤;②肾上腺疾病;③外源性,即含雌激素的药物、食物、化妆品等;④其他。

(二)临床表现

1.中枢性性早熟

(1)其临床特征是提前出现的性征发育,与正常青春期发育程序相似,女孩首先表现为乳房发育,男孩首先表现为睾丸增大,但临床变异较大,症状发展快慢不一。

(2)在性发育过程中,男孩和女孩皆有骨骼生长加速和骨龄提前,小儿早期身高虽较同龄儿高,但成年后反而较矮小。在青春期成熟后,患儿除身高矮于一般群体外,其余均正常。

2.外周性性早熟

(1)性发育过程与上述规律迥异。

(2)男孩性早熟应注意睾丸的大小,若睾丸容积大于 3 mL,提示中枢性性早熟;如果睾丸未增大,但男性化进行性发展,则提示外周性性早熟,其雄性激素可能来自肾上腺。

(3)颅内肿瘤所致者在病程早期常仅有性早熟表现,后期始见颅内压增高、视野缺损等定位征象。

(三)实验室检查

1.促性腺激素释放激素(gonadotropin-releasing hormone,GnRH)刺激试验

此试验亦称"促性腺素释放素刺激试验"。静脉注射 GnRH,2.5 μg/kg(最大剂量不大于 100 μg/kg),于注射前(基础值)和注射后 30 min、60 min、90 min 及 120 min 分别采血测定血清促黄体素(luteinizing hormone,LH)和促卵泡激素(follicle-stimulating hormone,FSH)。当 LH 峰值>15 U/L(女)或>25 U/L(男),LH/FSH 峰值>0.7,LH 峰值/基础值>3 时,可以认为其性腺轴功能已经启动。

2.骨龄测定

根据手和腕部 X 射线摄片评定骨龄,判断骨骼发育是否超前。

3.B 超检查

根据需要,选择盆腔 B 超检查。

4.CT 或 MRI 检查

对疑有颅内肿瘤或肾上腺皮质病变患儿应选择进行脑部或腹面部扫描。

(四)治疗要点

本病治疗依病因而定。中枢性性早熟的治疗目的：①抑制或减慢第二性征发育，特别是阻止女孩月经来潮；②抑制性激素引起的骨骼成熟，改善成人期最终身高；③恢复相应年龄应有的心理行为。

1.病因治疗

对肿瘤引起者，应手术摘除肿瘤或进行化疗、放疗；对甲状腺功能低下者，给予甲状腺素治疗；对先天性肾上腺皮质增生者，采用皮质激素治疗。

2.药物治疗

(1)促性腺激素释放激素类似物(GnRHa)：其作用是竞争性抑制自身分泌的 GnRH，减少垂体促性腺激素的分泌。可按 0.1 mg/kg 给药，每 4 周肌内注射 1 次。本药可延缓骨骺愈合，其作用为可逆性，若能尽早治疗可改善成人期最终身高。

(2)性腺激素：采用大剂量性激素反馈抑制下丘脑-垂体促性腺激素分泌，但不能改善成人期最终身高。如甲醋酸甲羟孕酮(又称"安宫黄体酮")、醋酸环丙孕酮。

(五)护理措施

1.基础护理

心理支持：鼓励患儿表达自己的情感，帮助其正确地看待自我形象，树立正向的自我概念。

2.健康教育

指导用药：促性腺激素释放激素类似物治疗可延缓骨骺愈合，应尽早使用，注意掌握药物剂量。

第三节　儿童糖尿病

糖尿病(diabetes mellitus，DM)是由胰岛素绝对或相对不足引起的糖、脂肪、蛋白质代谢紊乱，致使血糖增高、尿糖增高的一种病症。糖尿病可分为：①胰岛素依赖型糖尿病(insulin-dependent diabetes mellitus，IDDM)，即1 型糖尿病，98 ％儿童期糖尿病属此类型，必须使用胰岛素治疗；②非胰岛素依赖型糖尿病(noninsulin-dependent diabetes mellitus，NIDDM)，即2 型糖尿病，儿童发病甚少；③其他类型：包括青年成熟期发病型、继发性糖尿病、某些遗传综合征伴随糖尿病等。

(一)病因与发病机制

1 型糖尿病的发病机制迄今尚未完全阐明，目前认为与遗传易感性、自身免疫及环境因素等密切相关。

1.遗传易感性

1 型糖尿病为多基因遗传病。

2.自身免疫

免疫系统对自身组织的攻击可认为是发生1型糖尿病的病理生理基础。

3.环境因素

除遗传、自身免疫因素外,尚有外来激发因子的作用,如病毒感染、化学毒素、饮食中某些成分、胰腺遭到缺血损伤等因素的触发。

(二)临床表现

(1)儿童糖尿病起病较急剧,多数患儿常因感染、饮食不当或情绪激惹而诱发。

(2)典型症状为多尿、多饮、多食和体重下降,即"三多一少"。但婴儿多饮、多尿不易被察觉,很快可发生脱水和酮症酸中毒。学龄患儿可因遗尿或夜尿增多而就诊。消瘦、精神不振、倦怠乏力等体质显著下降症状在病史较长的年长患儿中颇为突出。

(3)约有40%糖尿病患儿首次就诊时即表现为糖尿病酮症酸中毒,常由急性感染、过食、诊断延误或突然中断胰岛素治疗等诱发,且年龄越小者发生率越高。

(4)体格检查除发现体重减轻、消瘦外,一般无阳性体征。

(三)实验室检查

1.尿液检查

尿糖阳性,其呈色强度可粗略估计血糖水平。餐前30 min内的尿糖定性更有助于胰岛素剂量的调整。尿酮体阳性提示有酮症酸中毒;尿蛋白阳性提示可能有肾的继发损害。

2.血糖

空腹全血或血浆血糖分别不低于6.7 mmol/L和7.8 mmol/L(120 mg/dL和140 mg/dL)。1 d内任意时刻(非空腹)血糖不低于11.1 mmol/L(200 mg/dL)。

3.口服葡萄糖耐量试验(oral glucose tolerance test,OGTT)

OGTT仅用于无明显临床症状、尿糖偶尔阳性而血糖正常或稍增高的患儿。通常采用口服葡萄糖法:试验当日自0时起禁食,在清晨按1.75 g/kg口服葡萄糖,最大量不超过75 g,每克加水2.5 mL,于3~5 min服完,在口服前(0 min)和服后60 min、120 min和180 min,分别采血测定血糖和胰岛素浓度。正常人0 min血糖低于6.2 mmol/L(110 mg/dL),口服葡萄糖后60 min和120 min时血糖分别低于10.0 mmol/L和7.8 mmol/L(180 mg/dL和140 mg/dL),糖尿病患儿120 min血糖高于11.1 mmol/L(200 mg/dL),且血清胰岛素峰值低下。

4.糖化血红蛋白(glycosylated hemoglobin,HbA1c)检测

糖化血红蛋白明显高于正常(正常人<7%)。

5.血气分析

酮症酸中毒时,pH<7.30;HCO_3^-<15 mmol/L。

6.其他

胆固醇、三酰甘油及游离脂肪酸均增高,胰岛细胞抗体可呈阳性。

(四)治疗要点

采用胰岛素替代、饮食控制和运动锻炼相结合的综合治疗方案。治疗目的:消除临床症状,预防并纠正糖尿病酮症酸中毒,纠正代谢紊乱,防止糖尿病引起的血管损害,使患儿获得正常生长发育,保证其正常的生活活动。

1.胰岛素治疗

胰岛素是治疗 IDDM 最主要的药物。开始治疗一般先用短效胰岛素。根据血糖调整胰岛素用量。

2.饮食控制

根据患儿年龄和饮食习惯制定每天的总能量和食物成分,以维持正常血糖和保持理想体重。

3.运动治疗

通过运动增加葡萄糖的利用,利于血糖控制。

4.糖尿病酮症酸中毒处理

(1)液体疗法:纠正脱水、酸中毒和电解质紊乱。酮症酸中毒时脱水量约为 100 mL/kg,可按此计算输液量,再加继续丢失量后为 24 h 总液量。补液开始先给生理盐水 20 mL/kg 快速静脉滴入,以扩充血容量,改善微循环,以后根据血钠决定给予 1/2 张或 1/3 张不含糖的液体。要求在开始 8 h 输入总液量的一半,余量在此后的 16 h 输入,同时见尿补钾。只有当 pH<7.2 时,才用碱性液纠正酸中毒。

(2)胰岛素应用:采用小剂量胰岛素持续静脉输入。

(五)护理措施

糖尿病是终身性的疾病,患儿必须学会将饮食控制、胰岛素治疗及运动疗法融入自己的生活,护士应帮助患儿及其家长熟悉各项治疗及护理措施,并提供有效的心理支持。

1.基础护理

心理支持:针对患儿不同年龄发展阶段的特征,提供长期的心理支持,帮助患儿保持良好的营养状态、适度的运动,并建立良好的人际关系以减轻心理压力。指导家长避免过于溺爱或干涉患儿的行为,应帮助患儿逐渐学会自我护理,以增强其战胜疾病的自信心。

2.疾病护理

(1)对症护理。

①饮食控制:食物的能量要适合患儿的年龄、生长发育和日常活动的需要,每天所需能量(cal)为 1000+[年龄×(80~100)],对年幼儿宜稍偏高。饮食成分的分配为糖类 50 %、蛋白质 20 %、脂肪 30 %。全日热量分三餐,早、午、晚分别占 1/5、2/5、2/5,每餐留少量食物作为餐间点心。每天进食应定时、定量,勿吃额外食品。饮食控制以能保持正常体重,减少血糖波动,维持血脂正常为原则。

②运动锻炼:糖尿病患儿应每天做适当运动,但注意运动时间以进餐 1 h 后为宜;不在空腹时运动,运动后有低血糖症状时可加餐。

(2)专科护理。

指导胰岛素的使用:每次注射时尽量用同一型号的 1 mL 注射器以保证剂量的绝对准确。

注射部位可选用股前部、腹壁、上臂外侧、臀部,每次注射需更换部位,1个月内不要在同一部位注射2次,以免局部皮下脂肪萎缩硬化。

监测:根据血糖、尿糖监测结果,每2～3 d调整胰岛素剂量1次,直至尿糖不超过"＋＋"。鼓励和指导患儿及家长独立进行血糖和尿糖的监测,教会其用纸片法检测末梢血糖值。

注意事项:

①防止胰岛素过量或不足:根据病情发展调整胰岛素剂量。

②防治糖尿病酮症酸中毒:密切观察病情变化,监测血气、电解质及血和尿液中糖和酮体的变化。纠正水、电解质、酸碱平衡的紊乱,保证出入量的平衡。协助胰岛素治疗,严密监测血糖波动。

③预防感染,保持良好的卫生习惯,避免皮肤的破损,坚持定期进行身体检查,特别是口腔、牙齿的检查,维持良好的血糖控制。

预防并发症:按时做血糖、尿糖测定,根据测定结果调整胰岛素的注射剂量、饮食量及运动量,定期进行全面身体检查。

第十六章 风湿性疾病的护理

第一节 风湿热

风湿热是一种与 A 组乙型溶血性链球菌感染密切相关的免疫炎性疾病。发病年龄以 5～15 岁多见。冬春季节发病率高,慢性反复发作可形成慢性风湿性心脏病。

(一)病因与发病机制

风湿热与 A 组乙型溶血性链球菌感染后的两种免疫反应相关:①变态反应;②自身免疫反应。

(二)临床表现

急性风湿热发病前 1～5 周有上呼吸道链球菌感染史,如未经治疗,一般发作不超过 6 个月;如不预防,可反复发作。临床主要表现为心脏炎症、关节炎、舞蹈病、环形红斑和皮下结节。

1.一般表现

发热,热型不规则,有面色苍白、食欲差、多汗、疲倦、腹痛等症状。

2.心脏炎症

心脏炎症是本病最严重的表现,占风湿热患儿的 40 ％～50 ％,以心肌炎及心内膜炎多见。

(1)心肌炎,常见心率增快与体温升高不成比例,心界扩大,心尖区第一心音减弱,可出现期前收缩、心动过速等心律失常,心尖部可闻及收缩期杂音。心电图示 P-R 间期延长、ST 段下移、T 波改变等。

(2)心内膜炎,主要侵犯二尖瓣,其次为主动脉瓣。二尖瓣关闭不全表现为心尖部全收缩期杂音,向腋下传导,有时可闻及二尖瓣相对狭窄所致舒张期杂音;主动脉瓣关闭不全,在胸骨左缘第 3 肋间可闻及舒张期叹气样杂音。多次复发可使心瓣膜形成永久性瘢痕,导致风湿性心脏病。

(3)心包炎,表现为心前区疼痛、心动过速、呼吸困难,部分患儿心底部可闻及心包摩擦音。X 射线检查心影向两侧扩大呈烧瓶状;心电图示低电压,早期 ST 段抬高,随后 ST 段回到等电线,并出现 T 波改变。

3.关节炎

关节炎占风湿热患儿的 50 ％～60 ％,以游走性和多发性为特点,常累及膝、踝、肘、腕等大关节,局部出现红、肿、热、痛,活动受限。治疗后关节可不留强直或畸形。

4.小舞蹈症

小舞蹈症占风湿热患儿的 3 ％～10 ％,也称"Sydenham 舞蹈症"。女童多见,表现为面部和四肢肌肉不自主、无目的的快速运动,在兴奋或注意力集中时加剧,入睡后消失。可单独存在或与其他症状并存。

5.皮肤症状

（1）皮下小结节：见于 5 %～10 %的患儿，好发于肘、腕、膝、踝等关节伸侧，圆形、质硬、无痛、可活动，粟粒或豌豆大小，经 2～4 周自然消失。

（2）环形红斑：见于 2 %～5 %的患儿，呈环形或半环形边界清楚的淡色红斑，大小不等，中心苍白，边缘可轻度隆起，分布于躯干及四肢屈侧，可反复出现，不留痕迹。

（三）实验室检查

1.风湿热活动指标

红细胞沉降率上升、C 反应蛋白阳性、黏蛋白增高为风湿活动的重要标志，但对诊断本病无特异性。

2.抗链球菌抗体测定

80 %的患儿抗链球菌溶血素"O"升高，同时测定抗脱氧核糖核酸酶 B、抗链激酶和抗透明质酸酶（antihyalumnidase，AH）阳性率可提高到 95 %。

（四）治疗要点

1.一般治疗

卧床休息，其时间取决于心脏受累程度和心功能状态，并应加强营养、补充维生素等。

2.清除链球菌感染

大剂量青霉素静脉滴注，持续 2～3 周。青霉素过敏者改用红霉素。

3.抗风湿热治疗

心脏炎症时早期用糖皮质激素治疗，总疗程为 8～12 周，无心脏炎症者可用阿司匹林，总疗程为4～8 周。

4.其他治疗

有充血性心力衰竭时加用地高辛，但剂量宜小，并加用卡托普利、呋塞米和螺内酯。小舞蹈症时可用苯巴比妥、氯丙嗪等镇静药。关节肿痛时应予制动。

（五）护理措施

1.基础护理

（1）加强饮食管理：给予易消化、营养丰富的食物，少量多餐，心力衰竭患儿适当限制盐和水，并详细记录出入水量，保持大便通畅。

（2）心理护理：关心爱护患儿，以小儿能接受的方式耐心解释各项检查、治疗、护理措施的意义，争取合作。及时解除患儿的各种不适感，增强其战胜疾病的信心。

2.疾病护理

（1）对症护理。①减轻关节疼痛。关节疼痛时，可让患儿保持舒适的体位，避免患肢受压，移动肢体时动作要轻柔，也可用热水袋热敷以止痛。注意患肢保暖，避免寒冷潮湿，做好皮肤护理。②降低体温，密切观察体温变化，注意热型。高热时用物理降温。

（2）专科护理。

①防止发生严重的心功能损害。

观察病情：注意患儿面色、呼吸、心率、心律及心音的变化，如有衰竭的表现，应及时处理。

限制活动:急性期卧床休息 2 周,有心肌炎时轻者绝对卧床 4 周,重者 6～12 周,至急性症状完全消失,红细胞沉降率接近正常时方可下床活动,伴心力衰竭者待心功能恢复后再卧床 3～4 周,活动量依据心率、心音、呼吸、有无疲劳而调节。一般恢复至正常活动量所需时间是无心脏受累者 1 个月,轻度心脏受累者 2～3 个月,严重心肌炎伴心力衰竭者 6 个月。

②用药护理:服药期间应注意观察药物副作用;应密切观察应用泼尼松引起的副作用;发生心肌炎时对洋地黄敏感且易出现中毒,用药期间应注意观察有无恶心、呕吐、心律不齐、心动过缓等副作用。

3.健康指导

(1)讲解疾病的有关知识和护理要点,使家长学会观察病情、预防感染和防止疾病复发的各种措施。

(2)指导家长合理安排患儿的日常生活,避免剧烈的活动,以及防止受凉,定期到医院门诊复查。

(3)强调预防复发的重要性,预防药物首选长效青霉素 120 U 深部肌内注射,每月 1 次,至少持续 5 年,最好持续到 25 岁。有严重风湿性心脏病者,宜终身药物预防。青霉素过敏者可改用红霉素或其他抗生素。

第二节　幼年类风湿关节炎

幼年类风湿关节炎是一种以慢性关节滑膜炎为特征的自身免疫性疾病,表现为长期不规则发热及关节肿痛,伴皮疹和肝、脾、淋巴结增大,若反复发作可致关节畸形和功能丧失。年龄越小,全身症状越重,年长患儿以关节症状为主。

(一)病因与发病机制

病因不明,可能与感染、免疫、遗传等因素有关。

(二)临床表现

本病可发生于任何年龄,以 2～3 岁和 8～10 岁小儿多见,形成两个发病高峰。根据关节症状与全身症状分为三型。

1.全身型

全身型约占 20 %,多见于 2～4 岁小儿。以全身症状起病,发热和皮疹为典型症状。发热呈弛张热,在 40 ℃以上,伴一过性多形性淡红色皮疹;皮疹可融合成片,多见于躯干和四肢近端,随体温升降时隐时现。

2.多关节型

多关节型占 30 %～40 %,女孩多见,多见于学龄儿童。受累关节在 5 个以上,多为对称性,先累及膝、踝、肘、腕等大关节,表现为肿痛与活动受限。晨僵是本型的特点。约 1/4 患儿类风湿因子(rheumatoid factor, RF)阳性,最终半数以上关节发生强直变形,影响关节功能。

3.少关节型

少关节型占 40 %～50 %,女孩多见,多见于较大儿童。受累关节不超过 4 个,多为非对称性,以膝、踝、肘、腕大关节为主,多无严重的关节活动障碍,可并发虹膜睫状体炎。

(三)实验室检查

1.血液检查

在活动期可有轻度或中度贫血,多数患儿白细胞数增高,以中性粒细胞增高为主;红细胞沉降率上升,C 反应蛋白阳性。

2.免疫学检测

IgG、IgM、IgA 均增高,部分病例类风湿因子和抗核抗体可为阳性。

3.X 射线检查

早期可见关节附近软组织肿胀,关节周围骨质稀疏;晚期关节面骨膜破坏,关节腔变窄,关节融合,关节半脱位。

(四)治疗要点

治疗原则为控制临床症状,维持关节功能,防止关节畸形;控制炎症,促进患儿健康地生长发育。

1.一般治疗

除急性发热外,不主张过多的卧床休息,应适当运动,采用医疗体育、理疗、热敷、红外线照射、按摩等减轻关节强直和软组织挛缩。必要时做矫形手术。

2.药物治疗

选用非甾体消炎药(萘普生、布洛芬等)、病情缓解药(甲氨蝶呤、青霉胺等)、糖皮质激素等进行类风湿关节炎治疗。

(五)护理措施

1.基础护理

心理护理:关心患儿,多与患儿及家长沟通,了解患儿及其家长的心理感受,并及时给予情感支持。

2.疾病护理

(1)对症护理。

①降低体温:密切监测体温变化,注意热型。观察有无皮疹、眼部受损及心功能不全的表现。高热时物理降温(有皮疹者忌用乙醇擦浴),及时擦干汗液,更换衣服,以保持皮肤清洁,防止受凉。保证患儿摄入充足水分及能量,给予高热量、高蛋白质、高维生素、易消化的饮食。

②减轻关节疼痛,维护关节的正常功能:急性期卧床休息,并注意观察关节炎症状。可利用夹板、沙袋固定患肢于功能位置或用支架保护患肢不受压等以减轻疼痛。也可教给患儿用放松、分散注意力的方法控制疼痛或局部湿热敷止痛。急性期过后尽早开始关节的康复治疗,指导家长帮助患儿做关节的被动运动和按摩,同时将治疗性的运动融入游戏中,以恢复关节功能,防止畸形。若运动后关节疼痛肿胀加重,可暂时停止运动。鼓励患儿在日常生活中尽量独立,并提供帮助独立的设备。对关节畸形的患儿,注意防止外伤。

(2)专科护理:用药护理。非甾体消炎药常见副作用有胃肠道反应,对凝血功能、肝、肾和中枢神经系统也有影响。故长期用药的患儿应每2～3 个月检查血象和肝、肾功能。

3.健康教育

(1)介绍本病的治疗进展和有关康复的信息,以提高他们战胜疾病的信心。

(2)指导患儿及家长做好受损关节的功能锻炼,帮助患儿克服因慢性病或残疾造成的自卑心理。

(3)指导家长不要过度保护患儿,多让患儿接触社会,并且多尝试一些新的活动,对其独立性进行奖赏。

(4)鼓励患儿参加正常的活动和学习,促进其身心健康的发展。

第三节　过敏性紫癜

过敏性紫癜,又称"舒亨综合征",是小儿时期最常见的一种血管炎,以小血管炎为主要病变的血管炎综合征。临床特点除皮肤紫癜外,有关节肿痛、腹痛、便血和血尿等。主要见于学龄儿,男孩多于女孩,四季均有发病,但冬春季多见。

(一)病因与发病机制

病因不清,目前认为与某种致敏因素引起的自身免疫反应有关。发病机制可能是以病原体(细菌、病毒、寄生虫等)、药物(抗生素、磺胺药、解热镇痛药等)、食物(鱼虾、蛋、牛奶等)及花粉、虫咬、疫苗注射等作为致敏因素,作用于具有遗传背景的个体,激发 B 细胞克隆扩增而导致 IgA 介导的系统性血管炎。

(二)临床表现

多为急性起病,病前 1～3 周常有上呼吸道感染史。

1.皮肤紫癜

皮肤紫癜常为首发症状,多见于下肢和臀部,分批出现,伸侧较多,对称分布,躯干和面部少见。典型紫癜变化规律为初期出现紫红色斑丘疹,高出皮肤,压不褪色,此后颜色加深呈暗紫色,最后呈棕褐色而消退。可伴有荨麻疹和血管神经性水肿。少数重症患儿紫癜可大片融合形成大疱,伴出血性坏死。

2.消化道症状

约有 2/3 患儿可出现消化道症状,常出现脐周或下腹部疼痛,伴恶心、呕吐或便血。偶可发生肠套叠、肠梗阻、肠穿孔及出血坏死性小肠炎。

3.关节症状

约 1/3 患儿出现关节肿痛,多累及膝、踝、肘等关节,表现为关节肿胀、疼痛和活动受限,呈游走性,多在数日内消失而不遗留关节畸形。

4.肾症状

30 %～60 %患儿有肾损害的临床表现。多发生于起病 1 个月内,症状轻重不一。多数患儿出现血尿、蛋白尿及管型尿,伴血压增高及水肿,称为紫癜性肾炎。少数呈肾病综合征表现。一般患儿肾损害较轻,大多数都能完全恢复,少数发展为慢性肾炎,或死于慢性肾衰竭。

5.其他

偶因颅内出血导致失语、瘫痪、昏迷、惊厥。个别患儿有鼻出血、牙龈出血、咯血等症状。

(三)实验室检查

1.血象

白细胞数正常或轻度增高,中性和嗜酸性粒细胞数可增高。血小板计数正常甚至升高,出血和凝血时间正常,血块退缩试验正常,部分患儿毛细血管脆性试验阳性。

2.其他

肾受损可有血尿、蛋白尿、管型尿。血清 IgA 浓度往往升高,IgG、IgM 升高或正常。

(四)治疗要点

本病无特效疗法,主要采取支持和对症治疗。有荨麻疹或血管神经性水肿时,用抗组胺药和钙剂;腹痛时用解痉药;消化道出血时禁食,静脉滴注西咪替丁,必要时输血。给予大剂量维生素 C 改善血管通透性;应用阿司匹林等抗凝;应用肾上腺皮质激素缓解腹痛和关节疼痛,重症可加用免疫抑制剂。

(五)护理措施

1.疾病护理

(1)对症护理。

①恢复皮肤的正常形态和功能:观察皮疹的形态、颜色、数量、分布,是否反复出现等,每天详细记录皮疹变化情况。保持皮肤清洁,防擦伤和小儿抓伤,如有破溃及时处理,防止出血和感染。患儿衣着宽松、柔软,保持清洁、干燥。避免接触可能的各种致敏原,同时遵医嘱使用止血药、脱敏药等。

②减轻或消除关节肿痛与腹痛:观察患儿关节肿胀及疼痛情况,保持关节的功能位置。据病情选择合适的理疗方法,教会患儿利用放松、娱乐等方法减轻疼痛。患儿腹痛时应卧床休息。尽量在床边守护,并做好日常生活护理。按医嘱使用肾上腺皮质激素,以缓解关节痛和解除痉挛性腹痛。

(2)专科护理:病情观察。①观察有无腹痛、便血等情况,同时注意腹部体征并及时报告和处理。对有消化道出血者,应嘱其卧床休息,限制饮食,给予无渣流食,出血量多时要考虑输血并禁食,经静脉补充营养。②观察尿色、尿量,定时做尿常规检查,若有血尿和蛋白尿,提示紫癜性肾炎,按肾炎护理。

2.健康教育

(1)过敏性紫癜可反复发作和并发肾损害,给患儿和家长带来不安和痛苦,故应针对具体情况予以解释,帮助其树立战胜疾病的信心。

(2)做好出院指导,对有肾及消化道症状者,宜在症状消失 3 个月后复学。

(3)教会患儿和家长继续观察病情,合理调配饮食,定期来院复查,及早发现肾并发症。

第四节 皮肤黏膜淋巴结综合征

皮肤黏膜淋巴结综合征又称"川崎病",是一种以全身中、小动脉炎为主要病变的急性发热出疹性疾病。表现为急性发热、皮肤黏膜病损和淋巴结肿大。本病以婴幼儿多见,男孩多于女孩。

(一)病因与发病机制

病因不明。目前认为,川崎病是一定易患宿主对多种感染病原触发的一种免疫介导的全身性血管炎。

(二)临床表现

一般为自限性,有心血管症状时可持续数月至数年。

1.主要表现

(1)发热:体温为38~40 ℃,呈稽留热或弛张热,持续1~2周,抗生素治疗无效。

(2)皮肤表现:皮疹在发热或发热后出现,呈向心性、多形性,常见为斑丘疹、多形红斑样或猩红热样;手足硬性水肿,掌跖红斑,恢复期指(趾)端膜状脱皮,重者指(趾)甲可脱落。肛周皮肤发红、脱皮。

(3)黏膜表现:双眼球结膜充血,但无脓性分泌物;口唇红肿、皲裂或出血,舌乳头突起、充血呈草莓舌。

(4)颈淋巴结肿大:单侧或双侧,质硬有触痛,表面不红无化脓,热退后消散。

2.心脏表现

病后1~6周可出现心肌炎、心包炎和心内膜炎等;冠状动脉瘤常在疾病的第2~4周发生,心肌梗死和冠状动脉瘤破裂可导致心源性休克,甚至猝死。

3.其他

可有间质性肺炎、无菌性脑膜炎、消化系统症状、关节疼痛和肿胀。

(三)实验室检查

1.血液检查

轻度贫血,白细胞计数升高,以中性粒细胞计数增高为主,有核左移现象。红细胞沉降率上升,C反应蛋白增高,免疫球蛋白增高,为炎症活动指标。

2.免疫学检测

血清IgG、IgM、IgA、IgE和血循环免疫复合物均增高。

3.心血管系统检查

心脏受损者可见心电图和超声心动图改变,必要时行冠状动脉造影。心电图主要为ST段和T波改变、PR间期和QT间期延长、低电压、心律失常等。

(四)治疗要点

尽早采用阿司匹林和丙种球蛋白,以控制炎症,预防或减轻冠状动脉病变发生;病情严重者可考虑使用皮质激素。对血小板显著增多或冠状动脉病变、血栓形成者,加用双嘧达莫。同时,根据病情给予对症和支持治疗。

(五)护理措施

1.疾病护理

(1)对症护理。

①降低体温:急性期患儿应绝对卧床休息。维持病室适宜的温、湿度。监测体温变化、观察热型及伴随症状,警惕热性惊厥的发生,并及时采取必要的治疗护理措施。评估患儿体液状态,给予营养丰富、清淡易消化的流质或半流质饮食。鼓励患儿多饮水,必要时静脉补液。按医嘱用药并注意观察应用阿司匹林有无出血倾向和静脉注射丙种球蛋白有无过敏反应,一旦发生及时处理。

②皮肤护理:保持皮肤清洁,衣被质地柔软而清洁;剪短指甲,以免抓伤和擦伤;每次便后清洗臀部;对半脱的痂皮用消毒剪刀剪除,切忌强行撕脱,防止出血和继发感染。

③黏膜护理:观察口腔黏膜病损情况,每天口腔护理2~3次,口唇干裂者涂润唇油;禁食生、辛、硬的食物。每天用生理盐水洗眼1~2次,也可涂眼膏,以保持眼的清洁,预防感染。

(2)专科护理:密切监测患儿有无心血管损害的表现,并根据心血管损害程度,采取相应的护理措施。

2.健康教育

(1)及时向家长交代病情,并给予心理支持。

(2)指导家长观察病情,定期带患儿复查,对于无冠状动脉病变患儿,于出院后1个月、3个月、6个月及1年全面检查1次。有冠状动脉损害者密切随访。

第十七章　遗传性和代谢性疾病的护理

第一节　概　述

基因在广义上讲是遗传信息的基本单位,基因组是在一个细胞或有机体中全部遗传信息的总和。遗传学则是研究基因与基因组的学科。随着遗传学的迅速发展,对遗传性疾病的认识已由细胞水平进入分子水平,对多种疾病的发病机制有了新的认识,以及新生儿重症监护病房救助功能的不断完善,早产儿存活率增高,患遗传性疾病患儿有增多的趋势,迄今已知遗传性疾病达 13 800 种。常见的疾病为染色体病、单基因遗传病和多基因遗传及线粒体病。

(一)遗传病的物质基础

遗传是指子代与亲代之间在形态结构、生理、生化等功能方面的相似而言。基因是遗传的物质基础,是一个带有遗传信息 DNA 分子片段,在染色体上有其特定位点。染色体的主要化学结构是脱氧核糖核酸(deoxyribonucleic acid,DNA)与蛋白质构成,是遗传信息的载体。每一种生物都具有一定数目和形态稳定的染色体。DNA 分子是由两条多核苷酸链组成的双螺旋结构,核苷酸是由脱氧核糖核酸、磷酸和碱基组成。其中碱基有四种:腺嘌呤(adenine,A)、鸟嘌呤(guanine,G)、胞嘧啶(cytosine,C)、胸腺嘧啶(thymine,T)。每个 DNA 是由两条方向相反的多核苷酸链连接而成,而在两条多核苷酸链之间需进行碱基配对,A 与 T,C 与 G,通过氢键连接在一起,并形成扭曲的双螺旋结构。

基因表达是将 DNA 分子储存的遗传信息经过转录,形成 mRNA,释放入细胞质作为蛋白质合成的模板,有 tRNA 按照密码子的选择相应的氨基酸,在核蛋白体上合成蛋白质。

当某种原因引起 DNA 基因的突变,而体内又缺乏 DNA 修复损伤的核酸内切酶时,则造成染色体上的 DNA 发生改变,制造蛋白质的模板发生误差,不能合成具有正常功能的酶和蛋白质,造成机体内酶的缺陷和蛋白质的异常,引起疾病的发生。

(二)遗传性疾病的传递方式

遗传性疾病是指生殖细胞和受精卵的遗传物质(染色体或基因)发生变化而引起的疾病,通常具有由上一代传给下一代的特性,常见的有常染色体显性和隐性、性染色体的显性和隐性及多基因遗传。

1.常染色体显性遗传

致病基因在常染色体上,其性质是显性,在等位基因中只要有一个为致病基因,则表现性状。其特点:父母中有一人患常染色体显性遗传病时,子代中患病数为 1/2,男女均可发病,如寻常性鱼鳞病、遗传性出血性毛细血管扩张症等。

2.常染色体隐性遗传

致病基因位于常染色体上,其性质为隐性。只有当一对等位基因都是致病基因(即纯合子)时,才表现出遗传病的性状,杂合子则无症状。也就是说,仅有一个病理隐性基因的个体,并不发病;只有双方均带有隐性病理基因时,才有纯合子的患者可能。所以,家长双方均为致病基因携带者,其表型正常,其子女发病概率为1/4,携带者概率为1/2,正常子女概率只有1/4,如苯丙酮尿症、胰腺囊性纤维化、白化病、肝豆状核变性等。

3.X伴性显性遗传

致病基因位于X染色体上。女性患者将疾病传给男性和女性,患病概率为1/2。男性患者可将疾病传给女性,但不传给男性,因此,其女孩患病,男孩正常。这类遗传性疾病比较少见,如家族性低磷酸血症佝偻病、奥尔波特综合征等,目前仅发现10种左右。

4.X伴性隐性遗传

致病基因在X染色体上,临床上常以男性患者为多见。这是因为男性只有一条X染色体,只要一条X染色体上有致病基因,就可表现出疾病的症状。而女性则有两条X染色体,一条染色体带有致病基因,而另一个为正常基因时,为疾病的携带者,临床表现为正常的个体。除非女性两条染色体都带有致病基因或女性基因,临床上才会出现症状。

(三)遗传性疾病分类

根据遗传物质的结构和功能的不同,可将遗传性疾病分为以下三种。

1.基因病

遗传物质改变仅涉及基因水平,可见单基因遗传病、线粒体病、分子病和多基因遗传病。

2.染色体病

染色体数目、形态或结构的异常,如排列顺序出现倒位、重复、缺失、易位等,使遗传物质失去正常状态,从而引起疾病,可分为常染色体病和性染色体病两大类。

3.体细胞遗传病

该病是指由体细胞中的遗传物质改变所致的疾病。如各种肿瘤的发病都涉及特定的组织细胞中的染色体和癌基因的变化,则属于体细胞遗传病。

(四)遗传病基因的诊断

基因诊断是以DNA和RNA为诊断材料,应用分子生物技术,通过检查基因的结构图来表达诊断遗传性疾病的方法和过程。常采用直接诊断和间接诊断两种诊断方法。

1.直接诊断

直接揭示导致疾病发生的各种遗传缺陷。前提是检测的基因的正常序列和结构已被阐明。

2.间接诊断

在先证者中确定具有遗传缺陷的染色体,然后在家系其他成员中判断被检者是否也存在此类染色体。

(五)遗传咨询

向患有遗传性疾病的患者或可疑的遗传患者及其家属讲解疾病的诊断、遗传方式、预防、治疗和预后等知识,有利于遗传性疾病的防治。遗传性疾病的预防方法有携带者检出、医学咨询、产前诊断、出生缺陷检测和预防。其中,及时检出携带者,并在检出后积极进行婚前指导或产前诊断,这样可以在胚胎早期进行选择性的流产,对预防和减少遗传病患儿和携带者的出生具有重要的现实意义。

第二节　唐氏综合征

唐氏综合征又称"21-三体综合征""先天愚型",是儿科中最先确认的染色体疾病,也是最常见的染色体疾病之一。由于21号染色体呈三体型,是生殖细胞在减数分裂过程中,由某种因素的影响发生不分离所引起。主要特征为特殊面容、身体发育落后、智力发育差,可伴多发畸形。其发病率为 0.56 ‰~0.64 ‰。

(一)病因与发病机制

21-三体综合征的病因主要是亲代(常见母系)的生殖细胞在减数分裂时或受精卵在有丝分裂时发生不分离,使胚胎体细胞内存在一额外的21号染色体。生殖细胞或受精卵不发生分离的原因与多种因素有关,如母体妊娠时的年龄、妊娠时应用化学药物堕胎、放射线照射、自身免疫性疾病及病毒感染等均可成为诱发因素。其中,母体的生育年龄与21-三体综合征的发病率密切相关,妊娠年龄越大,21-三体综合征的发病率越高。

根据染色体的核型分析,将其分为标准型、易位型、嵌合型。

标准型:核型为 47,XX(或 XY),+21,约占全部患儿的 95 %,主要生殖细胞在减数分裂时不分离。

易位型:又分 D/G 异位和 G/G 型,以 D/G 异位最常见,D 组染色体以 14 号染色体为主,核型为 46,XX(或 XY),-14,+t(14q21q)。G/G 异位是 G 组中两个 21 号染色体发生着丝粒融合,形成等臂染色体,核型为 46,XX(或 XY),-21,+t(21q21q)。

嵌合型:受精卵在早期分裂过程中染色体不分离引起,患儿体内存在两种细胞株,即正常细胞株和 21-三体细胞株,核型为 46,XX(或 XY)/47,XX(或 XY),+21。

(二)临床表现

21-三体综合征的主要临床表现为智力低下、愚笨面容及身体发育迟缓,可伴有先天性心脏病。患儿的愚笨面容临床表现为眼距宽、眼裂小、外眼角上斜、内眦赘皮、鼻根低平、腭弓高尖等,新生儿常患有第三囟门、舌大外伸、流涎,称伸舌样痴呆,以及身材矮小、头围小于正常、骨龄落后于年龄、四肢短、肌张力降低、关节可过度屈伸。约有 40 %的患者伴有先天性心脏病(常见房室间隔缺损),因免疫功能低下,易患各种感染性疾病。皮纹特征为通贯手、atd 角增大、胫侧弓形纹和第五指只有一指褶纹等。

(三)实验室检查

1.细胞遗传学检查

21 号染色体长臂二区二带呈三体型,其中典型的 21-三体综合征,即标准型、易位型,为 D/G 或 G/G 易位、嵌合型。

2.酶活性改变

患儿红细胞超氧化物歧化酶活性增高 50 %,碱性磷酸酶增高。

3.免疫改变

T淋巴细胞转化反应受抑制,血胸腺因子水平、丙种球蛋白含量下降。

(四)治疗要点

目前尚无有效治疗方法,如伴有畸形,可行手术矫正。主要进行针对性教育康复训练,达到生活自理并具有完成简单劳动的能力。

(五)预防

进行遗传咨询,根据染色体畸变类型对子代发病进行风险估计,指导生育。对可能生育21-三体综合征孕妇进行产前诊断,如高龄初产高危人群受孕后,可采用绒毛取样、羊膜穿刺做产前诊断。如小儿有畸形时,双亲也应做染色体检查。妇女受孕后,应保持心情愉快、情绪稳定,不服用对蛋白质有影响的药物,避免接触过量的放射性物质,预防各种细菌感染和病毒感染性疾病。

(六)护理措施

(1)加强生活护理,协助患儿穿衣、吃饭、排便等,提供有关患儿家庭照顾知识,帮助患儿家庭制定教育、训练方案,培养患儿的自理能力。

(2)养成良好的卫生习惯,预防或减少感染的发生。

第三节　苯丙酮尿症

苯丙酮尿症(phenylketonuria, PKU)是一种较常见的先天性氨基酸代谢障碍性疾病,是遗传代谢性疾病和新生儿筛查领域最成功、最经典的病种。苯丙氨酸在体内代谢通路中酶的缺陷,导致苯丙氨酸及其酮酸蓄积,并从尿中大量排出而获得此名。本病为常染色体隐性遗传性,其发病率随种族而异,我国约为 $1:11\ 000$。家长均为携带者,下一胎发病的概率为1/4。

(一)病因与发病机制

苯丙氨酸羟化酶相关基因位于第12号染色体长臂,由13个外显子组成,全长约为90 kDa。1986年以来,世界范围内报告了近500种基因突变,并发现突变与人种、民族、临床特点均有关。目前,我国患儿中已发现近百种突变,属常染色体隐性遗传疾病。天然食品中含有 $4\ \%\sim 6\ \%$ 的苯丙氨酸,机体摄入后,部分为机体蛋白质合成所利用,其余部分经肝苯丙氨酸羟化酶的作用转变酪氨酸,进一步转化为多巴胺、肾上腺素、黑色素等重要的生理活性物质。而PKU患儿肝苯丙氨酸羟化酶的水平仅为正常人的 $1\ \%$ 或更低,使经食物中苯丙氨酸的正常代谢途径受阻,不能将苯丙氨酸转化为酪氨酸,而只能转变为苯丙酮酸,从而导致苯丙氨酸在血、脑脊液各种组织中和尿液中浓度增高,并且因酪氨酸、多巴胺、去甲肾上腺素、肾上腺素、黑色素等重要生理活性物质生成障碍,引起一系列临床症状。

(二)临床表现

苯丙酮尿症主要损害神经系统。未经治疗患儿,数月则可出现不同程度的智力发育落后,近半数患儿合并癫痫,其中婴儿痉挛症占1/3。患儿在新生儿时期发育基本正常,出生后1～3个月可出现湿疹、呕吐、腹泻、喂养困难等非特异性症状。出生后3～6个月时则出现表情呆滞、烦躁、易激惹、抑郁、多动等症状,智力发育明显落后于正常儿童。部分患儿伴有步态不稳、行走困难,80%的患儿有脑电图异常,25%～35%患儿有癫痫发作,且不易控制。由于黑色素缺乏,90%的患儿的毛发逐渐变为棕色或黄色,皮肤变白,虹膜色泽变浅。经苯丙氨酸旁路代谢转化为苯丙酮酸、苯乙酸,自尿液、汗液中大量排出,导致患儿有鼠尿样体臭。

(三)实验室检查

1.新生儿期筛查

格思里试验是国际采用的筛选方法,将干的血滤纸片放入与苯丙氨酸结构相似的细菌抑制剂的培养板上。当血标本中的苯丙氨酸含量在 0.244 mmol/L(4 mg/dL)时,能使受抑制的枯草杆菌生长,出现菌环。环的大小与苯丙氨酸的浓度成正比。格思里试验在给小儿喂奶后2～3 d,正常人血清苯丙氨酸的浓度为 0.061～0.183 mmol/L(1～3 mg/dL)。而苯丙氨酸酮尿的患儿为正常的2倍,达 0.366 mmol/L(6 mg/dL),有时可高达 1.22 mmol/L(20 mg/dL)。

2.尿三氯化铁试验和2,4二硝基苯肼试验

这两种试验仅用于较大儿童临床初筛。

3.尿蝶呤分析

此试验鉴别各型苯丙酮尿症。

(四)诊断

病史、体征和血生化检查为临床初步判断。

(五)治疗要点

早期诊断、及时治疗,防止智力低下的发生。低苯丙氨酸饮食治疗是目前国内外治疗苯丙酮尿症唯一有效的方法。

(六)护理措施

(1)控制天然蛋白质摄入,苯丙氨酸的摄入维持在最低生理需要量,使血中丙氨酸浓度控制在理想范围,如表 17-1 和表 17-2 所示。

表 17-1　各年龄组苯丙酮尿症患儿苯丙氨酸推荐摄取量表

年龄	苯丙氨酸摄取量/[mg/(kg·d)]
0～3 个月	70～50
3～6 个月	60～40
6～12 个月	50～30
1～2 岁	40～20
2～3 岁	35～20
3 岁以上	35～15

(2)鼓励母乳喂养。母乳中的苯丙氨酸的含量为 2.4 mmol/L,比牛乳含量低,相当于牛乳的 1/3。停止母乳喂养后,适量补充牛乳、蛋类、肉类、豆类等优质蛋白,补充苯丙氨酸。患儿辅食的添加时间、方法与正常婴儿相同。

(3)初诊患儿按制定的食谱喂养后,要在 3 d、5 d、10 d 测定血苯丙氨酸浓度。根据血苯丙

氨酸浓度调整喂养食谱,将血苯丙氨酸浓度调整到正常范围。饮食治疗期间要定期监测血苯丙氨酸浓度,新制定和新调整的食谱,应在食用后 5 d、7 d、10 d 测定血苯丙氨酸浓度,以确定食谱是否合适。

表 17-2　各年龄组苯丙酮尿症患儿血苯丙氨酸浓度的理想范围表

年龄	血苯丙氨酸浓度/(mg/dL)
0～2 岁	2～4
2～8 岁	3～6
8～12 岁	3～8
12～15 岁	3～10
15 岁以上	3～15

(4)可选择低或无苯丙氨酸的奶粉或氨基酸粉作为补充蛋白质来源的饮食。这样可减少苯丙氨酸的产生,避免脑损害。同时,配以天然食品补充机体所需最小量的苯丙氨酸和其他营养成分,保证足够的热量、维生素、微量元素的需求。

(5)理想糖类、蛋白质、脂肪的比例为 60∶15∶25。随着年龄的增长,饮食可根据年龄、体重、蛋白质、热量、苯丙氨酸需要量和血苯丙氨酸浓度来选择,如大米、小米、白菜、土豆、菠菜等。根据年龄、体重、所需营养成分及量,制定成食谱并交给家长。既限制了苯丙氨酸的摄入,又能保证患儿的生长发育的需要,还可避免患儿神经损害的发生。

(6)定期检测血苯丙氨酸、血红蛋白、血清蛋白水平及体格、智力发育的情况。必要时,进行血氨基酸分析、测定酪氨酸水平、支链氨基酸与芳香族氨基酸的比值,保证患儿的健康成长。

(7)脑损伤引起的智力落后是不可逆的,应对患儿进行智力康复的训练,康复训练可使患儿的智商有不同程度的提高,部分患儿可能有显著进步。对智力严重落后的患儿,主要培养其基本生活自理能力;而对轻中度落后的患儿,在训练其生活自理能力的基础上,还应进行相应的生存技能培训,保证患儿的生存质量。

(8)婴儿期保持皮肤清洁。剪短指甲或戴防护手套,预防抓伤皮肤。每次便后用温水冲洗,局部给予鞣酸软膏涂抹。瘙痒处可用炉甘石擦洗。及时更换衣服,保持衣服清洁、干燥,减少对皮肤的刺激。有湿疹时,应及时给予治疗。

(9)向患病家长讲解本病的发病机制、护理措施及预后状态,强调饮食控制与患儿智力和体格发育的关系。国内外近四十年的经验证明,经新生儿筛查发现,1 个月内开始治疗,智力水平可达正常水平,IQ 均可达 100。3～6 个月开始治疗的患儿,部分患儿可能有神经损害的发生,IQ 可在 90 左右。6 个月至 2 岁未开始治疗的患儿,神经系统损坏有急速进展趋势。1 岁以后治疗患儿,IQ 均多在 60 以下。可见早期发现、及时干预,对患儿预后具有重要意义。

第十八章　感染性疾病的护理

第一节　麻疹

麻疹是由麻疹病毒引起的一种急性出疹性呼吸道传染病。临床上以发热、上呼吸道炎(咳嗽、流涕)、结膜炎、口腔麻疹黏膜斑(又称"科氏斑")及全身斑丘疹为主要表现。本病传染性强,易并发肺炎;病后免疫力持久,大多终身免疫。随着麻疹减毒活疫苗的普遍接种,麻疹的流行已得到控制,目前我国的总发病率低于 0.1‰。

(一)病因与发病机制

麻疹病毒是一种副黏液病毒,仅有一个血清型。抗原性稳定。病毒不耐热,对日光和消毒剂均敏感,但在低温下能长期存活。

麻疹病毒侵入易感儿后出现两次病毒血症。麻疹病毒侵入呼吸道上皮细胞及局部淋巴结,在这些部位繁殖,同时有少量病毒侵入血液形成第一次病毒血症;此后病毒在全身单核巨噬细胞系统内大量复制、繁殖,大量病毒再次侵入血流,造成第二次病毒血症,引起全身广泛性损害而出现一系列临床表现,如高热和出疹,此时传染性最强。

(二)临床表现

1.典型麻疹

临床经过可分为以下四期。

(1)潜伏期:10 d 左右。在潜伏期末可有轻度发热、精神差、全身不适。

(2)前驱期(出疹前期):发热开始至出疹,一般为 3～4 d。主要有以下症状。

①发热:首发症状,多为中度以上发热。

②上呼吸道炎:在发热同时出现咳嗽、喷嚏、流涕、咽部充血等卡他症状,眼结合膜充血、流泪、畏光及眼睑水肿是本病特点。

③麻疹黏膜斑:见于 90 % 以上患儿,具有早期诊断价值。在发疹前 24～48 h 出现,在两侧颊黏膜上相对于下臼齿对应处,于出疹后 1～2 d 迅速消失。

④其他:部分病例可有一些非特异性症状,如全身不适、精神不振、食欲减退、呕吐、腹泻等。

(3)出疹期:一般为 3～5 d。皮疹多在发热 3～4 d 后按一定顺序出现,先见于耳后、发际、颈部到颜面部,然后从上而下延至躯干、四肢,最后到手掌、足底。皮疹为略高出皮肤的斑丘疹。出疹时全身毒血症状加重、体温升高、嗜睡或烦躁、厌食、呕吐、腹泻,肺部有少量啰音。易出现肺炎、喉炎等并发症。

(4)恢复期:一般为 3～5 d。出疹 3～4 d 皮疹按出疹先后顺序逐渐隐退,1～2 周完全消失。

2.非典型麻疹

少数患儿,病程呈非典型经过。体内尚有一定免疫力者呈轻型麻疹,常无黏膜斑,皮疹稀而色淡,疹退后无脱屑和色素沉着,无并发症。体弱、有严重继发感染者呈重型麻疹,持续高热、中毒症状重,皮疹密集融合,常有并发症或皮疹骤退、四肢冰冷、血压下降等循环衰竭表现。此外,注射过麻疹减毒活疫苗的患儿还可以出现皮疹不典型的异型麻疹(非典型麻疹综合征)和无典型黏膜斑、无皮疹的无疹型麻疹。

3.常见并发症

在麻疹病程中患儿可并发肺炎、中耳炎、喉炎、气管及支气管炎、心肌炎、脑炎、营养不良和维生素 A 缺乏症等,并可使原有的结核病恶化。

(1)肺炎:麻疹最常见的并发症,多见于 5 岁以下患儿。继发细菌感染性肺炎时,肺炎症状加剧,体征明显,预后差。

(2)喉炎:麻疹患儿常有轻度喉炎表现,但继发细菌感染所致的喉炎,严重者可窒息死亡。

(3)心肌炎:轻者仅有心音低钝、心率增快、一过性心电图改变;重者可出现心率衰竭、心源性休克。

(4)脑炎:大多发生在出疹后 2～6 d,脑炎的轻重与麻疹轻重无关。

(三)实验室检查

1.一般检查

血白细胞总数减少,淋巴细胞相对增多。中性粒细胞增多提示继发细菌感染。

2.病原学检查

从呼吸道分泌物中分离出麻疹病毒,或检测到麻疹病毒均可做出特异性诊断。

3.血清学检查

皮疹出现 1～2 d 即可用酶联免疫检测法从血中检出特异性 IgM 抗体,有早期诊断价值。

(四)治疗要点

治疗原则:加强护理、对症治疗、预防感染。

1.一般治疗

注意补充维生素,尤其是维生素 A 和维生素 D。保持水、电解质及酸碱平衡,必要时静脉补液。

2.对症治疗

对体温超过 40 ℃者,酌情给予小量(常用量的 1/3～1/2)退热药,对伴有烦躁不安或惊厥者,给予镇静药,咳嗽重者,可服止咳药并行超声雾化吸入。

3.中药治疗

前驱期以辛凉透表为主,出疹期以清热解毒透疹为主,恢复期则以养阴清余热、调理脾胃为主。

4.并发症治疗

对有并发症者,给予相应治疗。

(五)护理措施

1.基础护理

(1)卧床休息:卧床休息至皮疹消退、体温正常为止。室内温度维持在 18～22 ℃,湿度在 50 %～60 %。衣被合适,勿捂汗。

(2)保证营养的供给:饮食以清淡、易消化、营养丰富的流食、半流食为宜,少量多餐。鼓励多饮水,必要时按医嘱补液。恢复期应添加高蛋白质、高能量及多种维生素的食物。

2.疾病护理

(1)对症护理。

①监测体温,观察热型:处理麻疹高热时需兼顾透疹,不宜用药物及物理方法强行降温,尤其禁用冷敷及乙醇擦浴。如体温升为 40 ℃以上时,可用小剂量退热药或温水擦浴。

②保持皮肤黏膜完整性。

皮肤护理:保持皮肤清洁,勤换内衣。勤剪指甲,避免患儿抓伤皮肤引起继发感染。

口、眼、耳、鼻部的护理:多喂白开水,常用生理盐水或 2 %硼酸溶液洗漱,保持口腔清洁、舒适;眼部因炎性分泌物多而形成眼痂者,应用生理盐水清洗双眼,再滴入抗生素眼药水或眼膏,并加服鱼肝油预防干眼症;防止眼泪及呕吐物流入耳道,引起中耳炎;及时清除鼻痂,保持鼻腔通畅。

(2)专科护理。

①观察病情:出疹期间出现高热不退、咳嗽加剧、呼吸困难及肺部细湿啰音等为并发肺炎的表现;出现声嘶、气促、吸气性呼吸困难、三凹征等为并发喉炎的表现;出现抽搐、嗜睡、脑膜刺激征等为脑炎的表现。

②预防感染的传播。

管理传染源:隔离患儿至出疹后 5 d,并发肺炎者延长至出疹后 10 d,密切接触的易感儿,应隔离观察 3 周,若接触后接受过免疫抑制药者则延至 4 周。

切断传播途径:每天用紫外线消毒患儿房间或通风 30 min,患儿衣物在阳光下曝晒。医护人员接触患儿前后应洗手,更换隔离衣或在空气流动处停留 30 min。

保护易感人群:流行期易感儿应尽量避免去公共场所。8 个月以上未患过麻疹者均应接种麻疹减毒活疫苗,7 岁时进行复种,流行期间可应急接种。体弱患儿接触麻疹后,应及早注射免疫血清球蛋白。

3.健康指导

由于麻疹传染性较强,为控制疾病的流行,应向家长介绍麻疹的流行特点、隔离时间、早期症状等,使其有充分的心理准备,积极配合治疗。无并发症的患儿可在家中治疗护理。指导家长做好消毒隔离、皮肤护理及病情观察等,防止继发感染。

第二节　水痘

水痘是由水痘-带状疱疹病毒(varicella-zoster virus, VZV)引起的小儿常见的急性出疹性疾病,传染性极强,临床特征为皮肤和黏膜相继出现并同时存在斑疹、丘疹、疱疹及结痂,全身症状轻微。患儿感染后可获得持久免疫,但以后可以发生带状疱疹。

(一)病因与发病机制

水痘-带状疱疹病毒即人类疱疹病毒 3 型,仅 1 个血清型。在小儿时期,该病毒原发感染为水痘,恢复后病毒可长期潜伏在脊髓后根神经节或脑神经的感觉神经节内,少数人在青春期或成年后,病毒可以被激活而再次发病,表现为带状疱疹。

病毒经口、鼻进入人体,在呼吸道黏膜细胞内繁殖,2~3 d进入血液,产生病毒血症,可在单核巨噬细胞系统内再次增殖后入血,引起第二次病毒血症而发病。病变主要损害皮肤,由于病毒侵入血液往往是间歇性的,故临床表现为皮疹分批出现。病变表浅,预后不留瘢痕。黏膜病变与皮疹类似。

(二)临床表现

1.典型水痘

典型水痘的潜伏期多为 2 周,表现为低热、不适、厌食、流涕、咳嗽等。常在起病当天或次日出现皮疹。其特点如下。①皮疹分批出现,开始为红色斑疹或斑丘疹,迅速发展为清凉、椭圆形小水疱,周围伴有红晕。疱液先透明而后浑浊,且疱疹出现脐凹现象,易破溃,常伴瘙痒,2~3 d开始干枯结痂。由于皮疹演变过程快慢不一,故同一时间内可见上述三种形态皮疹同时存在,这是水痘皮疹的重要特征。皮疹脱痂后一般不留瘢痕。②皮疹呈向心性分布,躯干多,四肢少,这是水痘皮疹的又一特征。③黏膜疱疹可出现在口腔、咽、眼结膜、生殖器等处,易破溃形成溃疡,疼痛明显。水痘多为自限性疾病,10 d左右自愈。

2.重型水痘

重型水痘发生于肿瘤或免疫功能低下的患儿,患儿全身中毒症状较重,高热,皮疹分布广泛,可融合形成大疱型疱疹或出血性皮疹,可继发感染,甚至引起败血症,病死率高。

3.先天性水痘

孕妇患水痘时可累及胎儿。妊娠早期感染,可致新生儿患先天性水痘综合征,导致多发性先天性畸形和自主神经系统受累,患儿常在 1 岁内死亡,存活者留有严重神经系统伤残。接近产期感染水痘,新生儿病情多严重,死亡率高。

4.并发症

常见并发症为皮肤继发性细菌感染。少数病例可发生心肌炎、肝炎等。水痘肺炎小儿少见,临床症状迅速恢复,X 射线肺部病变可持续 6~12 周。

(三)实验室检查

1.血常规

白细胞总数大多正常,继发细菌感染时可增高。

2.疱疹刮片检查

用瑞氏染色可见多核巨细胞,用苏木素-伊红染色法查见核内包涵体,可供快速诊断。直接荧光抗体染色查病毒抗原也简捷有效。

3.血清学检查

补体结合抗体高滴度或双份血清抗体滴度升高 4 倍以上可明确病原。

(四)治疗要点

1.对症治疗

皮肤瘙痒时可局部应用炉甘石洗剂或口服抗组胺药。高热时给予退热药。有并发症时进行相应对症治疗。

2.抗病毒治疗

阿昔洛韦为目前首选抗 VZV 药物。但需在水痘发病后 24 h 内应用才有效。此外,尚可酌情选用干扰素。

(五)护理措施

1.基础护理

室内温度适宜,保持衣被清洁、合适,以免增加痒感。勤换内衣,保持皮肤清洁、干燥。剪短指甲,小婴儿可戴连指手套,避免搔破皮疹,引起继发感染或留下瘢痕。

2.疾病护理

(1)对症护理。

①减少皮疹瘙痒:温水洗浴,疱疹无破溃者,可涂炉甘石洗剂或 5 ‰碳酸氢钠溶液,也可遵医嘱口服抗组胺药物;疱疹已破溃者、有继发感染者,局部用抗生素软膏,或遵医嘱口服抗生素控制感染。

②降低体温:患儿多有中低度发热,不必用药物降温。如有高热,可用物理降温或适量退热药,忌用阿司匹林,以免增加瑞氏综合征的危险。卧床休息到退热,症状减轻。给富含营养的清淡饮食,多饮水,保证机体足够的营养。

(2)专科护理。

①观察病情:水痘临床过程一般顺利,偶可发生播散性水痘,并发肺炎、心肌炎,应注意观察及早发现,并给予相应的治疗及护理。

②预防感染传播。

管理传染源:大多数无并发症患儿多在家中隔离治疗,应隔离至疱疹全部结痂为止。易感患儿接触后应隔离观察 3 周。

保护易感患儿:保持室内空气新鲜,托幼机构应做好晨间检查、空气消毒,防止扩散,尤其对体弱、免疫力低下者更应加强保护。对使用大剂量激素、免疫功能受损、恶性病患儿及孕妇,在接触水痘后 72 h 肌内注射水痘-带状疱疹免疫球蛋白,可起到预防或减轻症状的作用。国外已开始使用水痘减毒活疫苗,接触水痘后立即给予,可预防发病,即使患病,症状也很轻微。

3.健康指导

由于水痘是一种传染病,对社区人群除进行疾病病因、表现特点、治疗护理要点知识宣教外,为控制疾病的流行,重点应加强预防知识教育,如流行期间避免易感儿去公共场所。介绍水痘患儿隔离时间,使家长有充分思想准备,以免引起焦虑。指导家长给予患儿足够的水分和营养。为家长示范皮肤护理方法,注意检查,防止继发感染。

第三节　流行性腮腺炎

流行性腮腺炎是由腮腺炎病毒引起的小儿时期常见的急性呼吸道传染病。以腮腺肿大、疼痛为特征,各种涎液腺及其他器官均可受累,系非化脓性炎症。

(一)病因与发病机制

腮腺炎病毒为 RNA 病毒,属副黏液病毒,仅一个血清型,存在于患者唾液、血液、尿液及脑脊液中。此病毒对理化因素抵抗力不强,加热至 56 ℃ 20 min 或甲醛、紫外线等很容易使其灭活,但在低温条件下可存活较久。人是该病毒的唯一宿主。

腮腺炎病毒经口、鼻侵入人体,在局部黏膜上皮细胞中增殖,引起局部炎症反应,然后侵入血液产生病毒血症。病毒经血液至全身各器官,首先使腮腺、颌下腺、舌下腺、胰腺、性腺等发生炎变,也可侵犯神经系统。在这些器官中病毒再度繁殖,散布至第一次未曾侵入的其他器官,引起炎症,临床上呈现不同器官相继出现病变的症状。

(二)临床表现

典型病例临床上以腮腺炎为主要表现。潜伏期为 14~25 d,平均为 18 d。

本病前驱期很短,可有发热、头痛、乏力、肌痛、厌食等。腮腺肿大常是疾病的首发体征。通常先起于一侧,2~3 d 波及对侧,也有两侧同时肿大或始终局限于一侧者。肿胀以耳垂为中心,向前、后、下发展,局部不红,边缘不清,轻度压痛,咀嚼食物时压痛加重。在上颌第 2 磨牙旁的颊黏膜处,可见红肿的腮腺管口。腮腺肿大 3~5 d 达高峰,1 周左右逐渐消退。颌下腺和舌下腺也可同时受累。不典型病例可无腮腺肿胀而以单纯睾丸炎或脑膜炎的症状出现。

腮腺炎病毒有嗜腺体和嗜神经性,故病毒常侵入中枢神经系统、其他腺体或器官而产生下列症状。

1.脑膜脑炎

脑膜脑炎可在腮腺炎出现前、后或同时发生,也可发生在无腮腺炎时。表现为发热、头痛、呕吐、颈强直,少见惊厥或昏迷。脑脊液呈无菌性脑脊髓膜炎样改变。大多数预后良好,但也偶见死亡及留有神经系统后遗症。

2.睾丸炎

睾丸炎是男孩最常见的并发症,多为单侧受累,睾丸肿胀疼痛,约半数病例可发生萎缩,双侧萎缩者可导致不育症。

3.急性胰腺炎

急性胰腺炎较少见,常发生于腮腺炎肿胀数日后。出现中上腹剧痛,有压痛和肌紧张,伴发热、寒战、呕吐、腹胀、腹泻或便秘等。

4.其他

可有心肌炎、肾炎、肝炎等。

(三)实验室检查

1.血常规

白细胞总数正常或稍低,淋巴细胞相对增多。有并发症时白细胞总数及嗜中性粒细胞计数可增高。

2.血清、尿淀粉酶测定

90 %患儿的血、尿淀粉酶增高,并与腮腺肿胀平行,第 1 周达高峰,第 2 周左右恢复正常。血脂肪酶增高,有助于胰腺炎的诊断。

3.特异性抗体测定

血清特异性 IgM 抗体阳性提示近期感染。

4.病毒分离

患者唾液、脑脊液、尿或血中可分离出病毒。

(四)治疗要点

主要为对症处理及支持治疗。严重头痛和并发睾丸炎者,可酌情应用止痛药,也可采用中医中药内外兼治。并发睾丸炎者,应局部冷敷并用阴囊托将睾丸抬高以减轻疼痛。重症脑膜脑炎、睾丸炎或心肌炎者,必要时可用中等量激素治疗 3～7 d。氦氖激光局部照射治疗腮腺炎,对止痛、消肿有一定疗效。

(五)护理措施

1.基础护理

保持口腔清洁,常用温水漱口,多饮水,以减少口腔内残余食物,防止继发感染。

2.疾病护理

(1)对症护理。

①减轻疼痛:给予富有营养、易消化的半流质或软食,忌酸、辣、干、硬的食物,以免因唾液分泌及咀嚼使疼痛加剧。局部冷敷,以减轻炎症充血及疼痛,亦可用中药湿敷。

②减低体温,保证休息,防止过劳,减少并发症的发生。高热者给予物理或药物降温。鼓励患儿多饮水。发热伴有并发症者,应卧床休息至退热。

(2)专科护理。

①观察病情变化:注意有无脑膜炎、睾丸炎、急性胰腺炎等临床征象,并给予相应治疗及护理。发生睾丸炎时可用丁字带托起阴囊,局部间歇冷敷以减轻疼痛。

②预防感染传播:发现腮腺炎患儿后立即采取呼吸道隔离措施,直至腮腺肿大消退后3 d。有接触史的易感儿应观察 3 周。流行期间应加强托幼机构的晨检。居室应空气对流,对患儿口、鼻分泌物及污染物应立即消毒。易感儿可接种减毒腮腺炎活疫苗。

3.健康指导

无并发症的患儿一般在家中隔离治疗,指导家长做好隔离、饮食、用药等护理,学会观察病情,若有并发症表现,应及时送医院就诊。做好患儿及家长的心理护理,介绍减轻疼痛的方法,使患儿配合治疗。

第四节　手足口病

手足口病(hand-foot-mouth disease,HFMD)是由肠道病毒感染导致的临床症候群,患病人群以婴幼儿为主,大多数临床症状轻微,主要表现出发热和手、足、口腔等部位皮疹或疱疹等症状,少数可并发无菌性脑脊髓膜炎、脑炎、急性弛缓性麻痹、呼吸道感染、心肌炎等,个别重症患儿病情进展快,易发生死亡。近年来,手足口病发病率显著升高,并呈现季节性流行和全年散发趋势。

(一)病因与发病机制

手足口病主要由肠道病毒属的柯萨奇病毒(Cox,A 组 16,4,5,7,9,10 型;B 组 2,5,13 型)、埃可病毒(ECHO virvs)和肠道病毒 71 型(enterovirus71,EV71)引起,其中以 EV71 及 CoxA16 型最常见。

EV71 感染造成机体损害属于细胞免疫反应。细胞免疫功能低下,可延迟病毒清除,导致病毒扩散,造成持续炎症反应,最后导致肺水肿。机体免疫功能也发挥重要作用,在细胞免疫发育尚不成熟的 HFMD 患儿中,若自身细胞免疫弱于体液免疫,感染 EV71 后有进展为重症 HFMD 的倾向。

(二)临床表现

1.发热

发热为 HFMD 的临床症状之一。多数 HFMD 患儿可突然起病,约 1/2 患儿于发病前 1~2 d 或发病同时伴发热,体温约为 38 ℃,持续 2~3 d,少数患儿持续 3~4 d。有中枢神经系统并发症的 HFMD 患儿伴发热的持续时间常较长。HFMD 初期,部分患儿有轻度上呼吸道感染症状,如咳嗽、流涕、恶心、呕吐等。

2.口腔改变

口腔黏膜疹在 HFMD 的临床症状中出现较早,溃疡是最常见的口腔黏膜疹,由于口腔溃疡疼痛,患儿常流涎、拒食。HFMD 患儿的口腔症状也可表现为疱疹性咽峡炎或无口腔损害。

3.皮肤改变

HFMD 患儿的手、足、臀、膝等处的皮疹,为散在或融合红色斑丘疹、丘疱疹及呈椭圆形周围有红晕的灰白色水疱,直径为 1~3 mm,疱壁较厚且紧张,部分水疱长轴与皮纹一致。手、足等远端部位出现斑丘疹或疱疹,5 d 左右斑丘疹由红变暗,然后消退。疱疹呈圆形或椭圆形扁平凸起,一般无疼痛及痒感,愈后不留瘢痕。皮疹约 1 周干涸、结痂,愈后不留瘢痕。HFMD 患儿的手、足、口病损在同一患者中,不一定全部出现。

4.并发症表现

HFMD 重症患儿病情进展迅速,可在出现心动过速、呼吸增快、外周循环不良后迅速进展,有的甚至只有几小时,即发生致死性肺水肿、中枢性呼吸衰竭、难治性心力衰竭,死亡率很高。HFMD 患儿的早期神经系统表现主要为手、足、口腔疱疹,疱疹性咽峡炎,呕吐,食欲缺乏,持续发热 3 d 左右。继而出现神经系统紊乱,在皮疹或持续发热 2~5 d,表现为无菌性脑膜炎,急性迟缓性瘫痪和脑干炎。少数 HFMD 患儿在 EV71 感染 3~4 周出现吉兰-巴雷综合征和眼球震颤综合征。HFMD 患儿在发病的第 1~3 天,常发生急性肺水肿,与脑干炎同时发生,并出现气急、酸中毒、咳粉红色泡沫痰症状,可很快死亡。

(三)实验室检查

1.血常规

一般白细胞计数正常,重症者可明显升高。

2.病毒分离

病毒分离是确定手足口病病原的"金标准"。主要方法为收集疱疹液、咽拭子或粪便标本,制备标本悬液接种于 RD 细胞或 HEp-2 细胞进行培养。但该过程需 5~10 d,无法在流行期间同时处理大量标本。RT-PCR 技术克服了以上缺点,是快速诊断的重要手段。

3.血清学检查

血清学检查是目前手足口病病原诊断的常用方法。取发病早期和恢复期双份血清进行中和试验,若血清特异性抗体有 4 倍及以上增长,则有诊断意义;亦可检测其特异性 IgM 抗体。

4.核酸检验

近年来,基因芯片技术用于微生物感染诊断。自患者血清、脑脊液、咽拭子或咽喉洗液、粪便或肛拭子、脑脊液或疱疹液,以及脑、肺、脾、淋巴结等组织标本中检测到病原核酸。

(四)治疗要点

目前尚缺乏特异、高效的抗病毒药物,对症和支持治疗是主要治疗措施。早期应用 α 干扰素(IFN-α)治疗 EV71 引起的中枢神经系统感染,结果表明可逆转病毒对神经系统的损伤。在疾病早期(出现口腔溃疡和皮疹的 1~2 d)应用阿昔洛韦或更昔洛韦治疗可能有效。另外,静脉注射丙种球蛋白对 EV71 引起的中枢神经系统感染有一定疗效。

(五)护理措施

1.基础护理

(1)消毒隔离:确诊后,立即给予隔离治疗。隔离室内应经常通风,保持空气新鲜,温度适宜,每天紫外线照射 1~2 h。患儿的粪便、剩余食品、玩具等应彻底消毒。接触过患儿的医护人员用肥皂清洗双手后,再用消毒液浸泡。隔离时间为症状消失后约 2 周。

(2)合理饮食:患儿因发热、口腔疱疹而不愿进食,应给予营养丰富的流质、半流质易消化的食物;饮食不能过热、过咸,避免辛辣,以减少对口腔溃疡的刺激。鼓励患儿多饮水,以补充能量及水分,对疼痛明显而拒食的患儿要适当给予静脉补液。

(3)心理护理:护士在接待患儿时,态度要亲切、热情、和蔼,取得患儿的信任;要根据患儿的心理特点,利用音乐、图画等特殊语言,减轻患儿的紧张心理,使其配合诊疗。同时,应与患儿家长建立良好的护患关系,做好健康宣教,如指导家长做好病情观察,教会其口腔、皮肤护理及饮食调理的方法等。

2.疾病护理

(1)对症护理。

①高热的护理:密切观察体温变化,对于高热的患儿可采用温水擦浴,减少衣被等物理降温方法,也可遵医嘱用退热药,以防热性惊厥。

②口腔护理:由于大多数患儿有口腔溃疡、疱疹,加强口腔护理可有效减轻疼痛症状。进食前后可用生理盐水或温开水漱口,局部涂以 0.2 ％冰硼甘油,对疼痛明显的患儿可涂地卡因甲紫溶液。

③皮肤护理:保持皮肤清洁,每晚给患儿洗澡,并更换柔软的棉质内衣。洗澡时不用肥皂、沐浴露等刺激性的化学用品,用温水即可。患儿皮肤的炎性丘疹、疱疹易发生继发感染,而且抓破疱疹会引起病毒的传播。因此,应勤剪指甲,防止患儿搔抓,应尽量穿长衣袖、长裤脚将手脚包住,必要时可给患儿戴棉织手套。皮疹或疱疹已破裂者,局部可用炉甘石洗剂或阿昔洛韦软膏涂抹。

(2)专科护理。

①呼吸系统护理:注意观察患儿口周皮肤黏膜颜色,监听肺部呼吸音、心音,观察患儿有无呼吸急促、咳嗽、喘憋,肺部听诊有无湿啰音,咳痰时观察痰液的颜色和性质等。若出现红色泡

沫样痰,立即通知医生,指导患儿采取端坐位以减少静脉回流,给予高流量吸氧,同时遵医嘱应用止血、镇静、脱水、利尿等药物,控制好输液速度,密切观察病情变化,备好急救用品。

②并发症的护理:主要为心肌炎、脑炎、多发生神经根炎的护理。

心肌炎的护理:暴发性心肌炎常没有任何先兆症状和体征,临床表现为突然的抽搐,心力衰竭或血压突发性降低,出现心源性休克。护士应密切观察患儿有无胸闷、气短乏力、面色苍白等现象;心脏彩超有无心脏扩大,心脏听诊有无心音低钝,心电图有无心律失常,ST段改变及病理性Q波等。若出现高热、白细胞计数不明原因地增高而查不出其他感染灶时,要警惕暴发性心肌炎的发生;若出现体温升高与心动过速不成比例,提示并发心肌炎的可能。疑并发心肌炎时,每1～2 d抽血监测心肌酶,心肌酶可精确反映心肌损害程度。对患儿实施持续心电监护。加强巡视,认真观察并识别心律失常,若出现异常征象,必须立即报告医生,紧急处理,并遵医嘱给予适当镇静药,使患儿安静,降低心肌耗氧量。

脑炎的护理:脑炎患儿常出现呕吐症状,应密切观察并记录呕吐次数、呕吐物的颜色及量,若伴发高热、剧烈头痛、颈部抵抗、易烦躁、睡眠不安,非特异性红丘疹、点状出血点等,警惕并发无菌性脑炎。此时应严密监测血常规、脑脊液中淋巴细胞、蛋白含量、肝肾功能。定时监测患儿的意识,瞳孔、生命体征和颅内压,呕吐的性质,颈部抵抗程度,等等。出现频繁呕吐的患儿应将其头偏向一侧,保持呼吸道的通畅,及时清除口腔内的分泌物,防止误吸。颅内压升高时应遵医嘱应用糖皮质激素或20%甘露醇注射液等药物,酌情应用镇静药。

多发性神经根炎的护理:观察患儿的肢体活动、皮肤温度、汗液分泌情况等,观察有无行走不便或肌无力现象,尤其要注意观察双下肢麻木及无力的范围、持续时间,有无损伤平面以下部位感觉缺失及尿潴留等症状,警惕多发性神经根炎的发生。注意预防因感觉缺失导致的压疮发生,保持患儿床铺的清洁、柔软、无皱褶,衣服宽松舒适;大小便后及时清洗会阴部,保持皮肤清洁、干燥。可进行肢体按摩以促进血液循环预防肌肉萎缩。对卧床患儿应保持其肢体的功能位置,定时运动,防止关节挛缩和畸形。

3.健康指导

告知患儿家长手足口病为婴幼儿常见的传染病,但由于传染性强、传播快,主要由粪口途径和接触传播传染,潜伏期2～7 d,最多可达21 d,病程为7－10 d,每年7月份发病率最高,让家长对本病有一定的认识。应指导家长做好婴幼儿卫生保健,做到饭前、便后应洗手,玩具、餐具要定时消毒。本病流行时,应少带孩了去拥挤的公共场所,一旦确诊,嘱家长2周内勿送患儿上幼儿园或到公共场所,以免造成暴发流行。

第五节　传染性单核细胞增多症

传染性单核细胞增多症是 EB 病毒(Epstein-Barr virus, EBV)所致的急性传染性疾病,临床以发热、咽喉痛、肝脾和淋巴结肿大、外周血中淋巴细胞增多并出现单核异样淋巴细胞等为特征。

(一)病因及发病机制

EBV 是本病的病原体。EBV 属疱疹病毒属,是一种嗜淋巴细胞的 DNA 病毒,主要侵犯

B淋巴细胞。

本病的发病机制尚未完全阐明。EBV进入口腔后,引起腭扁桃体炎和咽炎症状,局部淋巴结受累肿大。病毒还可在腮腺和其他涎腺细胞中繁殖,并可长期或间歇向唾液中排放。然后进入血液,通过病毒血症或受感染的B淋巴细胞进行播散,继而累及周身淋巴系统。受感染的B淋巴细胞表面抗原发生改变,引起T淋巴细胞的强烈免疫应答而转化为细胞毒性T细胞。此外,本病发病机制除主要由于B与T细胞间的交互作用外,还有免疫复合物的沉积以及病毒对细胞的直接损害等因素。

(二)临床表现

潜伏期为5~15 d。起病急缓不一,多数患者有乏力、头痛、畏寒、鼻塞、恶心、食欲减退、轻度腹泻等前驱症状。发病期典型表现如下。

1.发热

体温为38~40 ℃,无固定热型,热程大多为1~2周,少数可达数月。

2.咽颊炎

咽部、腭扁桃体、腭垂充血肿胀,可见出血点,伴有咽痛,少数有溃疡或假膜形成。咽部肿胀严重者可出现呼吸及吞咽困难。

3.淋巴结肿大

大多数患者有浅表淋巴结肿大,在病程第1周就可出现。全身淋巴结均可受累,以颈部最为常见。肘部滑车淋巴结肿大常提示有本病可能。肿大淋巴结直径很少超过3 cm,中等硬度,无明显压痛和粘连,常在热退后数周才消退。肠系膜淋巴结肿大时,可引起腹痛。

4.肝、脾大

肝大者占20 %~62 %,大多数在2 cm以内,可出现肝功能异常,并伴有急性肝炎的上消化道症状,部分有轻度黄疸。约半数患者有轻度脾大,伴疼痛及压痛,偶可发生脾破裂。

5.皮疹

部分患者在病程中多出现多形性皮疹,如丘疹、斑丘疹、出血性皮疹等,多见于躯干。皮疹大多在4~6 d出现,持续1周左右消退。

6.并发症

重症患者可并发神经系统疾病,在急性期可发生心包炎、心肌炎。约30 %的患者出现咽部继发细菌感染。其他少见的并发症包括间质性肺炎、胃肠道出血、肾炎等。脾破裂虽然少见,但极严重,轻微创伤即可诱发。

(三)实验室检查

1.血常规

外周血象改变是本病的重要特征。早期白细胞总数可正常或偏低,以后逐渐升高超过$10\times10^9/L$,高者可为$30\times10^9/L$~$50\times10^9/L$。白细胞分类早期中性粒细胞增多,以后淋巴细胞数可达60 %,并出现异型淋巴细胞。异型淋巴细胞超过10 %或其绝对值超过$1.0\times10^9/L$时,具有诊断意义。血小板计数常见减少。

2.血清嗜异凝集试验

患者血清中出现IgM嗜异性抗体,能凝集绵羊或马红细胞,阳性率在80 %~90 %。凝集效价在 1：64 以上,经豚鼠吸收后仍阳性者,具有诊断价值。5 岁以下小儿试验多为阴性。

3.EBV 特异性抗体检测

VCA-IgM 阳性是新近 EBV 感染的标志,EA-IgG 阳性一过性升高是近期感染或 EBV 复制活跃的标志,均具有诊断价值。

4.EBV-DNA 检测

采用聚合酶链式反应(polymerase chain reaction,PCR)方法能快速、敏感、特异地检测患儿血清中含有高浓度 EBV-DNA,提示存在病毒血症。

(四)治疗要点

本病系自限性疾病,若无并发症,预后大多良好。临床上无特效的治疗方法,主要采取对症治疗。轻微的腹部创伤就有可能导致脾破裂,因此脾大的患儿在 2～3 周内应避免与腹部接触的运动。抗菌药对本病无效,仅在继发细菌感染时应用。抗病毒治疗可用阿昔洛韦口服,更昔洛韦静脉注射亦可改善病情。静脉注射丙种球蛋白可使临床症状改善,缩短病程,早期给药效果更好。α 干扰素亦有一定治疗作用。重型患者短疗程应用肾上腺皮质激素可明显减轻症状。发生脾破裂时,立即输血,并做手术治疗。

(五)护理措施

1.基础护理

(1)饮食护理:由于发热、咽峡炎均影响食欲,因此应选择高蛋白质、易消化的流质、半流质软食,避免粗纤维、干硬、辛辣食物;待患儿体温恢复正常,咽部症状减轻后,给予高热量、高蛋白质、高维生素、少油腻饮食。

(2)心理护理:该病临床表现多样,需与白血病进行鉴别,会给家长造成心理负担。诊断明确后由于担心会并发脾破裂,会出现焦虑情绪。针对家长及患儿的这些心理状态,应首先安慰家长,告知该病预后良好,其脾破裂虽是最严重的并发症,但临床少见,只要加强护理,可将危险降到最低,鼓励家长及患儿积极配合相关检查及治疗。

2.疾病护理

(1)对症护理。

①高热的护理:患儿高热易惊厥,因此护理显得十分重要。应密切观察患儿体温变化。对体温在 38.5～39.0 ℃的患儿,先行物理降温,对持续高热或超高热的患儿,使用冰枕,并遵医嘱给予药物降低体温。给患儿多喂水,保持静脉补液通畅,维持水、电解质平衡。

②咽部的观察与护理:患儿易出现咽部充血及腭扁桃体肿大,可给予雾化吸入,以减轻局部肿胀并缓解呼吸道阻塞,并积极配合医生做咽拭子培养。给予流质、半流质饮食及软食,进餐宜慢,餐后 30 min 抬高床头,取半坐卧位,吃药时把药片弄碎成糊状。

(2)专科护理。

①皮肤淋巴结的观察与护理:患儿易出现颈部淋巴结肿大,可给予 50 %硫酸镁溶液热敷及激光照射。出现一过性红色丘疹的患儿,给予温水擦浴,清洁皮肤及给予柔软宽松的棉质衣裤,剪短指甲,避免搔抓。避免食用易致敏的食物,避免乙醇擦浴,若皮疹反复出现并伴有瘙痒,可按医嘱使用抗过敏药物,并以炉甘石洗剂涂抹缓解症状。

②腹部的观察与护理:脾破裂是本病最严重的并发症,常发生在疾病的第 2 周。本病患儿

脾有自然破裂的可能,故应了解其破裂的临床征象。密切观察患儿的血压、心率、心律及尿量变化,绝对卧床休息,避免撞击腹部,向患儿及家长讲述其重要性,体检时动作轻柔,防止用力过猛。同时应注意肝脏情况,每天检测肝脏变化及有无黄疸、出血点,监测肝功能,出现异常时,及时予以保肝治疗。每天叩诊腹部是否有浊音,并监测患儿腹围变化。

3.健康指导

使家长对此疾病有一定的认识,使其了解本病可引起多系统受累,如心、肝、肺、脑、肾、血液等重要脏器,重症者病死率高,后遗症严重,使家长重视并积极配合治疗。患儿急性期后疲劳可持续数月,出院后应让患儿注意休息,避免剧烈运动及免上体育课、劳动课。对肝功能、心肌受损及特发性血小板减少性紫癜的患儿,应遵医嘱服用保肝、保心及升血小板药物,并定期复查。

第六节　中毒型细菌性痢疾

细菌性痢疾是由志贺菌属引起的肠道传染病,中毒型细菌性痢疾是急性细菌性痢疾的危重型,起病急骤,临床以突发高热、嗜睡、反复惊厥、迅速发生休克和昏迷为特征,病死率高。

(一)病因与发病机制

细菌性痢疾的病原菌为痢疾杆菌,属志贺菌属,分 A、B、C、D(痢疾志贺菌、福氏志贺菌、鲍氏志贺菌、宋内志贺菌),我国以福氏志贺菌多见,其次为宋内志贺菌。痢疾杆菌对外界抵抗力较强,耐寒、耐湿,但不耐热和阳光,一般消毒剂均可将其灭活。

中毒型细菌性痢疾的发病机制尚不十分清楚,可能和机体对细菌毒素产生异常强烈的过敏反应(全身炎症反应综合征)有关。

痢疾杆菌经口进入人体后,侵入结肠上皮细胞并生长繁殖,细菌裂解后可释放大量内毒素和少量外毒素。大量内毒素进入血液循环,致发热、毒血症及全身微血管障碍。内毒素作用于肾上腺髓质及兴奋交感神经系统释放肾上腺素、去甲肾上腺素等,使小动脉和小静脉发生痉挛收缩。内毒素直接作用或通过单核巨噬细胞系统,使组氨酸脱羧酶活性增加,或通过溶酶体释放,导致大量血管扩张物质释放,使血浆外渗,血液浓缩;还可使血小板聚集,释放血小板因子 3,促进血管内凝血,加重微循环障碍。

中毒型细菌性痢疾的上述病变在脑组织中最为显著。可发生脑水肿甚至脑疝,出现昏迷、抽搐及呼吸衰竭,这是患者死亡的主要原因。

(二)临床表现

本病的潜伏期通常为 1~2 d,但可短至数小时,长至 8 d。起病急骤,患儿突然高热,体温可在 40 ℃以上,常在肠道症状出现前发生惊厥,短期内(一般在数小时内)即可出现中毒症状。肠道症状往往在数小时或数十小时后出现,故常被误诊为其他热性疾病。

根据临床特点,可将本病分为四种类型。

1.休克型(皮肤内脏微循环障碍型)

休克型主要表现为感染性休克。早期为微循环障碍,患儿面色苍白、肢端厥冷、脉搏细数、呼吸增快、血压正常或偏低、脉压小;随着病情进展,微循环淤血、缺氧,面色青灰、肢端冷湿、皮肤花纹、血压明显降低或测不出、心音低钝、少尿或无尿;后期可伴心、肺、肾等多系统功能障碍。

2.脑型(脑微循环障碍型)

脑型以颅内压增高、脑水肿、脑疝和呼吸衰竭为主。患儿有剧烈头痛、呕吐、血压增高,心率相对缓慢,肌张力增高,反复惊厥及昏迷。严重者可呈现呼吸节律不齐、瞳孔两侧大小不等、对光反应迟钝等症状。此型较重,病死率高。

3.肺型(肺循环障碍型)

肺型主要表现为呼吸窘迫综合征。以肺微循环障碍为主,常由脑型或休克型发展而来,病情危重,病死率高。

4.混合型

混合型为同时或先后出现以上脑型或肺型的征象,极为凶险,病死率更高。

(三)实验室检查

1.血常规

白细胞总数与中性粒细胞计数增高。当有 DIC 时,血小板计数减少。

2.大便常规

有黏液脓血便的患儿,镜检可见大量脓细胞、红细胞和巨噬细胞。怀疑为中毒性痢疾而未排便者,可用冷盐水灌肠,必要时应多次镜检大便。

3.大便培养

大便培养可分离出志贺菌属痢疾杆菌。

4.免疫学检查

可采用免疫荧光抗体等方法检测粪便的细菌抗原,有助于早期诊断,但应注意假阳性。

(四)治疗要点

1.降温止惊

高热时可采用物理降温、药物降温或亚冬眠疗法。持续惊厥患儿可用地西泮 0.3 mg/kg 肌内注射或静脉注射(最大量每次不大于 10 mg);或用水合氯醛保留灌肠;或苯巴比妥钠肌内注射。

2.抗生素治疗

为迅速控制感染,通常选用两种痢疾杆菌敏感的抗生素,如阿米卡星、头孢噻肟钠或头孢曲松钠等静脉滴注,病情好转后改口服。

3.防治循环衰竭

扩充血容量,纠正酸中毒,维持水、电解质平衡;在充分扩容的基础上应用血管活性药物,改善微循环,常用药物有东莨菪碱、酚妥拉明、多巴胺等;及早使用肾上腺皮质激素。

4.防治脑水肿和呼吸衰竭

保持呼吸道通畅,给氧。首选 20 %甘露醇注射液,每次 0.5~1 g/kg 静脉注射,每 6~8 h 1次,疗程为 3~5 d,可与利尿药交替使用,也可短期静脉推注地塞米松。若出现呼吸衰竭及早使用呼吸机治疗。

(五)护理措施

1.基础护理

(1)保证营养供给:给予营养丰富、易消化的流质或半流质饮食,多饮水,以促进毒素的排出。禁食易引起胀气、多渣等刺激性的食物。

(2)心理护理:提供心理支持,减轻焦虑心情。

2.疾病护理

(1)对症护理。

①降低体温、控制惊厥:保持室内空气流通新鲜,温湿度适宜。检测患儿体温变化。高热时给予物理降温或药物降温,对持续高热不退甚至惊厥不止者,采用亚冬眠疗法,控制体温在37 ℃左右。

②维持有效血液循环:对休克型患儿,适当保暖以改善周围循环。迅速建立并维持静脉通道,保证输液通畅和药物输入。遵医嘱进行抗休克治疗。

(2)专科护理。

①密切观察病情:专人监护,密切观察神态、面色、体温、脉搏、瞳孔、血压、尿量、呼吸节律变化和抽搐情况,准确记录 24 h 出入量。

观察患儿排便次数和大便性状,准确采集大便标本送检,注意应采取黏液脓血部分化验以提高阳性率。大便次数多时或病初水样泻时防止脱水的发生。遵医嘱给予抗生素。

②防治脑水肿和呼吸衰竭:遵医嘱使用镇静药、脱水药、利尿药等,控制惊厥,降低颅内压;保持呼吸道通畅,做好人工呼吸、气管插管、气管切开的准备工作,必要时使用呼吸机治疗。

③预防感染传播:对餐饮行业及托幼机构员工定期做大便培养,及早发现带菌者并予以治疗;加强对饮食、饮水、粪便的管理及消灭苍蝇;在菌痢流行期间口服痢疾减毒活菌苗;有密切接触者应医学观察 7 d。

3.健康指导

指导家长与患儿注意饮食卫生,不吃生冷、不洁食物,养成饭前便后洗手的良好卫生习惯。向患儿及家长讲解菌痢的传播方式和预防知识。

第七节　猩红热

猩红热是由 A 组乙型溶血性链球菌所致的急性传染病,以发热、咽炎、草莓舌、全身弥漫性鲜红色皮疹、疹退后片状脱皮为特征。少数患儿病后 2~3 周可发生急性肾小球肾炎或风湿热。

(一)病因与发病机制

病原菌为 A 组乙型溶血性链球菌,对热及干燥的抵抗力较弱。细菌侵入局部组织,如咽颊、腭扁桃体、皮肤伤口等而发生急性炎症和脓性渗出物。细菌所产生的透明质酸酶等可溶解纤维蛋白和组织,使感染向四周扩散,亦可经血源播散。溶血性链球菌产生的红疹毒素可引起皮肤的炎症病变,真皮质毛细血管充血、水肿、白细胞浸润和上皮细胞增生,形成典型丘状鸡皮疹,最后表皮死亡而脱落,形成特征性脱皮。肝、脾、心肌、肾、淋巴结、关节滑膜等组织有不同程度充血、混浊、肿胀等炎症变化。

(二)临床表现

1.潜伏期

潜伏期为 1～7 d,通常为 2～3 d。

2.前驱期

从发病到出疹为前驱期。起病急、发热、头痛、咽痛、全身不适。

(1)发热:轻者发热 38～39 ℃,重者可高达 40 ℃。

(2)咽颊炎:咽部与腭扁桃体红肿明显,上覆较易拭掉的白色脓性分泌物,软腭处有细小红疹或瘀点。并可伴有颈部淋巴结肿大。除咽痛外,有的患儿因肠系膜淋巴结炎可出现腹痛。

(3)白草莓舌:初期肿胀的舌乳头突出覆以白苔的舌面。

3.出疹期

(1)皮疹:起病 12～48 h 出疹,皮疹最先出现于颈部、腋下和腹股沟处,通常在 24 h 内布满全身。其特点为全身皮肤在弥漫性充血发红的基础上,广泛存在密集而均匀的红色小丘疹,疹间无正常皮肤,触之似砂纸感,以手按压可出现苍白的手印。

(2)口周苍白圈:患儿面颊潮红,唯有口唇周围苍白。

(3)帕氏线:在皮肤皱褶处,如腋窝、肘弯和腹股沟等处,皮疹密集并伴有出血点而呈现紫色横纹线。

(4)杨梅舌:白草莓舌 2 d 后,舌苔脱落,舌面光滑呈绛红色,舌乳头突出形成杨梅舌。

4.恢复期

一般情况好转,体温降至正常,按出疹的先后顺序退疹,疹退 1 周后开始脱皮,皮疹愈多脱皮愈明显。轻症呈糠屑样,重症则大片脱皮,不留色素沉着。

除上述典型表现外,还有其他临床类型。

轻型:近年多见,表现为轻至中度发热,咽颊炎轻微,皮疹亦轻且仅见于躯干部,疹退后脱屑不明显,病程短,但仍有发生变态反应并发症之可能。

中毒型:中毒症状明显,可出现中毒性心肌炎、中毒性肝炎及中毒性休克等,近年少见。

脓毒型:罕见。主要表现为咽部严重的化脓性炎症、坏死及溃疡,常可波及邻近组织引起颈淋巴结炎、中耳炎、鼻窦炎等。亦可侵入血液循环引起败血症及迁徙性化脓性病灶。

外科型及产科型:病原菌经伤口或产道侵入而致病,咽颊部无炎症,皮疹始于伤口或产道周围,然后延及全身,中毒症状较轻,预后良好。

5.并发症

变态反应所致,多发生于病程 2～3 周。主要有风湿病、肾小球肾炎和关节炎等。

(三)实验室检查

1.血象

白细胞总数可在 $10 \times 10^9/L \sim 20 \times 10^9/L$,中性粒细胞可达 80 %。

2.细菌培养

治疗前,取鼻咽拭子或伤口脓液培养可分离出致病菌。

3.血清学检查

感染后1~3周至病愈后数月可检出链球菌溶血素"O"抗体。

(四)治疗要点

首选青霉素,3万~5万 U/(kg·d),分2次肌内注射。重症者青霉素加量,疗程为7~10 d。对青霉素过敏或耐药者,可用红霉素或头孢菌素治疗。

(五)护理措施

1.疾病护理

(1)对症护理。

①皮肤护理:注意皮肤清洁,常更换衣服。可用温热水清洁皮肤,忌用肥皂,以免刺激。出疹期皮肤有瘙痒感,可涂炉甘石洗剂或用70％乙醇涂抹皮肤;落屑脱皮时,皮肤半脱落处可用剪刀修去,切勿强行剥离,以免损害皮肤而导致继发感染;还可涂油保护皮肤。

②发热时给予物理或药物降温及对症处理。

(2)专科护理。

①口、鼻、咽护理:注意口、鼻、咽的清洁,溶血性链球菌主要侵入上呼吸道黏膜,故应注意口、鼻、咽的清洁。年长患儿用复方硼砂溶液或生理盐水含漱,幼儿用生理盐水清洗,经常饮用白开水。唇部涂液状石蜡,以防干裂。

②密切观察,及早发现,及时处理并发症:起病后3周复查尿常规,除外肾小球肾炎,注意有无出现发热、皮疹、关节损害等症状以除外风湿热。

③预防感染传播:采取以下措施。

隔离患者:住院或家庭隔离,直至症状消失;咽拭子培养3次阴性后,即解除隔离。

切断传染途径:严格执行消毒隔离制度。患儿分泌物及污染物应消毒处理,用2‰过氧乙酸喷雾或醋熏室内空气,居室每天通风换气1~2次。

保护易感者:对密切接触者应疫检1周,并可口服复方新诺明或红霉素3~5 d以预防疾病发生;集体儿童机构的工作人员,如为溶血性链球菌的带菌者,需经10 d青霉素治疗,咽拭子培养3次阴性后,才可返回工作。

2.健康指导

托幼单位及小学如有病例发生,应做好接触者的检查及处理,认真进行清晨检查,争取做咽拭子细菌培养,对可疑患者应尽早治疗。在流行期间,儿童应尽量不去公共场所,外出戴口罩。

参考文献

[1] 崔焱，仰曙芬. 儿科护理学 [M]. 6 版. 北京：人民卫生出版社，2017.

[2] 段慧琴，田洁. 儿科护理 [M]. 2 版. 北京：科学出版社，2020.

[3] 张琳琪，王天有. 实用儿科护理学 [M]. 北京：人民卫生出版社，2018.

[4] 段红梅. 儿科护理学 [M]. 2 版. 北京：人民卫生出版社，2016.

[5] 黄人健，李秀华. 儿科护理学高级教程 [M]. 北京：中华医学电子音像出版社，2016.

[6] 郝群英，魏晓英. 实用儿科护理手册 [M]. 北京：化学工业出版社，2018.

[7] 张玉侠. 儿科护理规范与实践指南 [M]. 上海：复旦大学出版社，2011.

[8] 洪黛玲. 儿科护理学 [M]. 3 版. 北京：北京大学医学出版社，2015.

[9] 兰萌，黄小凤. 儿科护理学 [M]. 2 版. 北京：中国医药科技出版社，2019.

[10] 何利君，张广清，廖卫华. 儿科护理健康教育 [M]. 北京：科学出版社，2017.

[11] 张秀丽，孙伟，陈蕊，等. 儿科护理指南 [M]. 北京：军事医学科学出版社，2010.

[12] 陈月枝. 实用儿科护理 [M]. 6 版. 台北：华杏出版社，2010.

[13] 张玉侠. 儿科护理学 [M]. 北京：高等教育出版社，2011.

[14] 王卫平. 儿科学 [M]. 北京：高等教育出版社，2004.

[15] 宁寿葆. 现代实用儿科学 [M]. 上海：复旦大学出版社，2004.

[16] 胡雁. 儿科护理学 [M]. 北京：人民卫生出版社，2005.

[17] 李廷玉. 儿科常见病用药 [M]. 北京：人民卫生出版社，2008.

[18] 薛辛东. 儿科学 [M]. 北京：人民卫生出版社，2005.

[19] 崔焱. 儿科护理学 [M]. 4 版. 北京：人民卫生出版社，2006.

[20] 封志纯，祝益民，肖昕. 实用儿童重症医学 [M]. 北京：人民卫生出版社，2012.

[21] 王卫平. 儿科学学习指导及习题集 [M]. 2 版. 北京：人民卫生出版社，2013.

[22] 楼建华. 儿科护理操作指南 [M]. 2 版. 上海：上海科学技术出版社，2012.